海派中医名家学术思想研究论丛·岳阳名医临证精粹

总主编 郑 莉 周 嘉

陈汉平
针灸学术经验集

主 编 肖 达
主 审 陈汉平

上海科学技术出版社

图书在版编目(CIP)数据

陈汉平针灸学术经验集 / 肖达主编. —上海：上海科学技术出版社, 2020.1
（岳阳名医临证精粹）
ISBN 978-7-5478-4556-1

Ⅰ. ①陈… Ⅱ. ①肖… Ⅲ. ①针灸疗法-中医临床-经验-中国-现代 Ⅳ. ①R246

中国版本图书馆 CIP 数据核字(2019)第 180037 号

陈汉平针灸学术经验集
主编 肖 达

上海世纪出版(集团)有限公司 出版、发行
上海科学技术出版社
（上海钦州南路 71 号 邮政编码 200235 www.sstp.cn）
浙江新华印刷技术有限公司印刷
开本 787×1092 1/16 印张 14.75
字数 220 千字
2020 年 1 月第 1 版 2020 年 1 月第 1 次印刷
ISBN 978-7-5478-4556-1/R·1903
定价：48.00 元

本书如有缺页、错装或坏损等严重质量问题，请向工厂联系调换

内容提要

本书是"岳阳名医临证精粹"系列丛书中的一种,介绍了上海中医药大学附属岳阳中西医结合医院名医陈汉平的从医之路、学术影响和临证经验。全书分为名医之路、学术思想、经验特色、经典医话、名医工作室团队跟师心得体会集萃、附篇六部分。其中既总结了针灸治疗免疫性疾病的临床思路和诊治经验,又详细阐述了中风后肩-手综合征、干眼症、不孕症、失眠、代谢综合征等优势病种的病机、治疗、临证体会等内容,且收录了主要传承人在跟师学习实践中的体验或领悟。书中收录了多年来陈汉平对中医药、针灸的真知灼见,有助于引发读者对针灸学术发展、人才培养等方面的思考。

本书可供针灸医师、针灸学研究人员、中医院校师生及广大中医爱好者参考阅读。

岳阳名医临证精粹

丛书编委会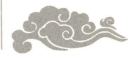

总主编

郑 莉　周 嘉

副总主编

郝微微　李 斌　沈 雁　梅国江　朱 亮

顾　问（按姓氏笔画排序）

王清波　东贵荣　乐秀珍　朱南孙　严隽陶
吴焕淦　何立人　何星海　余小明　张 天
张秋娟　陈汉平　金利国　房 敏　赵粹英
是全福　凌耀星　浦蕴星　黄振翘　曹仁发
彭培初　鲁孟贤

编　委（按姓氏笔画排序）

马晓芃　王 怡　刘慧荣　孙武权　肖 达
吴士延　周韶虹　顾 非　钱义明　徐 佳
董 莉　鲍春龄

编写办公室

汤 杰　闫秀丽　任 莹　徐邦杰　吕凯荧

编委会

主　　编　肖　达

副 主 编　王　宇　倪卫民　邹一超　徐世芬
　　　　　　陈跃来

编　　委（按姓氏拼音排序）
　　　　　　陈汉平　陈跃来　崔　晓　倪卫民
　　　　　　沈卫东　王　宇　肖　达　徐世芬
　　　　　　邹一超

主　　审　陈汉平

裘沛然传家宝之遐想（代序）

应"岳阳名医临证精粹"系列丛书编委会之约，我在工作室成员协助下，提供了即将付梓的一组稿件。在第一章"名医之路"栏目中，曾说及国医大师裘沛然先生（1916—2010，浙江慈溪人氏）对我的读书治学给予许多启迪。我的这些稿件，在治学和学术方面的特点和总体倾向，似与裘老生前"中医特色·时代气息"和"精中通西"题词精神，较为吻合，故在本序言中，还想补充一些有关裘老留下的故事。

裘老才华横溢，针药兼擅，是一位开明而高明的中医师。他同我既是师生又是邻居，交往较多。有时造访裘府，见裘老为至亲好友诊脉处方，发觉他临诊时也借用听诊器、血压计或体温表，也不拘泥患者来求他诊治前是否已接受西医诊疗。

2018年，上海电视台集中优势兵力，摄制介绍上海中医药流派及其主要代表人物的系列电视片，取名"听传人说"，在"都市"频道播放，在业界内外引发热烈反响。电视片内容丰富，形式活跃，呈现环节较多，主要是通过记者采访与传承人和子女亲属回忆介绍交互进行，其间穿插某些实物展示或现场医技演示等。鉴于裘老为学术影响深远、传人众多的孟河医派学术主要代表人物，又是饮誉海内外的国医大师，当然成为电视采访介绍不可能被绕过去的对象。

这一集由裘氏传人、上海中医药大学终身教授王庆其、李孝刚和裘老次子裘端常、孙子裘世轲等述说。当最受关注的"传家宝"环节出现时，我与同是裘老早期学生的老伴均翘首以待。尽管我与裘老很熟悉，也很盼望了解，到底什么才是他的传人和子孙眼里一致认同的裘氏传家宝呢？是警世名言，秘传验方，疗疾绝技，或治学方略？正在人们跃跃然欲窥谜踪之时，节目戛然而止，接着不合时宜地插播一组商业广告，惹得大家挠耳抓腮，不爱看，离开又怕错过，哎！

终于到了解开悬念的时刻了。只见一个玻璃的"藏宝柜"逐渐由暗转明，当一束强光把立柜照得通体透亮时，一副听诊器赫然静静地鹤立其中。如释重负的老学生们，一下子就认出了，这不就是裘老生前使用的那副通常挂在书架边上的听诊器！瞧见听诊器如晤裘老，如沐春风。这真乃画龙点睛神来之笔。我豁然开朗，立刻就接受这确是裘氏传家之宝。它既是物质的，更是精神的，也是一道无言的宣言书，把裘老不排斥西医，赞成实验研究，关注中西医学结合研究进展的治学理念，刻画得入木三分，昭告医药学界，令观者回味久久。

裘氏传家宝的揭示，仿佛刹那间点中我的"百会"穴，让"任督"二脉立刻贯通。脑清目明之际，裘老常说的"乌车（龟）壳"之深蕴含义，悠然间变得更加明晰了，它同"听诊器"虽措词不同，但内涵完全一致，共同构筑了与裘老倡导的"中医特色"相辅相成的"时代气息"的实践和思维基础。

原来，裘老长期以来主张，事中医药•针灸业者，要努力具备中医药学＋文哲史＋"乌龟壳"如此综合的知识结构。所谓"乌龟壳"，即最简单的芳香族碳氢化合物苯的结构式⬡，因其形象类似于乌龟壳，取之以象征自然科学。会意之下，谁都不免抿嘴会心一笑。什么叫思虑深刻、表述生动和谈吐幽默，这就是典型之例，何况它还是出自知名老中医之口。

谁都明白，以苯结构式象征乌龟壳，是比喻性的、虚拟性的。真乌龟的确有硬甲，头尾和四肢能缩入甲内以保护自己。这个硬甲就是龟壳，又称龟甲，古代用作货币，也用以占卜，作为中药则称"龟板"。

与龟甲有关最重要的历史事件当属甲骨文的发现。它乃商王朝利用龟甲兽骨占卜吉凶时刻写的卜辞和占卜有关的记事文字。已发现甲骨文单字在 4 500 字左右，是研究商周社会历史的重要资料，同中医药•针灸学一样，是一份弥足珍贵的文化遗产。

作为一位针灸学人，当我凝望这些来自远古社会龟甲文字文物展品时，似乎那些性格朴拙率真、富有原始灵气的先民们，穿越历史展柜向我款款走来，亲切而又深沉，顿感身为几千年后的中华子孙心中翻腾着一阵阵对智慧老祖宗敬畏和豪迈的浪花。

龟壳保护乌龟功不可没，然而它也是乌龟背负的沉重包袱，致使它身躯笨拙，行动迟缓，成了"龟兔赛跑"中被自以为是的兔子嘲笑的主要理由。

保护行为确也是一把双刃剑。许多事物需要保护。若因处置不当，保护过度了，就可能酿成一种阻碍力。

2001年后，我国履行对世界贸易组织承诺，逐步减少对国内市场的保护，以开放促改革，造就国民经济快速发展，使2010年中国成为世界第二大经济体，无疑是妥善处理对内保护与对外开放关系的生动实例之一。

中医药是我国国粹之一，亟需保护发展。党的中医政策的贡献有目共睹，有口皆碑。但如果拒绝或排斥一切类似"听诊器"或"乌龟壳"等非传统要素，如何能造就70年来中医药·针灸事业的巨大成就？我相信，只要我们有不断增强的文化自信，就能妥善包容适宜的"听诊器""乌龟壳"们，"洋为中用"，助推中医药·针灸学术创新发展。

许多东西可能成为中医药·针灸学术进步的包袱，如中医药学"西化"的严重倾向，临床、教育、研究领域浮躁的心态，虚夸的作风和急功近利、投机取巧的做派，以及由这些构建的不健康、失衡的学术环境等。

最后，引用一则寓言作为本文的结束语。这则寓言说，一只乌龟修炼了千年，却总是无法成正果。乌龟对此深表不满，认为上天亏待了它。后来托关系询问佛祖。佛祖说，原因很简单，因为它始终舍不得那个壳（《解放日报》，2018年7月15日）。这则寓言提醒我们中医药·针灸人，抛弃掉一切可能成为我们业界身上包袱的那些"壳"，轻装前行。活到80多岁，我这大半生听见许多说得非常好的很有哲理的话，对其中一句话印象尤其深刻，就是首先把我们自己的事情办好。丢掉所有可能成为中医药·针灸事业发展障碍的那些"壳"，我们就能胜任承担"增强民族自信，勇攀医学高峰，深入发掘中医药宝库中的精华，充分发挥中医药的独特优势，推进中医药现代化，推动中医药走向世界"（习近平致中国中医科学院成立60周年贺信，2015年12月）的神圣使命。

（陈汉平）

2019年7月21日

己亥·大暑前二日

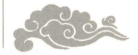

目 录

第一章　名医之路 / 1

第一节　人物简介 / 1

第二节　缘起、传承与发展 / 2

　一、缘起 / 2

　二、传承 / 4

　三、发展 / 15

第三节　学术影响 / 18

　一、关于"针灸学思想者"的评价 / 18

　二、建立并倡导针灸-免疫研究方向 / 18

　三、首提"针灸血清"概念，开展"针灸血清"研究，
　　　支持针灸效应物质基础的探索 / 19

　四、提倡以先进文化引领中医·针灸学术发展 / 20

　五、发表《什么是针灸》《什么是针灸学》和《如何建设针灸
　　　学》等一组文章，为针灸学科发展提供思路 / 20

第二章　学术思想 / 21

第一节　学术见解 / 21

　一、刺灸与机体关系的两面性 / 22

　二、机体功能状态是影响针灸作用最重要的因素 / 22

　三、患者也是针灸治疗要素之一 / 22

　四、针灸调节功能作用之特点 / 23

五、针灸调节功能作用具有"类药性"特征 / 23
　第二节　治学理念 / 24
　　一、没有创造,就没有中医针灸学术的发展 / 24
　　二、从生命科学高度思考针灸的调节作用 / 25
　　三、客观面对现实的多极医学世界 / 25
　　四、针灸学研究既要中医学特色又要时代气息 / 25
　　五、要重视组合式针灸疗法的创新 / 26
　　六、贯彻《针灸临床研究指南》,提高临床研究水平 / 26
　　七、作用机制研究不能简单地同实验指标观察画等号 / 27
　　八、针灸学是基础与临床相结合的学科 / 27
　　九、针灸学与针灸(疗法)既密切联系又明显有别 / 27
　　十、民间经验是针灸疗法发展的源头活水 / 28
　　十一、合理应用基因等新技术方法 / 28
　　十二、重视针灸研究成果转化为生产力的探索 / 28
　　十三、从大针灸视野理解体表刺激疗法 / 28

第三章　经验特色 / 30
　第一节　免疫与中医学基础及临床 / 30
　　一、中医学与免疫关系研究的展望 / 30
　　二、阴阳学说与免疫 / 31
　　三、五行学说与免疫调节网络 / 32
　　四、"肺"与免疫 / 33
　　五、"脾"与免疫 / 34
　　六、"肾"与免疫 / 35
　　七、虚证与免疫 / 35
　　八、"气血"与免疫 / 36
　　九、正邪斗争与免疫 / 37
　　十、"不通则痛"与免疫 / 38

十一、"天癸"与淋巴细胞自身识别功能 / 40

十二、关于中医虚证辨证指标化 / 41

十三、免疫疗法"扶正""祛邪"的招数 / 41

十四、免疫力并不简单等同于"正气" / 43

十五、免疫反应的"度"——亢害承制 / 44

十六、"皮植灸"思路及其试验性探索 / 45

十七、免疫性血瘀病理模型可供研究试用 / 46

第二节 针灸治疗免疫性疾病 / 46

一、桥本甲状腺炎 / 47

二、类风湿关节炎 / 49

三、支气管哮喘 / 50

四、衰老 / 53

五、肿瘤 / 53

第三节 优势病种诊治经验 / 54

一、中风后肩-手综合征 / 54

二、干眼症 / 58

三、肺切除手术的针刺麻醉 / 62

四、支气管哮喘 / 65

五、不孕症 / 69

六、失眠 / 73

七、代谢综合征 / 78

第四章 经典医话 / 83

第一节 中医(学)杂谈 / 83

一、中医之生命力在学术(1986年) / 83

二、中医学任务是什么(1998年) / 83

三、为创立具有中医学特色诊断法而努力探索(1999年) / 84

四、如何看待"国画式"中医(2007年) / 85

五、关于中医临床思维(2015年) / 86

六、中医特色,时代气息(1989年) / 88

七、研究成果不要成为"橱窗里的蛋糕"(1994年) / 89

八、什么是好的医案医话(2011年) / 89

九、中国人创造力是科学后来居上唯一依靠
(2000年) / 90

十、借鉴现代科技发展自身(1989年) / 91

十一、中医药学研究与创造性思维(2003年) / 93

十二、科技创新与创造想象(2005年) / 94

十三、现代生命科学与中医学研究(1995年) / 95

十四、当中医药·针灸面对互联网+:"危"或是"机"
(2015年) / 96

十五、中医药"十三科"共处于一个命运共同体
(2015年) / 96

十六、一个基础研究推进临床治疗突破的范例
(1982年) / 97

十七、岂有名家不读书(2003年) / 98

十八、如何培养"青胜于蓝"的中医药针灸人才
(2007年) / 99

十九、中医现代院校育才不如家传师授(2007年) / 100

二十、未必知兵无败局(2007年) / 101

第二节 针灸(学)杂谈 / 102

一、怎么看针灸(学)(2017年) / 102

二、跨越老祖宗跨越自己——浅谈针灸学术的跨越发展
(2002年) / 104

三、优势下的思考(1987年) / 105

四、如何摆脱科学困惑(2015年) / 106

五、对针灸学要有一颗敬畏之心(2015年) / 107

六、针灸学进一步走向世界(1994年) / 108

七、针道和针器(2004年) / 109

八、没有创造就没有针灸学传统(2002年) / 110

九、经验医学、传统针灸学和现代针灸学(2015年) / 110

十、怎么看"人的针灸"(2015年) / 111

十一、什么是针灸学?(2013年) / 112

十二、为什么传统针灸学要转型发展为现代针灸学
　　(2014年) / 113

十三、关于建设针灸学的议论(2014年) / 114

十四、为什么建设现代针灸学是一项艰辛的挑战
　　(2014年) / 114

十五、如何认识实验研究的作用(2014年) / 115

十六、恃吾有所不可攻——针灸(学)不会被替代
　　(2014年) / 116

十七、"针灸科病"理念是一个误导(1994年) / 117

十八、"化脓灸"野蛮吗(2015年) / 119

十九、对若干针灸(学)新概念、理念的归纳(1999、
　　2014年) / 119

二十、"十三科一理贯之"告诉针灸什么(2015年) / 120

二十一、认识规律更要合理利用规律(1994年) / 122

二十二、珍视民间民族针灸经验(2005年) / 122

二十三、关于"假针灸对照"(2003年) / 123

二十四、"姓经络"与"姓神经"为什么不再争
　　(1992年) / 124

二十五、"针灸血清"理念及其初步实验探索
　　(1998年) / 125

二十六、什么是针灸(疗法)(2002年) / 126

二十七、如何阅读"针灸关系学"(1995年) / 127

二十八、Bio-X模式是针灸学发展的重要途径
（2002年） / 129

二十九、与个体差异艰辛博弈的针刺麻醉研究者
（2015年） / 129

三十、重视组合式针灸疗法革新(2004年) / 130

三十一、关于针灸作用机制研究及对其的误解
（2000年） / 131

三十二、加强临床疗效和治疗规律的研究
（1999年） / 132

三十三、重视针灸疗法之研究(1999年) / 133

三十四、耳穴治疗作用的研究(1993年) / 134

三十五、如何区分穴性与药性(2012年) / 135

三十六、针灸(学)研究中的药理学方法(1991年) / 136

三十七、纪念学习皇甫谧(1983年) / 137

三十八、关于针灸医师知识结构的设想(1995年、
2015年) / 138

三十九、针药结合治疗不是简单的"拼盘作业"
（1999年） / 139

四十、针灸没有药吗(2006年) / 140

四十一、针灸与药物调节功能之异同(1995年) / 141

四十二、腧穴与药物关系研究之启示(1989年) / 142

四十三、闲话针灸治学(1993—2017年) / 143

第五章 名医工作室团队心得体会集萃 / 156

上善若水，上师如父——陈汉平名老中医工作室学习
体会 / 156

流水不腐，传承创新——陈汉平名医工作室学习体会 / 160

开放包容,兼收并蓄——陈汉平现代针灸学研究学术思想
  总结 / 166
岂有名家不读书——陈汉平教授治学和学术思想
  杂谈 / 176
医术重要,医德更重要 / 182
书味在胸中,甘于饮陈酒 / 185

附　篇 / 193

  附录一　名医及工作室成员发表论文、撰写著作、科研获奖
      题录 / 193
    一、发表论文 / 193
    二、撰写著作 / 211
    三、科研获奖 / 212
  附录二　工作室成员合影 / 213

参考文献 / 214

第一章
名医之路

第一节 人物简介

陈汉平,主任医师、教授、博士生导师,上海市名中医。1937年11月生于福建省闽侯县。1957年进上海中医学院学习,1963年毕业,随后在附属龙华医院和上海市针灸研究所从事针灸临床和科研工作。1979年4月—1981年6月赴法国巴黎第五大学Necker医院肾病中心(INSERM U-25)进修自身免疫病治疗和研究,主修淋巴细胞自身反应性。现任上海中医药大学和上海市中医药研究院专家委员会副主任委员、《上海针灸杂志》编委会主任。曾任上海中医学院副院长(1984年2月—1985年9月)、上海市中医药研究院副院长(1985年9月—1993年4月)、世界卫生组织传统医学合作中心主任(1984—1990)、上海市针灸经络研究所所长(1984—1997)、上海中医学院(今上海中医药大学)针灸系主任、中国针灸学会副会长(1985—2005)、上海市针灸学会理事长(1984—1997)。1989年7月作为中国政府科技代表团专家组成员赴苏联访问。1992年获国务院特殊津贴。1995年12月作为世界卫生组织临时顾问赴越南考察。1995年被评为首批上海市名中医。2004年10月起主持由上海市卫生局批准成立的"陈汉平名老中医工作室"和上海中医药大学名师工作室工作(2009年始)。2014年被聘为上海市中医文献馆馆员。

陈汉平熟练掌握法文和英文。曾建立针灸-免疫研究方向,并沿此参加课题研究。自1984年起指导硕博士研究生各20名和16名,发表论文或文章,如:《什么是针灸》(2002年)、《什么是针灸学》(2013年)、《如何建设针灸学》(2014年)、《"针灸血清"方法的研究和应用》(1998年)以及《十三科一理贯之"告诉针灸什么》(2016年)等。也编撰专业书籍和资料,如:《针灸之道——陈汉平文集(1982—2007)》(2007年)、《学术文字雪爪录》(工作室汇报资料,2008—2018年共11期)。

第二节 缘起、传承与发展

一、缘起

陈汉平的家乡在福建闽侯,与福州市隔闽江遥遥相望,现在属福州市郊区。对日本的侵略,他仍留有童年记忆,隐约地觉得当亡国奴是一件很可怕的事。1957年来上海上大学前,战争阴影一直笼罩在他和乡亲们的头上。如今不必再逃难,不必再频繁钻防空洞,百姓丰衣足食地建设社会主义强国的和平环境,陈汉平十分珍惜。

陈汉平是一位从红壤田埂上走出来的中医师。陈汉平外祖父是乡村坐堂郎中,舅父是村镇中药店药剂生,他有机会看舅父照方笺撮药,药方上毛笔字粗犷潦草,初读小学的陈汉平一字也不识。他印象深的是药店挂着两块大字牌匾:"遵古炮制"和"童叟无欺。"言简意赅,它仍是今天中医药工作者的基本遵循。这些前辈从医从药的背景,是激励陈汉平学习中医药主要的推动力。

2010年夏,在一次研究生暑期学校师生互动中,主持人向陈汉平提问,为何半世纪前千里迢迢来沪学中医。今天,已成为老中医的他,已怀有一种继承发扬中医药的责任感,可当年刚跨进中医学院大门时,他对此是很懵懂的。他诚实地回答主持人,当时仅为了寻找一种自己乐于从事的、为人解除病痛的职业,以能养家,报答父母含辛茹苦哺育之恩。当然也受人民政府鼓励学中医,享受免费上学和食宿待遇的政策驱动。此外,高中母校林公铮学长的介绍,也起了积极的引导作用。

由于高考招生名额压缩,1957年全国招生仅107 000人,陈汉平幸运地被上海中医学院录取。感谢海纳百川的上海接纳了他,60多年陈汉平在这里生活工作学习,一路虽然也经受风雨的考验,但是波折是比较少的。他感谢这个城市,感谢人民政府。

陈汉平珍藏着1957年8月23日(邮戳示)发出的上海中医学院新生录取通

知书信封(报名号码为204740,上贴着2分半邮票)和福建省高招南平接待站"新生出入证"(NO.91)。南平,福建省地级市,由此才能乘上火车经江西鹰潭前往上海等地。

陈汉平等一行闽籍学生,经汽轮、火车长途跋涉,满怀憧憬,在夜幕中抵达上海火车北站,在首届校友引导下,来到北苏州河路一座公寓楼(河滨大厦)——草创仅有两年的上海中医学院校舍。当迈进低矮的大门时,他疑窦丛生,难道进错了门?

上海中医学院是在十分艰苦环境中蹒跚起步的。学校仅占公寓楼三层楼面,只有几间小教室、宿舍、食堂和教职员办公室。学生的晨练是跑马路,体育课和课余体育活动都借用山东路体育场,上大课的地点则在北京路河南路口的国华大楼六楼。学生参加运动会、上生物课要到四川路桥下乘17路无轨电车,去位于重庆南路的上海第二医学院(今上海交通大学医学院)。教师很少,不少是兼职的私人开业医师,且不会或不习惯说普通话。作为教材的中医和古文讲义,基本上是现编、手刻蜡板印刷,多临时发放。更糟的是校舍距河水黑臭、生物绝迹、昼夜喧闹的苏州河仅一箭之遥,学生们时时都得忍受河中行驶小货轮炸耳的汽笛声和拖驳机船闹心的噗噗声。学校于1958年春迁至校史上第二个校区——零陵路530号。

陈汉平等10余名来自闽东、闽南和闽西的学生,大多只携带薄被和草席,衣裤单薄地闯进上海滩。当年冬天的一场大雪给他们这些第一次看到现实版雪景的福建学子,提出一个怎样才能御寒过冬的问题。好在学校是人民政府办的,校方让学生们放心,一定帮助他们度过严冬。人事科干部施凤仙逐个询问有困难的学生,打开藤箱看看,瞧瞧棉被厚薄,有无褥子,然后酌情分别给予临时补助和助学金(最高每月12元,陈汉平享受每月4元)。什么叫雪中送炭,何谓关怀备至,身温心暖的"南蛮子"们心知肚明。

历史提示,条件十分重要,但不是办学成败唯一的要素。有那么一股精气神,在许多情况下,变成育才成功的关键因素。或许当年中国共产党大力倡导的、社会长期培养的奋发图强、努力上进的"精气神",弥补了经济落后、物质条件差、办学经验少的缺陷。时移势易,在现今各种条件均获显著改善的形势下,如何培养出一大批能满足公众需求的好中医和富有创新精神引领中医学术发展的精英群体,仍是一项艰苦的探索课题。

中医药办学如同治理国家,绝非轻而易举。《道德经》云:"治大国如烹小鲜。"这除了表达办大事举重若轻的自信外,旨在通过"烹小鲜"比喻,一则煎鱼不翻动就要焦,二则乱翻动鱼就易碎,不能随心所欲折腾。20世纪五六十年代,学校办学经历了不少折腾,正常教学秩序很脆弱,轻易就受冲击干扰,好像其他事都是大事,唯独正常教学是小事,有时努力学习、刻苦钻研倒成了偷偷摸摸的事了。

如今,辛勤扶持陈汉平等学子成长的教职工已寥若晨星。他们尤其怀念河滨大楼草创时期程门雪、凌耀星、严以平、徐辉光、叶显纯、卢三章、李林、林其英和黄仲鳌等教师和管理干部。老兵凋零,精神不死。

在陈汉平求学受教经历中,有两点在同龄人中有点特殊,第一是读过私塾,第二是上过"洋学堂"。在他虚龄10岁进小学读二年级前,曾跟随两位老先生读私塾,第一位是抗日战争后期从福州到乡下避难的律师,第二位是他的伯父心澄(1901—1984)。

当时读的书有《三字经》《千字文》《论语》《大学》《曾文正家书》和尺牍、珠算等,功课集中于认字、抄写、背诵、写信和打算盘。

其实那些教材都太深,不适合儿童启蒙。《三字经》等学生多会背,甚至滚瓜烂熟,但基本不太了解内中含义。《三字经》开篇"人之初,性本善",是迄今仍争论不休的哲学命题。

二、传承

1. 陆氏针灸　已被列入国家级非物质文化遗产名录的"陆氏针灸"流派,是由中医名家陆瘦燕(1909—1969)、朱汝功(1913—2017)伉俪共同创建。

陈汉平现已届八旬,但对二老的某些记忆却是清晰的。陆、朱二老在国内外享有很高的学术声誉。所谓"北郑南陆"(郑指郑毓麟,陆即陆瘦燕)的习惯性表达,反映了陆瘦燕在业界的尊崇地位。

二老是陈汉平尊敬的师长。作为当年上海中医学院的学生,陈汉平不仅在课堂聆听二位老师授课或讲座,还跟随他们临床实习。1963年秋,大学医疗专业毕业后,陈汉平奉派入上海中医学院附属龙华医院以陆瘦燕、朱汝功担任正副主任的针灸科任医师,得以时常侍诊于二老左右。这是陈汉平学术成长很重要的一个阶段,让他对陆氏针灸核心理念和技术体系,有了较清晰的领会。迄今他仍珍藏着两位先生部分诊疗医案的抄件。

陆、朱伉俪在学术和治学上一脉相承，均强调以脏腑经络学说为指导，讲究爪切进针古法之应用，让陈汉平对"知为针者信其左，不知为针者信其右"之古训有进一步理解。他们重视人迎、太冲、冲阳及太溪脉切诊，喜用五输配穴法，讲求针刺得气、气至病所。陆瘦燕、朱汝功最重要的特点是，善施针刺手法，操针宛若穴上舞蹈。记得在一次科内学术交流时，陈汉平有幸被陆瘦燕选中，通过曲池穴亲身感受他示范的"烧山火"针刺手法操作，当表演结束时，陆瘦燕额上沁出了细小的汗珠。始料不及的是，这现代经典版针刺手法的演示竟成了历史的绝唱。

遥想当年，倘使当时早居权威地位的二位顶头主管，对羽翼未丰的陈汉平，哪怕有丝毫的歧视乃至压制，就难以想象他会有此后颇为顺畅的成长。陈汉平是幸运的，这大约就是可遇而不可求的人生机缘吧。由于对陆瘦燕、朱汝功在陈汉平初出茅庐阶段给予的关照记忆深刻，以至于54年后他仍能想起某些相关细节。

陆瘦燕、朱汝功认真栽培后学、潜心医治患者的情景，也让陈汉平印象深刻。入科不久，陆瘦燕、朱汝功设家宴欢迎他成为科室一员。当尚显青涩的陈汉平走进"燕庐"（陆氏居住的独立小楼），仿佛有"得气"的感觉。令人难忘的是，在1964年11月陈汉平赴京参加卫生部举办的为期1年的进修班前夕，二老特意提供给陈汉平一件连帽的大衣，让缺乏厚实冬衣的"南蛮子"顺利度过京城严寒之长冬。这些往事随着回忆在陈汉平脑中复活起来，如此温暖，似乎再次触摸到它的温度。

这些均对陈汉平此后学术生涯产生潜移默化的影响。

难能可贵的是，盛名之下的陆瘦燕和朱汝功不浮躁，不停步，不抱残守缺，在坚守传统的同时，致力于针灸-现代生命科学的探索。

20世纪60年代初，陆瘦燕、朱汝功同上海第一医学院（现复旦大学上海医学院）研究人员合作，对导气手法诱发循经感传时相应经穴电学变化进行观察，以后又与上海中医学院生化教研室老师协作，不顾学术风险，对助其成名的针刺复式手法"烧山火""透天凉"的生理学效应做临床观察。初步结论示：针刺手法效应具有生理学的依据。这些在当时中医针灸学现代研究思维和设计均不成熟、设备条件简陋的情况下，能够获得该观察资料，可谓弥足珍贵。由在针坛享有盛誉的老中医专家开展现代研究，在中医学领域无疑是一桩具开创意义的学术事件。他们的探索性实践闪烁着海派文化的光芒。

陆瘦燕、朱汝功对针灸学术孜孜不倦探究的精神,对陈汉平此后研究实践,具有激励的作用。

为了纪念陆瘦燕,传承他的学术思想和临床经验,陈汉平和相关部门合作,于1989年筹备、组织了纪念先生诞辰80周年活动,汇编学术纪念文集,并蒙朱汝功信任,推荐他担任"陆瘦燕针灸学术研究会"会长。

2. 裘沛然　裘沛然(1916—2010),是陈汉平大学针灸学授课教师之一。1958年应聘进入中医学院工作时,裘沛然是一名普通教师。由于裘沛然浓重的宁波口音,授课效果并不理想,但他确是时任教研组主任陆瘦燕十分倚重的助手。裘沛然学问根基深厚,知识面广,学术和治学识见不凡,逐渐脱颖而出,深得中医学家程门雪老院长(1902—1972)青睐。程门雪以兼擅书法,能诗能文,著称于世,曾赠诗称赞裘沛然:"春爱梅花秋爱菊,先生忧道不忧贫。惯将双眼向人白,肯信狂言如我真。千古文章葬罗绮,一时诗句动星辰。华年锦瑟须珍摄,我辈于今要此人。"程门雪与裘沛然共事20余年,相知日深,互相赏识,这可从裘沛然《追怀程门雪先生》五律诗中窥其一斑:"风谊兼师友,医高老更成。茶烟连笑语,灯火话平生。莫问前尘事,谁知后世名。斯人难再得,何计学忘情。"

裘沛然曾任学院针灸、《内经》和各家学说等多个教研室主任。才华横溢、不尚空谈的裘沛然,通过投身全国性重大中医学术项目会战,学术声名鹊起,逐步从上海滩走到全国中医学理论和文献研究舞台之中心,成为领军人物之一,在21世纪初被聘为中国首届国医大师。

裘沛然对陈汉平的影响,主要在如何读书治学方面。

1981年末起,陈汉平与裘沛然既是师生又做邻居,住在天钥新村同一大院,教授楼与讲师楼紧挨着,命运让陈汉平有更方便亲近裘沛然的机会。裘沛然不时打电话叫陈汉平去取余姚杨梅、中秋月饼或新年挂历;召陈汉平去聊天,聊诗词典故、名人趣事、学术要闻或社会校园热点,天南地北,不受拘束,从此陈汉平同裘沛然建立起较随意交谈的缘分。

一次闲谈中,裘沛然听说陈汉平在香港授课逗留期间,读完传记小说《曾国藩》,就对清代湘军、淮军盛衰沉浮的故事,发了一通感慨。不经意间,一旁的陈汉平,不仅在扶植新人的理念上,更在读书治学的方法上,茅塞顿开。陈汉平当即向裘沛然建言,今后定期或不定期地举行类似的小型"沙龙",由裘沛然就某一主题主谈,形式轻松活泼,品茗助兴,专人记录整理成文,仿《壶天散墨》出版,取名《壶天夜谈》,裘沛然表示有兴趣,但因故而未抓紧办成这原本有意义的事。

在造访裘府时,陈汉平偶尔会碰上裘沛然的亲朋好友上门问医求药。在问诊切脉同时,裘沛然反复审读前医之处方,专注的眼神似乎要穿透纸背,看清前医可借鉴之点,绝不蹈其遣方用药不成功之覆辙。不循他人的老路子,是裘沛然治学诊病重要特征之一。许多回忆文章中都有裘沛然医疗效果很好的例子,蕴含着很多道理,除其读书多,医理精熟,随机用法,经验丰富且不拘一格出奇制胜外,还有若干细微之处,值得专心观察,反复揣摩。此外,还与他的学养、阅历、见解和悟性以及文史哲等"诗外功夫"密切有关。机缘凑巧,陈汉平也偶遇裘沛然久治不愈的患者。

疾病和健康,乃人类永恒的话题。疾病太复杂,加之疾病谱改变,所以医学发展永远在路上。中医学和西医学一样,迄今仍是不完善的知识系统。清醒的裘沛然说:"目前科学对人体中许多奥秘,还远未弄清。"我们需要记住的,不仅是前辈的贡献,更是那种不断求索的精神。

陈汉平因肺癌先是在中山医院(今复旦大学附属中山医院),后又到龙华医院(今上海中医药大学附属龙华医院),手术化疗加中药治疗,终于在4个月后的2004年4月暂从病魔手掌中逃生。不久后一个华灯初上的夜晚,年届米寿的裘沛然,迈着蹒跚的步履独自登上四层楼梯,走进陈汉平已栖身多年的陋室。看着他上气不接下气的模样,着实让陈汉平有些不安。喘息初定的裘沛然,首先安慰陈汉平,不过方式异乎寻常:"你这一刀根本不必开,肯定是诊断错了!""谁的身上不长点肿块,我的办法是不予理睬。"说着,他从口袋中掏出一盒西洋参送给陈汉平,外加一套《裘沛然选集》。裘沛然的来访使陈汉平从当时有点沮丧的心境中摆脱出来,并增添了一股力量。

2004年春后,陈汉平造访裘府的次数明显减少,主要因大病初愈不耐夜间长谈,老人不时怪他不去家里闲谈。

同裘沛然谈他的诗,是他最高兴最有丰采的时刻。裘沛然对陈汉平说:"你不会写诗,但敢评论。"谈到兴浓时,裘沛然会随手拿起一张处方笺,毫不停顿地默写下相关的诗。这不禁令人由衷地赞佩老人的记忆力。他在年轻时就"骨瘦如柴",走路摇摇晃晃,似乎一阵大风也能吹倒他,曾自断言活不过40岁。跟记忆力一样,老人家的身体外表形态至老也变化不大。几年前,中国中医科学院医史研究所王致谱研究员专程来沪向裘沛然讨教编书选古籍事,裘沛然一一指点,有的随口成诵,思路清晰,记忆准确,助其解决了难点。

裘沛然如何养生,陈汉平认为其豁达的胸襟也是重要因素。裘沛然在《论养生》诗中说"益寿金丹非药石""我命由吾不在天""养生奥指莫贪生",表达了对生命的感悟。这源于他对社会规律的把握,对历史的透视以及对生命现象深入的思考。

1988年4月,陈汉平赠裘沛然在潍坊风筝节购得的郑板桥"难得糊涂"书幅,随后他以"赠陈汉平"为题送其一首七律诗:"雄谈未必真豪杰,木讷将成大丈夫。利欲驱人心力瘁,悲欢教客泪痕枯。恩仇泯日花如笑,物我忘时梦也无。七十余年深自误,老来始解学糊涂。"陈汉平十分感谢裘沛然对他的点化,这也是对所有年轻中医及针灸人的警示。裘沛然以"世情看淡即天书""人间万事且随缘"等诗句,概括地诠释什么是"学糊涂"。

实际上,裘沛然在治学上一点也不糊涂,不搞为尊者讳,不护短,曾提醒:"因为研究中医学难度很高,同时其中也杂有一些臆想和粗糙的东西,所以要对中医理论作出深入、系统、精确的论证。"此外,裘沛然还主张"要打破中医学中一些人为的'清规戒律',要在中医学原有基础上深入发掘,有所创新突破。"这与他倡导的"中医特色,时代气息"一脉相承。这是针灸学研究中一笔珍贵的文化财产,值得我们认真传承。

裘沛然2010年春节前病重送龙华医院抢救治疗。陈汉平去探视他,其中一次大约是3月9日,他向陈汉平出示在病榻上吟成的5首绝句(参见《上海中医大报》"纪念专刊"),不忘表达对龙华医院医护人员救治的谢意。

裘沛然留给陈汉平最后的手迹是随手抄赠一副坊间流传的对联:"方外人法无常法然后知非法法也,天下事了犹未了何妨以不了了之。"时在2008年中秋。是日,裘沛然谈锋甚健,思维清晰,反应灵敏。陈汉平理解,裘沛然点拨他在治学和临诊上要懂得"常法非法,法无常法"之道理,用心良苦。但他不敢妄测这位终身做学问勤思考的中医大师,身后有什么"犹未了"之事?如果有,优秀中医师的培养,"要看东南后起才",肯定是其中很让他挂怀的一件大事。

裘沛然于2010年5月3日辞世,陈汉平感到很不舍。这是一位自信、洒脱、睿智的老者,与他多年交往中,陈汉平得到许多教益。

裘沛然是诲人不倦的教师、学者和良医,是一位有血有肉的宽厚长者,非自封的"乾坤有情者"。他的学术生涯也提示学术全才不易得,可遇而不可苛求。

3. 李鼎　在针灸学术界，对陈汉平成长有影响的人物，无论如何绕不去的名字就是李鼎。他们从1957年在上海中医学院第一个校园（河滨大楼）相识至今已逾一个甲子，从师生变成同事，长期相处相知。李鼎以对针灸学术的忠诚，持之以恒的勤奋示范着他。

李鼎是一位著作等身、桃李天下、德学双优的慈祥长者。他仅年长陈汉平8岁，但出道很早，当陈汉平求学于上海中医学院（1957—1963）时，他就是授课教师，比一些"调干生"都年轻。

李鼎，少而有志，不当过客和看客，以辛勤的探究完整见证了上海中医学院（现上海中医药大学）从河滨大楼——零陵路——张江蔡伦路三个阶段的演变发展，亲历了中华人民共和国中医药事业上海版华彩篇章的书写。

李鼎是一名漫漫针灸苦旅的跋涉者。刚在战争废墟上建设的中华人民共和国，百废待兴。李鼎在十分艰难条件下，参与筹建上海中医学院。为适应针灸学事业发展大局，受聘任教的李鼎从中医内科改行针灸，由临床走向教学，这让他觉得有不少学术短板急需补上。所以学生们在零陵路校区，几乎每日都会看到一个场景：每晚下自修，经过紧傍学生教室的教研室时，总是瞥见偌大办公室里，炽热的日光灯下，一位身穿带破洞白背心的年轻教师，一手持蒲扇驱蚊，一边专心致志地冒暑读书写字。在深夜回集体宿舍前，默默陪伴他的只是一杯白开水。那就是风华正茂的李鼎。渐渐地，这位略显腼腆的年轻人，不经意间成了大学生们仿效的榜样。

李鼎致力于阐发针灸学理之真谛，擅于著书立说，除《针灸学释难》等个人论著外，凡是学校出版的各类针灸学教材、大型著作和工具书及不同材质和规格的针灸模型等，几乎都由他操持把关。由陈汉平和裘沛然联合主编的《新编中国针灸学》（1992年），也由李鼎全书统稿。

学校于1960年率先设立针灸系，李鼎为它倾注大量心血。该针灸系专业教材《针灸学》（1962年），内容充实，呈现形式新颖：首提"穴性"概念。这一别开生面的"穴性"面世，被学界誉为理解腧穴性能和刺灸作用规律的里程碑。当然，也有同行表达了不同的评价。该教材经增删于1974年仍由人民卫生出版社出版，包纳了部分新鲜的临床和实验研究成果，与"穴性"一起成为注入针灸专业著作的一种新意，后被不少专业教材或参考书纷纷效仿，被俚称为"绿封面"的《针灸学》影响在学界业界不胫而走。

凭借以上扎实的学术作品，加上参与一系列全国性重大学术著作编撰并承担统稿责任，同时主编高等医药院校针灸专业教材《经络学》及3人合作完成国家中医药管理局交托的制订国家标准《经穴部位》这一指令性研究课题等之后，李鼎无可争议地被同仁接受为针灸学理论和文献研究的领军人物。

国医大师裘沛然对李鼎青睐有加。他们共事几十年，过从甚密，交谊深厚，李视裘亦师亦友，经常漏夜切磋学术，诗词唱和。裘沛然的七律《赠李鼎医师》(1998)写道：

"零陵四十载交期，老至都怜笔墨疲。
夜半论文谁与可，兴来作句子多奇。
是君能解《灵枢》意，唯我犹存石室疑。
如此人天藏秘奥，晚年何敢侈言医。"

56个字的吟哦，赏识之情跃然纸上。须知裘沛然"惯将双眼向人白"，一向夸人惜墨如金。

李鼎做人不复杂，不事张扬不尚奢谈。陈汉平几年前在大桥六线公交车偶遇他，询悉是去张江校区参加某个活动。他不崇衣饰，也"海雾龙腥未足奇"（裘诗），无特别嗜好，不吸烟、不饮酒也不喝茶，但喜安静，嗜书写字。随遇而安的他，对世俗目标不追不逐。如果有人以为他会容忍对中医针灸无端的诋毁，那你就误会了。但是时你也不可能看见他会怒目圆睁拍案而起，词锋犀利，咄咄逼人，然而，他会红着脸，轻声说重话，平实表立场，不怒而威，胜在据理反驳。李鼎秉持传统，但反对抱残守缺；坚守经典，也赞成针灸学术与时俱进；他赞赏现代科技，欢迎科学实验研究。

李鼎堪称针灸学文献研究之扛鼎者，多年来，"活字典"之口碑在年轻一代闲谈中悄悄地流传着。然而，淡定的李鼎不恃才倨傲，依然故我，一副风轻云淡地谦和着、优雅着，映射出处世的智慧。

2016年正值李鼎为之奋楫一甲子的上海中医药大学大庆，他又捧出新作《海上传针六十年——针灸证治医教论丛》，向校庆献礼，这也是这名针道苦旅跋涉者老当益壮，不肯停步的又一见证。李鼎邀陈汉平为此书作序，几十年共事积累的信任，对陈汉平而言是一分荣耀。同样是这般信任，在陈汉平十几年前遭恶疾侵扰前途未卜之际,李鼎用篆书给他写了八个字的联句,给他鼓励,相信他能走出厄局。这八个字是:真气内充,积健为雄。

4. 华延龄 龙华医院针灸科华延龄(主治)医师(1924—2002),是陈汉平临床实习指导医师,毕业后陈汉平作他助手开展病房门诊医疗和实验研究。华延龄虽非名师大家,但具有明显的自身特点,教会他很多实际诊疗本事。华延龄并不满足于以传统的经络学说为指导,认为经典理论不能完整诠释针灸临床所有现象,一直苦苦寻觅更理想的指导学说,奈终未如愿。

华延龄经反复实践摸索验证而创立的项丛刺、骶丛刺等疗法,被众多同行认可、仿效,并列为研究项目开展进一步研究。

在经验丰富、颇有抱负的华延龄指导下,在当时全国唯一的针灸病房(设24张病床)里,大家合作开展针刺关元、气海和秩边、环中(两组)穴对肾上腺皮质激素影响的比较观察,以阐述该两组穴具不同性能,并以外周血中肾上腺皮质激素水平降低或升高进行评价。陈汉平承担实验室工作,由于抽血标本时间节点之一是在午夜,抽血后标本必须立即检测,难免困倦辛苦。这是陈汉平科研的"处女行",对其随后在针灸研究道上跋涉行走,颇具启动意义。此观察结果被上海中医学院附属龙华医院建院25周年(1960—1985)科研论文汇编收录,颇为难能可贵。众所周知,20世纪60年代研究条件差,设备十分匮乏,加上实验室人员有关科研知识浅薄,观察结果不免粗浅,颇多疏漏。当年陈汉平十分渴望有一个能开展临床研究条件较好的小实验室。

在那个科研产品十分稀缺的年代,这个粗浅的研究经历以及内部发表的"论文",对初出茅庐、正蹒跚学步的青年学子来说,是重要的一堂课。

华延龄最后以副主任医师职称退休。作为一位师授出身的中医师,他具开拓精神,勇于探索,敢冒风险,不人云亦云,他的经验和品格是针灸业界一笔共同的财富。《针灸之道——陈汉平文集(1982—2007)》中,专门记载了有关华延龄的一段文字,以聊表怀念之忱。

5. 张羹梅 在回顾从医求学经历时,一个魁梧而慈祥医者形象浮现在陈汉平的脑海,他是上海中医学院附属曙光医院(今上海中医药大学附属曙光医院)著名的内科主任医师张羹梅(1905—2000),(原江苏)川沙施湾(今属上海)人,系中国共产党元老张闻天(1900—1976)(小)叔父,操一口浓重的浦东普通话,慈祥友善,常谦称"乡下医生",自号"逍遥子",以示与世无争,擅长疗治脾胃病。

1960年夏,依据上海中医学院教务科安排,陈汉平跟随张羹梅临床见习3个月,这是他初次正式接触临床。

由于当时陈汉平尚处大学第三年阶段,根植很浅,有点"虚不受补",只会猛背张羹梅基本处方,测试时基本能模拟张羹梅处方,也曾沾沾自喜过一阵。张羹梅回忆起中华人民共和国成立前中医没地位,在农村行医艰辛之往事,给陈汉平留下深刻的印象。陈汉平这个农家子弟也从"乡下医生"张羹梅那里,受到自尊、自信、自强的鞭策。

张羹梅晚年同女儿一家住三室一小厅的新邨公寓里。一次陈汉平去看望,张羹梅向他出示一本张闻天画集,特别指出一张郭沫若手书信函影印件。原来张闻天参加革命后,与家人断了联系。中华人民共和国成立后,当张羹梅家人经常从报纸上看到时任我国驻苏大使、外交部副部长张闻天名字,疑惑不解,于是写信给曾相识的时任政务院副总理的郭沫若,询问报上的张闻天是否就是他们家的那个张闻天。郭沫若在百忙中复信张家,证实长征中曾任中共中央负责人"洛甫",就是川沙张家子弟张闻天。

1999年12月31日傍晚,陈汉平去张家探望病中的张羹梅,并带去新年挂历,当时张羹梅已在弥留之际。次日元旦清晨,蔡淦(时任曙光医院副院长)电话告陈汉平,张羹梅已于凌晨逝世,令人感慨。陈汉平大约是最后见到张羹梅的白发学生。

当年曙光医院汇聚众多名中医,他们各擅其长,如年轻的张伯讷(1928—1994),研制二仙汤治原发性高血压;庞泮池(1919—1999)中药治疗女性恶性肿瘤,临床研究成果累累,形势很鼓舞年轻的中医学子。在此期间,陈汉平听说医院有好几位中学西医师。他们在20世纪50年代初被遴选赴北京医学院医疗系学习5年,毕业后返回,以临床研究见长,很受尊敬。惜哉,吴涵香等中学西医师均已陨落,少数健在的也垂垂老矣。不过,换个视角,现在各大中医院,似乎新一代中学西医师,人数更多,只是由于人们某种思维的改变,也就以"新常态"视之。陈汉平以为这是改革开放中,中医药队伍知识构成寻求多元探索的一种现象,值得在实践中进行研讨。

当年,曙光医院既有传统、高层次的中医师,又有中学西和水平高的西医师,互相切磋交流,医疗、研究和传承等各项工作,搞得风生水起,这从某个侧面彰显了海派文化的特征。在此氛围中,似乎很容易让人感到"纯中医"的提法似是而非。

6. 邵经明　对陈汉平有教益的还有上海之外的针坛名家,如河南名医、著名针灸学家邵经明(1911—2012年)。

1988年,邵经明推荐其得意门生杨永清到陈汉平身边做博士研究生,探索邵氏治哮喘经验的免疫学基础,并托捎来他家乡特酿白酒。触景生情的陈汉平不禁忆起初次与邵经明邂逅的场景。只见他肩上挎着一蓝花土布褡裢,看似一位中原老汉,但他举止沉稳、谈吐儒雅,一经深谈,顷刻就被老人的书卷气所吸引。这是一位阅尽杏坛春秋、身潜传统文化底蕴的仁厚长者。正当二人交谈甚欢之际,邵经明从褡裢中取出河南白酒执意相赠,虽慑于酒之烈度,但老先生一片挚情,让陈汉平却之不恭。杨永清深受其师品格感染,对其自勉墨宝"医者,济世活人之道,应以仁慈为本,恻隐为怀,普救群众疾苦为乐"铭记于胸。当他同陈汉平讨论针灸相关话题时,不经意间脱口而出"说到底,扎针就是扎在文化上"。如此深沉有新意的评论来,确为有感而发。

21世纪初,陈汉平登门拜访邵经明,一起拍了一张以他自勉语条幅为背景的四代针灸人的合影,一起品尝邵经明夫人拿手的水晶馒头。

邵经明临诊注重体察患者神气,视情施以针刺或艾灸或中药或针药并用,以适患者之"神"。

邵经明视针灸乃"仁慈为本,普救群众疾苦"的疗法,是"人的针灸"。在他脑海里针灸是简约的,绝不以"简单"视之待之。简约,是针灸外在的形态,其内涵是深沉、高明的。防病治病是生命科学最艰深的学问,试问:仅动用邵氏"三穴五针一火罐"一类很"简"很"土"的疗法,就能达到某些复杂设备、昂贵药物所要企及的缓解或治愈哮喘的目标,这种"简""土"的医疗技艺难道不是很高明的吗?何况可以重复的实验数据已提示了这种效果的物质基础。

"人的针灸"是陈汉平听到邵经明对针灸深刻论述后的归纳。针灸医疗是为了人,刺灸产生疗效必须依靠人体。生命是有智慧的,要充分、合理地利用功能状态和调节机制。这充实了陈汉平对针灸的理解。

由于援外医疗任务的需求和龙华医院的推荐,让陈汉平得以在1964年11月首次来到北京,参加卫生部委托北京中医学院举办的针灸医师专业培训班。该班对从全国召集来的18人,进行强化训练。由陈友邦任班主任,程莘农为驻班教师。陈汉平仍怀念这一段为期近一年学习的经历,珍视与蒲英儒(川,已故)、万道山(黔)、王秀英(鲁,已故)、王登旗(桂)、吕景山(晋)、梁栋富、许宝镜(闽)、石学敏(津)、孙国杰、罗济民(鄂)、欧阳衡(湘)、俞跃才(黑)、章逢润(陕)和李维衡(京)等学友形成的相互了解和友谊,也深切感谢授课和临床指导的杨甲三、贺普仁、谢兆丰、姜揖君、肖友三和北京市东城区中医门诊部秦医师(女)等先生。他们中好几位是从江苏省引进的,有的也有语言沟通障碍。是时北京针坛荟萃了一批赋有南北派不同风格的名家,各擅其长,令陈汉平开了眼界,增了见识,开拓了思维。而在学员间的切磋,由于朝夕相处,身份相同,也更为具体,如王登旗得朱琏真传,其别具特色的捻针手法,给陈汉平很深的记忆。

光阴荏苒,半个世纪时间犹如白驹过隙。当年培训班学员多数执行至少1次援外任务,奔波于广袤、神奇、待开发的非洲南北大地上,都已从风华正茂的新秀蜕变成满头染霜的老学人。有的已驾鹤西行,健在的多已淡出针灸学术的中心舞台。抚今追昔,感慨万端。但石学敏、吕景山等教授壮心未已、雄风不减,仍活跃于针灸治疗中风、高血压病和中药对药针灸对穴的研究第一线,指引团队开展深入探索,并一起被聘为第二届中国"国医大师"。

除了学术,在北京进修期间,也让陈汉平经历了激烈的学术批评场面。某日上课时,某自诩正统的教师,离开讲稿,对朱琏主编的《新针灸学》进行批判,指责它否定经典的经络学说,声色俱厉,措辞尖锐,课堂气氛顿时变得异常凝重。由于毫无精神准备,初出茅庐的他刹那间头脑一片空白。多年后忆起,这大约就是在针灸学界持续较久的"姓经络"与"姓神经"有关针灸治学争执之前奏曲。

朱琏(1909—1978),江苏溧阳人。曾任八路军第一百二十九师卫生部长、延安中国医科大学副校长、华北人民政府卫生部第一副部长和中国中医研究院副院长兼针灸研究所所长等职,晚年因故下放广西工作。

《新针灸学》于1951年和1954年分别由人民出版社和人民卫生出版社出版,约30万字,用现代医学观点阐述针灸知识,提出针灸治病作用原理主要是调整激发神经系统,尤其是大脑皮质功能的论点,并相应地将针刺手法分为兴奋和抑制两类,认为刺激手法、部位和时机三个因素是治病的关键。该书按头、躯干、和四肢分部介绍穴位。对于朱琏《新针灸学》,"姓神经"者赞扬她"突破古代针灸学说的传统论点,对针灸原理用现代科学理论加以阐述,古为今用,洋为中用,推陈出新"。显然,"姓经络"者对此评价不仅不支持,反而要批判。

"姓经络"与"姓神经"的争论本系学术和治学观点之争,"姓经络"代表传统,"姓神经"倡导对现代科学技术的借鉴。两者争议从辩论异化为互相指责,互扣"保守落后"和"民族虚无主义"的"帽子",乃至上纲上线、伤了感情,造成队伍分裂。相对而言,"姓经络"的居于强势地位,而"姓神经"的处于守势,但内心不服。总之,两者均非胜者,受伤害的是针灸事业。

这场变了味的学术争论已经平息30多年,但其消极影响依然隐约存在,时不时还沉渣泛起。它伤害的是甘冒风险进行探索、创新的精神,助长的是随波逐流、不求有功但求无过的消极情绪。

好在植根于中华文化土壤上的针灸学,有自我纠错自我净化的品性和能力。我们不必在"姓经络"与"姓神经"的无意义争论中,消费团结损耗时间和精力。1993年国家攀登计划项目"经络的研究"正式启动,这是这一期间针灸领域最重大的学术事件,项目六个部分既有"经络"的又有"神经"的。这是冷静总结历史经验教训,以新思维引领,从新视角着眼,从功能与结构相结合思路开展经络研究的结果。在科研人员团结一致努力下,研究获得众多新资料,为此后探索提供了某些好的治学和管理经验。

在反思氛围中,在改革开放文化效应引导下,曾经一度浮躁的针灸学人,逐步走下"神坛",增添了理性,变得较为自信,能较淡定地对待各种非议,情绪化地"一触即跳"的弱势心态逐步淡了。遥想当年,因针刺麻醉成果公之于世,针灸几乎被描述为一个神话。国家科技落后的状态,让针灸承载着要去争夺单项世界冠军的民族期待,中医界也急切地想从针灸率先走向世界的过程中谋求国际的认同。

陈汉平把自我纠错的品性,列为针灸(学)不会像珠算那样被现代科技替代的五个要素(原创主导性、有用性、包容性、自净性和传承性)之一(参阅《恃吾有所不可攻——从珠算想到针灸》,上海中医药报,2014年9月19日)。"姓经络"与"姓神经"绵延的治学交锋及对其反思,对陈汉平的教育是深刻而久远的。

三、发展

基于上海第二医学院法文班法文专业培训和援阿尔及利亚医疗队兼职翻译译实践的磨炼,陈汉平顺利地通过全国遴选首批出国留学生统考(在上海第二医学院)的笔试和上海外语学院的口试,并在1979年5月初,同来自各省市的12

名留学人员奔赴法国巴黎,成了改革开放后政府派遣的首批留法学者。事后获悉,在高等教育部审批时有人曾强烈质疑身为中医师的陈汉平之派出。当时上海中医学院领导层很开明,力主有中医学人到欧美先进国家学习对发展中医药学有益的现代科技。改革开放大潮的推动,加上某些因素的有机连接,促成陈汉平跨出留学法国的步伐,肩负事业的某种托付。

陈汉平到巴黎第五大学 Necker 医院肾病中心(INSERM U-25)免疫实验室学习现代免疫学理论和技术,期望借助它进一步探索针灸学——生命科学重要组成部分的奥秘。作为免疫学领域的新兵,陈汉平通过查阅文献而投奔这个国际免疫学界知名实验室的,它由陈汉平导师 Jean-Francois BACK 先生主持。他专注学术,后当选法国医学科学院院士。比陈汉平小3岁的他,于1984年秋访沪,曾考察陈汉平当年草创的实验室,也饶有兴趣地参观学院的中医药博物馆。

现代免疫学对陈汉平是一门广阔而陌生的学科,他选择当年正受关注的淋巴细胞自身反应性作为研究方向,以桥本甲状腺炎、格雷夫斯病(Graves 病)和衰老作为研究的具体对象。两年多的学习和工作,令他在有限时间中,学到不少相关理论知识和技术方法,了解学术动态,领会到相关的学科思维。但在日新月异的现代免疫学面前,如今陈汉平已是一名白头的新兵。

返沪后20年中,在既定的研究方向上,主持、参与或协助应用中医针灸学和现代免疫学理论、理念和方法,研究刺灸治疗桥本甲状腺炎、格雷夫斯病、类风湿关节炎、支气管哮喘等免疫相关性疾病,以及刺灸延缓衰老和抗癌,归纳了针灸-免疫作用某些规律、特征和原理,提炼出若干关于针灸学研究的观念、思维、战略、思路和方法。

在同龄中医师中,陈汉平的"洋学堂"学历有点不传统,与其归因于历史老人错点"鸳鸯谱",毋宁说机缘巧合,躬逢盛世。但迈出的每一步并不轻松,正所谓"春江水暖鸭先知"。

从仪式上考察,陈汉平没有拜过师。但是,在多年诊疗实践、社会交往和生活中,他从许多老师、上级医师和平辈同行那里学到很多有益的学问、知识或技艺。在做学问上,仪式、形式不是关键环节,只要有谦和的态度、求知的欲望、较敏锐的观察力,加上自己有一定积累,可以说处处有老师,乃至从他自己学生那里也能学到好东西,正所谓"三人行必有我师"。往往,从一本书、一次讲座、一篇文章、一次交谈乃至一句话,一场球赛(足篮球或乒羽球),都能获得启迪,引发联想和思索。陈汉平喜欢读书看报，且门类较杂，包括武侠小说、体育文艺戏曲、科技报道和专家评论。至今，他仍订阅《中国日报》（China Daily），坚持每日浏览。对感觉有意思的，尽管风马牛不相及，他也爱掩卷沉思，与自己从事的研究相联系，有时举一反三，触类旁通，获得"柳暗花明又一村"的意外效果。

正如前述，只要对学问有追求，虚怀若谷，也可从自己学生那里学到东西。程晓东就是这样一位学生辈的学者。20世纪末程晓东曾在上海中医药大学攻读硕士学位课程，后去上海医科大学做中西医结合专业博士生，师从曹小定。随后赴美继续生命科学研究，"海归"后被聘为东方学者，兼任上海中医药大学附属岳阳中西医结合医院（以下简称"岳阳医院"）教授，从而在院内学术报告会再相遇。此前，陈汉平曾参与他博士论文答辩。不久，陈汉平即在寄程氏短信中附去他的3篇文章，并告之在文中两处直接或间接提到他过去的工作，即：① 陈汉平研究小组在艾灸抑瘤研究中，应用"艾灸血清"同淋巴细胞一起培养，结果提示"艾灸血清"中含有某种（些）物质，其含量同荷瘤小鼠组存在明显的差异。有人也观察到，电针"足三里"等穴后采集的"针刺血清"，对创伤大鼠脾淋巴细胞增殖反应的抑制作用与"创伤血清"相比明显减弱，它直观地提示，电针可有效地消减创伤对淋巴细胞功能的抑制。② 陈汉平能提出"针灸血清"概念并进行研究，得益于10多年针灸-免疫研究中认识的积累和提炼，以及"中药血清"思路的启示和原上海医科大学某博士生关于电针穴位抗创伤实验中"针刺血清"与"创伤血清"对创伤大鼠脾淋巴细胞增殖反应抑制作用对比观察的触动。

写信日期为2014年4月26日，3篇文章题目为《"针灸血清"方法的研究和应用——四论针灸学的开放性》（1998年）、《东南久矣要张机——再谈"针灸血清"研究》（2002年）和《"针灸血清"研究仍需倡导》（2006年）。

此中"有人"和"原上海医科大学某博士生"，就是指程晓东。在信里，陈汉平还附上唐代诗人杜甫诗句："无边落木萧萧下，不尽长江滚滚来。"并说"人间大约也不能违背此新陈代谢之规律。"程博士热情地复信给陈汉平。大约在次一年度岳阳医院工作年会午休时刻，他们相邀去邻近的曲阳公园散步，边走边聊，互相交流。陈汉平在每年一册的《学术文字雪爪录》2010年期中，把这一段两代中医读书人的交往故事，记录于一个小题目下，即"与年轻学者交流——君子之交淡如水"。这个故事也符合前人说过的一个句子："秀才之情纸半张。"老中青针灸人之间要能较顺畅交流，重要一条是平等讨论。若能打破年龄、受教育背景或职称等藩篱，老中医是可以从年轻中医那里学到东西的。

第三节 学术影响

一、关于"针灸学思想者"的评价

陈汉平被过去学生和一些青年学者称为"针灸学思想者"。他多年对针灸治学问题的见解和议论，可以归纳为魂、道、术、器4个方面，认为有利"构建针灸学理论传统与学术创造之间的虹桥"（参见《上海针灸杂志》2010年第5期）。此类叙述可能也含有一些溢美之文字，但陈汉平对他们对自己多年针灸（学）治学问题思考及多数见解的认同表示感谢，也接受他们对自己学术定位的评价。

从20世纪80年代初直至2015年，每年陈汉平均有至少1篇相关治学问题的文章在《上海针灸杂志》发表。能有机会读到这些文字的中医针灸专业学生和研究生，部分人爱读，多数人不排斥。陈汉平的有关理念、方法建议，大约在20世纪80年代后期至90年代中后期针灸学研究生和部分年青（轻）医师中有某些积极影响。

二、建立并倡导针灸-免疫研究方向

从20世纪80年代初，陈汉平建立并倡导针灸-免疫，即刺灸穴位调节机体免疫功能效应、特点、规律和原理或机制研究的方向。在此方向引导下开展若干基础和基础与临床相结合的探索观察，逐步提炼出某些针灸治疗免疫相关性疾病及其研究的理念、思路和方法。基本在此方向上指导硕博士生36名，通过他们工作、学术交流或社会交往，逐渐增加此研究方向的影响力，在本领域某种范围内被同行接受为值得进一步探讨的研究方向，凝聚起一支由医师、教师和实验针灸工作者组成的较有活力的研究队伍。

陈汉平应用所学的刚刚入门的现代免疫学理论知识，试着对中医药、针灸学某些基础理论和临床诊治问题，如阴阳五行、藏象（肾、脾、肺）、气血、正邪相争、虚证等学说和治病求本理念，以及若干针灸学与免疫相关的问题，进行阐释或剖析，并对中医学与免疫关系之研究提出展望和建议，期望引起讨论。上述内容集中体现于《中医学与免疫》，该文被收载于由上海医科大学（今复旦大学上海医学

院)余传霖教授等主编的《现代医学免疫学》中，或许有益于促进现代生命科学工作者和西医师对针灸学的理解。

三、首提"针灸血清"概念，开展"针灸血清"研究，支持针灸效应物质基础的探索

总体考察，可以看出有关"针灸血清"的倡议并未能在针灸领域引起广泛反响。最大动静系由严洁(湖南中医药大学)和朱兵(中国中医科学院针灸研究所)联合主编，由程莘农、石学敏院士作序的《针灸基础与临床》掀起的。该书在第21讲专门介绍"针灸血清的研究进展及其展望"，其中说及"'针灸血清'是近10年来在国内针灸界兴起的一种研究针灸作用机制的实验方法学，它是在'血清药理学'的启示下，于1998年由陈汉平提出并倡导下逐渐形成且日趋成熟"。并认为："针灸血清"研究，"为针灸效应的物质基础研究开辟了新纪元。"显然，"针灸血清"不仅提供一种新的实验方法，也提示一种潜在的治疗方法，如至少两个研究小组，以"艾灸血清"孵育相关的肿瘤细胞，并回输给病理模型动物，观察到较好的效应，但缺乏多中心验证资料，且未作临床观察，尚待进一步探索。陈汉平以为该书评价似乎太高，本命题研究现状，距离"成熟""新纪元"还远。

更扎实的响应来自上海市针灸经络研究所杨永清研究室的实验。其中，2010年6月发表于美国《生化和生物物理学研究通讯》的《钙调蛋白A9对哮喘模型大鼠和离体气管条的作用》，已引学界关注。论文首次证实，针刺抗哮喘差异表达钙调蛋白A9的重组蛋白，在体内外模型中具有良好剂量依赖的气道舒张作用，是潜在的针刺抗哮喘调节靶点。该案例，在针灸学研究中有进一步解剖、思考的价值，其意义不仅仅限于针刺抗哮喘。《上海中医药报》以《我校"针灸效应物质基础研究"获得突破性研究进展》为题报道之。该研究是"针灸血清"探索的发展型或升级版。此后，又经几年持续实验，杨氏工作又有了显著进展。但此类进展迄今似乎太少。从另一视角考察，"针灸血清"研究应以创新思维对待。

该研究的另一重要影响，是在学界引起讨论，乃至争议。

迄今对于"针灸血清"探索某些技术性问题，尚未获得共识。学者们需要进一步观察，等待更有说服力的证据。由于争议，高层次科研基金组织下不了决心将之列入科研招标指南。尽管存在争议，也不管争议的结局，陈汉平认为未来针灸学发展史是不会绕过它的。

注：上述杨永清团队，经十几载不懈努力，终于在基于针刺有效性的靶标发现方面取得里程碑式的突破。反映此成果的论文 Transgelin-2 as a therapeutic target for asthmatic pulmonary resistance（《哮喘治疗新靶标肌动蛋白结合蛋白2发现和功能学研究》），于2018年2月7日，在国际著名期刊 Science Translational Medicine（《科学·转化医学》）作为封面文章发表。

这是中国中医人首次在《科学》专业子刊发表拥有自主知识产权的原创性科研成果，也是中国针灸人为生命科学呈奉的杰出的代表性贡献。相关研究成果被国家自然科学基金委员会在"基金要闻/资助成果"栏目中报道，并指出肌动蛋白结合蛋白2是我国学者发现并验证的第一个抗支气管哮喘新靶标。它无愧为"中国故事国际表达，中国元素世界呈现"的中医学样板。陈汉平以"科研规划，概念引领'针灸药'——一项变不可能为可能的科学成果"为题撰文（参阅《上海针灸杂志》，2018年第9期）点赞并作评论。

四、提倡以先进文化引领中医·针灸学术发展

这里，先进文化指鼓励创造，遵循中医学发展基本规律，继承而不泥古，思索而不唯书，尊重权威而又不失创新的锐气，引领中医·针灸学术不断推陈出新。

五、发表《什么是针灸》《什么是针灸学》和《如何建设针灸学》等一组文章，为针灸学科发展提供思路

文章认为患者是针灸治疗重要的能动因素，要调动他们战胜病痛的信心，才能有利于针灸调节自身"人体药库"。治疗前后要有足够的人文关怀，绝不能让患者在治疗中处于完全被动的地位。认为针灸学主要的学科任务是探讨与刺灸穴位相关的生命科学，并充分利用其研究成果于临床。不能把针灸学混同于针灸疗法，也不能仅把针灸学定位于临床医学的一个分支。要从生命科学的高度对待针灸学研究。认为要创造条件，逐步让传统针灸学向现代针灸学转化，这个转化是个历史过程，需要一系列条件，尤其对人才资源储备提出很高要求，涉及文化、教育、医疗、科研和管理等诸多环节，是个系统工程。

此外，陈汉平还阐述"针灸关系学""多极医学世界"概念和"针灸——绿色膏方""休闲针灸"理念，并编辑《闲话针灸治学》文稿，倡导自己的学术见解和治学理念。

第二章
学 术 思 想

第一节 学 术 见 解

"治学"一词,《新华字典》解释为"从事研究"。所谓治学理念,即如何做学问,如何看待具体的学术问题。它涉及文化问题,存在先进和落后之差别。据个人实践和体验以及针灸学领域现状,陈汉平更重视有关的治学理念问题。无疑,治学理念与学术思想或见解,是密切相关的,但这是学术领域两个不同的侧面,明显有别,不能混淆,不然不利于学术问题的理解、交流或讨论。现今,对学术思想概念的理解很不一致,有点紊乱,在表述个人学术思想时,罗列很多,实际上许多具体中医人,不存在列出那么多学术思想的事实依据,问题在于把有关治学理念都表述为学术思想,造成某种认知误解。

陈汉平有点怯于回答:什么是你的(针灸)学术思想?他认为,学术思想这个词对自己有些"大",更习惯以"学术见解"代之。鉴此本章按学术见解和治学理念两个部分进行介绍。

针灸是中国原创的科技,是中医药走向世界颁发的第一张中华文化名片,是调节疗法典型的代表。

《内经》里有许多智慧先人的经典论述,其中陈汉平最欣赏的是,"用针之要,在于知调阴与阳"(《灵枢·根结》)。它指出刺灸作用之核心是调节人体功能,这是对针灸诊疗最精辟的宏观指导,体现中国古人长期与疾病抗争的经验升华。陈汉平的学术见解就是基于如何"知调阴阳"而建立的,即致力于深刻理解针灸与人体功能系统的关系,着力把控并合理利用针灸调节功能的规律。

为了方便讨论,分述如下。

一、刺灸与机体关系的两面性

一方面,刺灸穴位一般均能诱发机体多种程度不同的有规律的功能调节活动,或增强防卫能力或纠正异常的功能状态,从而促进机体抗致病性损害的斗争。针灸对致病因子的作用是非直接的,依赖于机体功能系统的介导。

另一方面,接受刺灸的机体会对针灸诱发的信息进行识别和处理。接受刺灸当时机体的虚实状态或反应性,明显地影响针灸作用的方向和强度,对针灸刺激作出的识别、处理,可因自身反应性的不同而不同。总之,不同反应性的机体或处于不同功能状态的同一机体,在接受相同穴位相同量质刺激的情况下,可产生不同的功能调节效应,具体反映机体的反应性对针灸治疗的制约。

针灸治疗作用是刺灸与机体反应性互相作用的结果,而我们以往对此作用,多集中于医师、穴位和刺灸术式的选择及其组合等外在因素上。

二、机体功能状态是影响针灸作用最重要的因素

针灸疗效同许多影响因素密切相关,如穴位及其组合、针刺手法或电针刺激参数、艾灸壮数和艾炷重量、运针留针时间、治疗次数、治疗时机或时间窗、并用的药物和电光磁等、患者的功能状态、心理状态以及医师的心理暗示、言谈举止等。在影响针灸作用诸多因素中,以机体对针灸的反应性最为重要,要取得良好的针灸效果,必须注意机体对刺激的反应性,在这个基础上再考虑刺激的部位和刺激本身诸要素。

三、患者也是针灸治疗要素之一

在中医学和现代生物学理论、理念引领下应用的针灸,是处理人与刺灸器材以及医师与患者关系的过程,主要包括三个要素,最重要的是具中医学知识、临床经验和操控刺灸器材技能,并能把握同治疗相关的一系列关系的医师;其次是能对刺灸穴位产生相应反应,对刺灸信息进行识别和整合的患者;再者是合格刺灸器材的提供。患者也属重要的治疗能动的要素,避免治疗中患者被置于完全被动的地位。要调动患者治疗病痛的积极性,或采取某些措施以改变患者固有的功能状态,从而协助穴位刺灸更好调动患者体内"天然药库"之潜能。

为增强疗效,采取催气手法或中药以促进针刺"气至"或增强得气程度,或通

过入静改变中枢功能状态,以及择时治疗的时间针灸治疗法,都是力图利用人体内在因素调控针灸作用的探索性实践。这些探索尚有待更多的临床和动物实验,予以反复证实。

四、针灸调节功能作用之特点

1. 整体性　即在不同水平同时对多个器官系统正常(在生理值范围)或异常功能产生影响,如针刺麻醉下手术所体现的。

2. 双向性　在刺灸相同穴位实行相同手法术式条件下,对向相反方向偏离的功能如腹泻和便秘,产生反向性调节,即止泻和通便。针灸调节作用的结局同人体当时功能状态密切相关。

3. 穴位作用特异性　穴位刺灸对与它相关的内脏五官功能活动具有某种相对特殊的干预作用。

4. 有限性　针灸调节机体功能的方向和力度受多种内外因素的制约,其作用是有限的,不要陷入盲目性。

在以上特性主导下,刺灸穴位既纠正机体异常的功能状态,又不对正常功能进行干扰,已是临床上公认的现象。针灸"绿色"良性的作用,主要是通过调节体内失衡的功能,即所谓"安内攘外"而实现的。

五、针灸调节功能作用具有"类药性"特征

人体是一个复杂的有机整体,潜藏着一个由相关系统的组织器官及一系列细胞分子等精密微细结构组成的"人体药库",一旦内脏五官功能异常时,相关穴位就会从相对沉寂转向敏化状态。当敏化穴被有效刺激,"人体药库"的"工作密码"会被启动,通过一个已知或未知的机制,从中分泌或调动出相关的生物活性物质,他们的量(增或减)和活性(升或降)趋生理性的改变,可应对保健防病之需。那些生物活性物质,就是所谓的"药"-"针灸药"。这样,"干针"就变成"药针"了,此即针灸穴位在体内诱发类药效应的物质基础。显而易见,"针灸药"不是传统意义上从体外通过相关途径进入体内的、看得见的药,而是人体内生的"不可见的药",最经典的证据则是针刺后动物动脉交叉试验的结果。

近10余年中,陈汉平原所在研究小组经过反复实验观察,在哮喘模型大鼠已被证明治哮喘有效的三个穴位施以针刺后,在大鼠内检测出抗哮喘差异表达

蛋白。取其中钙调蛋白S100A9的重组蛋白注射病理大鼠,观察到它在体内外良好的与剂量相关的气道舒张作用,类似于针刺抗哮喘的效应。这是一项令人鼓舞的观察。

刺灸穴位调节机体功能的实现,必须借助针灸作用过程两个关键环节,即体表针灸刺激信息向神经中枢的远程传导和诱导内源性物质的调配、激活,以及调控基因表达或信号通路激活。这是现代研究所提示的,但整个过程均系"黑箱"操作。虽然相关知识的积累越来越多,但仍处于粗线条的片段的或推导性的状态,未能揭示"黑箱",更遑论指导临床实践,可能仅对未来现代针灸学的发展打下有利基础。

显然,要"知调阴阳",把握刺灸穴位以调节患者功能规律之知识和手段,现今仍然依赖传统针灸学,它是我国先贤留给我辈的镇学之宝。

总之,针灸学是人学,人文之学。针灸乃人的针灸(疗法),一切为了患者,致力于充分而合理地利用人体功能系统。

第二节 治学理念

陈汉平主张在继承中医针灸学传统的基础上,兼收并蓄,以科技进步为依托,努力把传统针灸学同中医相关临床学科以及现代生物学、医学有机地相互渗透,乃至在某些关键节点上相互融合。

一、没有创造,就没有中医针灸学术的发展

今天的传统是前人的创造,未来的传统有赖于今天的创造。继承整理老中医经验是对(活)文献的再学习再实践。没有继承就不能创新发展,认真地继承先辈的学术经验,是针灸学术进步的原动力,只有善于站在前人学术臂膀之上,才能攀上中医针灸科学新的高峰。但我们更要认识到,没有创造就没有传统。正是通过一代又一代的创造,才培植成今天枝叶繁茂的中医学之树。在祖先留下的伟大文明传统面前,我们光有自豪感是不够的,也不要把传统所代表的成就视为不可逾越的高峰。我们应努力创造某些可被后代接受为传统的新概念、新疗法或新技术。"针刺麻醉"的成功实践,建立起一个全新的概念,即针刺穴位可预防手术创痛及其诱发的生理扰乱效应。这是迄今形成的可被后人接受为学术

传统的针灸学新概念之一,是当代人的重要创造。

二、从生命科学高度思考针灸的调节作用

针灸临床和基础研究的成果,涉及不少目前尚未能被生命科学解释的问题,已经并将继续充实生命科学的内容,也为进一步探索生命科学提供新的思路。针灸学是生命科学的组成之一,这是一个重要的但有待强化的学术理念。针灸学的任务,是探索与刺灸、腧穴等相关的生命科学并在临床上应用其研究成果。从这一角度考察,先前问世的某些针灸专业教材,对针灸学的定义有失偏颇。从生命科学角度探索得越深入,越有利于针灸疗效的提高;临床经验的积累和临床新现象的观察,则促进生命科学研究思路的开拓。迄今这两方面尚存在某种互相脱节的问题,亟待纠正。

三、客观面对现实的多极医学世界

所谓多极医学世界,是由中医-西医-中西医结合和相关的现代科技所构成的。数十年来,针灸学术的进步,是在这个多极医学世界的环境里,由不同理念影响而产生的不同研究思维、战略和实践的互相争鸣、碰撞和借鉴、结合的氛围中获得的。多学科的参与促进了针灸学研究。实际上,针灸学是自然科学中所有以生命为研究对象或研究材料的学科和交叉学科集中起来的大生物学家族中的一员,也是中医药学领域中,最先引进现代科技、最早同其他学科交叉渗透形成开放格局的学科。开放和交叉渗透的结果,明显地推动针灸调节作用和针刺镇痛原理的研究。近几年兴起的 Bio-X 研究模式,主张生命科学与非生命科学互相交叉渗透的研究。此前所谓的多学科,基本上是指生命科学的分支学科。而 X 代表非生命科学,由于它的介入,使参与针灸学研究的多学科明显的扩容了。我们要认真思考针灸学研究中 Bio-X(acumox-X)模式的应用,并有信心的期待,开创性的重大科研成果将在 21 世纪出现于针灸学同包括"X"在内的多学科交叉的前沿。

四、针灸学研究既要中医学特色又要时代气息

对中医药领域中某些观念进行反思是十分必要的。祖先为我们留下了亟待发掘的一个宝库,我们为中医药学的悠久历史和辉煌成就感到由衷的自豪。但

若为此而沉醉,乐于一味向后看,就会头脑被禁锢,手脚被束缚。况且中医药本身还存在着尚不足以令人自豪的方面,如疾病谱已发生明显的改变,"古方不医今病";经典医籍并未记载后代所需要的一切知识和方法。对敢于挑自己不足的行为,绝不能简单地斥之为民族虚无主义,也不要用老一辈的知识结构去硬性塑造新一代的学问框架。千百年来,中医药代代有发展,其实就是变异、创新的结果。张仲景的学术经验非常值得继承发扬,但他博采众长,敢于创新的精神更值得学习。愿针灸学研究从国医大师裘沛然"中医特色,时代气息"的嘱托中受到启迪。

五、要重视组合式针灸疗法的创新

针灸学发展到今天,原始性疗法创新变得十分困难,而组合式创新的前景广阔。电针、水针、穴位埋线疗法等均属组合式疗法。埋线疗法把穴位性能、穴位刺激技术与组织疗法等组合并融合为一体。融合后的疗法所含的各技术要素,均失去各自的自我。技术要素的组合、融合,是针灸疗法改革创新的途径,是继承传统又突破传统的结果。登月阿波罗飞行器的成功,给组合式疗法的创新以重要启迪。显然,在创新实践中,要善于思维,冲破习惯的思维定式,处理好科学研究中理念、思维、战略和实践的关系,注意对科学推断或假说的提炼,诱生正确研究思路的合理转移。

六、贯彻《针灸临床研究指南》,提高临床研究水平

尽管我国在针灸治疗和研究上取得许多重要成果,但由于研究方法学上存在着某些不规范,限制了世界医学科学界对它的进一步认同。我国具有特色的针灸疗法以及掌握中医学理论和针灸疗法的人才已经走向世界,但相应的学术成果却很少登上权威的世界医学科学论坛。中国针灸进一步走向世界是以学术进步为基础的,而临床研究的发展对针灸学术进步尤为重要。由世界卫生组织西太区办公室制定的《针灸临床研究指南》,强调临床对照,尤其是"假针灸"对照试验的重要性。鉴此,我们应当按《针灸临床研究指南》的要求,改善研究方法,加强临床对照研究,在积极接受世界同行与传统针灸接轨的同时,努力使临床研究方法同世界医学科学进一步接轨,以提高针灸临床研究水平,继续保持我国针灸学术在世界的领先地位。

七、作用机制研究不能简单地同实验指标观察画等号

了解功能活动内在的工作方式,即其间发生各种变化的理化性质和相互关系,是分析生物学机制的关键。鉴此,针灸作用机制研究,旨在对刺灸腧穴而诱发的相关功能活动内在工作方式的阐明,而不是若干实验指标结果的堆砌。如果说明不了指标间以及它们与所研究的功能活动发生发展的内在联系,即使是高精尖实验指标,也无助于在本质上对针灸作用进行阐述,导致针灸作用机制研究质量的降低和资源浪费。

八、针灸学是基础与临床相结合的学科

经络现象及其物质基础、腧穴的结构和功能、刺灸的作用机制、针刺镇痛和针灸治病的原理、针灸预防疾病、腧穴反映病理生理状态的规律、影响针灸作用有关因素的分析和量化、针灸时间治疗学和文献研究等,是基础研究主要的领域,探索性很强。临床方面则以研究防治疾病和针刺麻醉下施行外科手术等为重点。基础研究旨在探索生命科学并为临床服务的,临床研究可促进基础研究的发展,两者不可分割。把针灸学仅看成是临床医学一部分的认识是片面的。"科学针灸"的前提是将针灸看作一门科学。国际针灸界中有人以"科学针灸派"自居,把"科学针灸"作为排斥传统针灸的借口,这与"科学针灸"的本质背道而驰。

九、针灸学与针灸(疗法)既密切联系又明显有别

针灸学与针灸(疗法),在学术深度和广度上均不相同。不少人把针灸同针灸学科等同看待。欧美针灸界通常以"针刺"(acupuncture)代表"针灸"或"针灸学",这既表明某些人对艾灸法的忽视,也反映他们是从具体疗法的视角理解、接受针灸学的。还有人则简单地以为,针灸疗法无非是把毫针扎进若干常用穴位,对号入座地施行治疗的方法。这些认知的偏差,人为地导致针灸学科目标的偏离,降低对针灸学工作者学术的要求,丢弃了辨证施针灸的临床精华,从而在临床治疗和教学中,采取简单化的有违针灸学术发展规律的某些做法。因此,以针灸(疗法)代表针灸学科,或用不正确的态度对待针灸,都是非科学的。

十、民间经验是针灸疗法发展的源头活水

有眼光的专家不应轻视、排斥民间经验,应对它进行科学的消化、提炼和再创造。正确地对待民间经验,无论在治学上还是学术上,都是对中医药学优秀传统的继承。关键是善于继承,勇于创新。

十一、合理应用基因等新技术方法

在以科技进步为依托的方针指导下,基因等新技术方法被逐步地引入到针灸学研究之中,但对如何有效应用这些技术并合理评价其在研究中地位的问题,存在不同的见解。我们有必要对相关新技术在针灸学研究中应用的现状、前景及潜在问题等进行分析,以总结经验教训,避免"赶浪潮""贴标签"或另一种形式"穿靴戴帽"现象的涌现。

十二、重视针灸研究成果转化为生产力的探索

迄今,针灸仅起保护社会劳动力的作用,但作为科技的一部分,转化为生产力的可能性是存在的,关键在于研究的观念、战略思维和实践。揭示规律是为了利用规律。依据这种理解,我们应该合理认识和处理(今天)理论、技术与(明天)产品的关系,建立起利用针灸调节作用的某些规律而研制(针灸器材除外)"针灸产品"的思路和方法。这似乎不是凭空想象,因为陈汉平所在研究小组已从"针灸血清"中提取到能有效治疗某些模型动物病变但精确功能待验证的某些蛋白。

十三、从大针灸视野理解体表刺激疗法

陈汉平眼中的针灸是什么样的?是人类主动应用体表刺激方式有序自我损伤以保健疗疾的方法和技艺,乃中国古人大智慧的结晶。体表刺激涵盖针刺(体针、微针系统)、艾灸、拔罐、刮痧、穴位指压、药敷、贴压、埋线、药物注射或激光照射和针刀等。针灸疗法是以刺灸穴位为代表的体表刺激疗法共同体,各有特长和局限性,应各自研究、共同发展、取长补短,相机配合运用。如此认识,则提示大针灸概念,既有"头羊"又有"群羊",彰显"大家族"的架构和气势。

对经历2 000多年风雨,穿越漫长时空隧道来到当今的针灸学,似乎应有既热又冷的两种眼光审视它。所谓"热",就是要像习近平总书记希望的那样:"增

强民族自信,勇攀医学高峰,深入发掘中医药宝库中的精华,充分发挥中医药的独特优势,推进中医药现代化,推动中医药走向世界。"

由于历史变迁,时代进步,不少态势发生了变化,例如"九针十二原"所规范的针具,已发生巨大的改变。但针灸学经典著作《灵枢》已把针灸学术的基本内核,从春秋战国一直延续至今天。它是中医药宝库中精华之一,需要我们努力发掘,深入探究。"针灸的学理也是《内经》之理。《内经》一书主要是围绕针灸说理的。中医基础理论可说是起始于针灸,由针灸之理扩大为中医学理的。"(李鼎,2009年)这也是针灸学人求知必读的一本医学大书。

所谓"冷",即要冷静对待本领域学术和治学上存在的问题,要敢于向自己的学科"挑刺",要认识到临床中仍以作用效应为衡量指标,以经验为临床思维基础的某些盲目性,要清醒意识到,针灸学还称不上是一个完善的知识系统(当然西医学也不是)。还要淡定对待质疑,切不可持一听异议就胸闷赌气的弱者心态。何况质疑者未必均为恶意,要敢于以及善于与不同见解者在学术上用能相沟通的语言文字平等地交流,解疑释惑,也合理吸收有益的建议。更要紧的是要扎实地深入研究,致力于提高疗效、研究设计和观察能力,以及研究成果的转化。

若能审时度势地以热和冷的眼光看待针灸学,我们在针灸学术生涯中的盲目性将会减少。

第三章
经 验 特 色

第一节　免疫与中医学基础及临床

一、中医学与免疫关系研究的展望

中医学理论与免疫概念之间，存在某些足以使它们进行相互沟通之处，如脏腑相互联系和制约，主要通过调节以实现人体功能系统的平衡，维持自稳态。并且它们均同生命科学的研究密切有关，前者是古人通过长期医疗实践，在同疾病作斗争中提炼出的对人体生命活动规律性的概括，后者则是生命科学最基本的学科之一。

21世纪是生命科学的世纪。这预示在21世纪中，生命科学将获得迅猛的发展，也就要求中医学及其基础理论与免疫学，以及通过它们间的相互交叉或渗透，为生命科学的研究和发展做出新的贡献。即使在现代免疫学迅速发展，分子生物学等研究广受关注的今天，中医学的整体观不仅没有过时，而且蕴藏着旺盛的生命力，在今后生理学、免疫学等生命科学的研究中仍将占据着应有的学术地位。

同时也应看到，中医学理论尽管蕴涵着古人对生命现象认识的宝贵结晶，但由于历史条件的限制，存在这样或那样的局限性。无须回避的是，中医学与免疫学的研究方法是明显不同的，前者注重整体考察的综合方法，而后者则偏重于层层深入的分析方法，两者间存在着宏观体察与微观实验探索之区别。实际上，就方法本身而言，它们之间不存在孰优孰劣的差异，不应褒此贬彼。两者各有长短，应当取长补短，优势互补，各自发展。

历史在前进,科技在不断发展,中医学理论乃至整个中医学也要发展。在这个发展过程中,应当有否定,有借鉴,有嫁接,更有延续和继承。从这个角度审视中医学理论的继承、整理和提高工作,有机地从免疫学等现代医学的基础和临床学科中吸取学术营养,则是顺理成章的事。

二、阴阳学说与免疫

中医学理论及其指导临床的有效性,是中医学明显有别于世界上其他传统医学的主要特征。阴阳学说认为,阴阳对立制约的结果如达到动态平衡,即可维持正常生命活动;如阴阳相互制约失调,形成阴或阳的偏盛或偏衰,即为病理状态。

在免疫应答发展过程中,出现的防御和病理反应、感染和抗感染、特异性免疫和非特异性免疫、体液免疫和细胞免疫、局部免疫和整体免疫、吞噬和抗吞噬、致炎和抗炎、渗出和抗渗出、凝血和抗凝血、中毒和解毒、破坏和修复、封闭和去封闭、增强和抑制、致敏和脱敏等一系列矛盾的现象,不仅贯穿于免疫的全过程,而且每种矛盾的两个方面,各以对立的一方为自己存在的前提,双方共处于一个统一体中,并依据一定的条件,各向着其相反的方面转化。这是从免疫发生、发展的一般规律同阴阳学说对人体生理病理规律的阐述进行联系的角度所作的分析。这在总体上同阴阳五行学说对人体生理病理规律的宏观认识是一致的。

参与免疫应答的细胞,主要有巨噬细胞、T细胞和B细胞,后两者又由不同功能的亚群所组成。在免疫应答过程中,各类免疫细胞及其亚群既有其独特的功能,又相互调节,彼此协同,在遗传因素调控下,保证机体对抗原刺激产生最适宜的识别和反应。

近20年来,免疫学的重大进展之一,就是认识到T细胞通过其功能对立而又相互依赖的细胞亚群Th细胞和Ts细胞,调节许多免疫应答。1983年在北京召开的国际免疫学研讨会上,不少中外学者很有兴致地发现,当代免疫学领域所观察到的问题,很多都可以用阴阳学说予以解释。例如上述两种调节性T细胞亚群对免疫反应进行调节的概念,同阴阳学说的主旨相当吻合,两者像阴阳一样处于动态平衡,一旦Th细胞与Ts细胞关系失调,人体内环境稳定性遭到破坏,从而导致阴阳偏盛或偏衰,出现虚或实的证候。(注:现代免疫学发展日新月异,本文无法呈现该领域最新进展,请予理解)。

三、五行学说与免疫调节网络

五行学说，主要用五行之间生克制化，阐述人体脏腑经络间和各种生理功能间的相互关系，说明人体任何一个脏腑都受整体的调节，以防太过或不及。并以五行之间乘侮，解释病理情况下的相互影响。总之，五行学说主张人体各脏腑互相联系和制约，是一个完整的有机体，人体同外环境之间也是相互联系的。这同凭借免疫活性细胞间相互调节，以及神经、内分泌、免疫网络的调节，而维持免疫系统功能活动的稳定性，或通过此类调节纠正异常的免疫功能状态，以重建这个稳定性，有不少共通之处。

免疫系统就像一个巨大的网络，在其中循环着由某些细胞发出的、由某些分子传递的、并由靶细胞膜受体接受的众多信息，从而维持着细胞间信息的交换和能量的传递，如同通过白细胞介素-2-干扰素-自然杀伤细胞（IL-2-IFN-NK细胞）免疫调节网络进行的交换和传递那样。一旦这种免疫细胞间相互依赖和制约的关系失调，就会导致免疫系统功能活动的紊乱。

从20世纪60年代开始，人们认识到，被称为细胞因子的可溶性递质，是从分子方面对免疫细胞间合作、协调的支持，并逐渐产生"新内分泌学"的概念。所谓"新内分泌学"，是指对维持不同免疫细胞之间进行信息交换的可溶性递质性质和功能进行研究的一个学科。实际上，细胞因子代表着新的一类递质，其生理学意义和治疗学价值是重要的。随着对细胞因子作用的进一步了解，五行学说与免疫的关系，也会得到更深一步的认识。

免疫系统具有严密的调控机制，从而才能承担维护机体内环境相对稳定的重要任务。这种调控不仅存在于免疫系统内部，也受制于神经和内分泌系统，相应地，免疫系统对神经和内分泌系统，也有制约作用，构成错综复杂的神经-内分泌-免疫网络。

免疫系统也具有感觉功能，淋巴细胞是"自由游动的神经细胞"，感受细菌、病毒等的刺激而产生免疫应答，并通过共同多肽因子，将此感受到的信息传递给神经内分泌系统，而发生一系列生理病理反应。神经内分泌系统则能感受情绪、物理、化学等刺激，而产生相应的生理或病理反应，同时将感受的信息通过共同多肽因子，传递给免疫系统，而引起相应的免疫反应。

免疫系统同神经内分泌系统之间存在密切关系的事实，突破了过去的系统与系统间人为的界限。它们通过共同多肽因子或淋巴因子和受体,交换信息、密切协作,共同维持机体像五行学说所主张的完整性和内环境稳定。可以认为,重建免疫系统稳定性的治疗措施,除了着眼于协调阴阳关系之外,还为了重建五行学说所强调的脏腑间平衡协调的关系。

四、"肺"与免疫

中医学肺的主要功能是主气,司呼吸,合皮毛,主宣发肃降。从免疫学角度如何认识"皮毛"?

健康完整的皮肤具有强大的阻挡病原体入侵的作用。近年来的研究观察到,表皮细胞与红细胞一样具有免疫功能,有人认为皮肤是一个最大的免疫器官。表皮的常住细胞至少可分为两类,即角质形成细胞(keratinocytes)和树突状细胞。角质形成细胞同胸腺小体(thymic corpuscle)相似,培养的上清液中有胸腺素的相似物,即胸腺9肽因子(thymulin)、表皮胸腺活化因子[ETAF,其功能同白细胞介素(IL-2)相似],还含有一组能诱导淋巴细胞分化的因子。当抗原入侵后,朗格汉斯细胞能吞噬抗原,同时被激活分泌 IL-1,并将抗原信息传给角质形成细胞,使其也分泌 IL-1。IL-1 有趋化作用,可诱导 T 细胞进入表皮,并释放 IFN-γ 和 IL-2,后者可使记忆 T 细胞活化,促使 T 细胞增殖分化,分泌多种淋巴因子,并能活化 NK 细胞,使其对靶细胞产生细胞毒效应。

同皮肤一样,黏膜也是机体防御病原微生物入侵重要的机械性屏障。呼吸道黏膜上皮细胞的纤毛运动,可使入侵的异物排出体外。黏膜还可分泌多种物质,如存在于鼻、气管等黏膜分泌液中的溶菌酶,可溶解革兰阳性细菌细胞壁中的黏肽成分,促使细菌崩解。更为重要的是,黏膜可产生分泌型免疫球蛋白 A(SIgA),它是黏膜局部抗感染免疫的重要因素,有局部抗体之称。当分泌型 IgA 合成和装配发生障碍时,易患细菌、病毒、真菌等呼吸道炎症和肠道菌群失调等。

依据"肺合皮毛"的理论,包括皮肤和黏膜在内的皮毛同肺的功能是紧密联系在一起的。提示中医学中肺的概念除指肺器官本身外,还涉及防卫功能,尤其是对外感病的发生,肺卫功能的作用就更为明显,因此,肺同免疫的关系也就不难理解。

五、"脾"与免疫

中医学认为脾胃为气血生化之源,后天之本。只有在水谷精微的滋养下,免疫系统才能维持正常的功能活动。

许多学者对中医学脾的本质进行研究,但尚未能产生一致认识。总体上说,是一个包括多个器官、系统的综合功能单位。主要包括消化系统、造血系统、循环系统、淋巴器官(脾)和肌肉组织等,它同下丘脑-垂体-肾上腺皮质系统、自主神经系统、能量和水盐代谢、甲状腺功能、内分泌和免疫功能有关。尤其是现代解剖学的脾脏和造血系统,均为特异性或非特异性免疫重要的组织学基础。中医学脾同免疫有不可分割的联系。

同健康人比较,具有脾虚见证的慢性支气管炎、溃疡病和慢性结肠炎患者,其胃肠道、自主神经、内分泌、代谢、微循环和细胞免疫功能等,多有不同程度的异常。脾阳虚患者的 T 细胞数,明显低于正常对照组,淋巴细胞转化功能亦明显低下。脾虚泄泻者的 E-玫瑰花结形成率多较正常组低下,而通过健脾中药治疗后,免疫学指标多数均有改善。

陈汉平等将慢性腹泻患者作为研究脾虚的对象,包括慢性非特异性溃疡性结肠炎(UC)15 例,肠易激综合征(IBS)21 例和慢性结肠炎 17 例。上述患者中医辨证均以脾虚为主,或兼见肝郁或湿热,病久则兼见肾虚。免疫学观察表明,UC 患者血清免疫球蛋白 M(IgM)、C_3、C_4、B 因子及 CIC 含量,较正常组显著升高,淋巴细胞转化功能明显低下,T 细胞亚群比例失调,总 T 细胞和 Ts(CD8)细胞百分率显著低于正常人和慢性结肠炎患者,CD4/CD8 值显著升高,结肠黏膜 CD8 细胞明显低于正常组。免疫组织化学观察(30 例)表明,UC 结肠上皮细胞均有不同程度 HLA-DR 抗原表达,其表达程度明显高于慢性结肠炎患者。

陈汉平等还建立大鼠 UC 模型,其组织学、超微结构、黏蛋白等的改变表明,其基本病变与人类 UC 相似,免疫学观察证实同样存在免疫功能紊乱的状态。而 IBS 患者则表现为血清 IgM 含量明显增高,外周血总 T 细胞、CD8 细胞数显著减少,CD4/CD8 值明显升高,同时 IL-2 低于正常组,淋巴细胞转化功能明显低下。以上这些除了为 UC 和 IBS 发病的免疫学机制提供某些新的实验资料外,也为进一步认识脾虚的免疫学基础积累了某些依据,即体液免疫功能亢进,而细胞免疫紊乱(注:上述所举研究是 20 多年前的事,观察指标均较陈旧,仅供参考)。

六、"肾"与免疫

人体免疫功能的状态同中医学肺、脾、肾,尤其是肾的功能有紧密的联系。

肾本质的研究,是一个相当活跃的中医学研究领域,已开展大量的研究工作,获得许多科研资料。以下仅就此项研究中涉及肾与免疫关系的若干认识作一归纳:① 肾本质主要以下丘脑-垂体-肾上腺皮质系统和下丘脑-垂体-性腺系统及其功能来表达,包括部分自主神经系统、甲状腺及其功能等。② 除了解剖学的肾具有的泌尿、维持水和电解质平衡等功能外,肾的功能还同生长、发育、生殖、呼吸和消化等密切相关。③ 补肾中药调节肾阴肾阳的结果,内分泌和免疫等方面的功能也得到了调节。

总之,中医学的肾,主要是指下丘脑-垂体-肾上腺皮质和下丘脑-垂体-性腺系统,包括自主神经、性腺、甲状腺及现代解剖学的肾或泌尿系统。从神经-内分泌-免疫调节网络的功能来考察,不难理解中医学的肾对免疫系统有重要的调节作用,两者的关系是很密切的。从另一方面看,参与免疫反应的 T 细胞、B 细胞、巨噬细胞等,均来源于骨髓的造血干细胞,他们的发育、成熟同骨髓有关。中医学认为肾主骨生髓,故可认为免疫细胞的生成同肾也有很重要的关系。

作为中枢免疫器官的胸腺,在以往的中医学研究中,尚未直接涉及,藏象学说应如何认识胸腺,是一个未曾引起重视的问题。依据胸腺及其分泌的激素对诱导 T 细胞及其亚群发育的重要作用,似应把胸腺归属于肾。

红细胞的生成、调节及免疫功能与肾的关系也很密切,红细胞免疫功能的研究,为探讨肾本质提供了另一种方法和手段。

中医学认为"久病及肾",因病致虚以肾虚最重,脾肺虚次之。若久病失治由轻致重,总体上亦多按肺→脾→肾的规律演变,但这与免疫功能之间的关系是否也有这样的规律,有待进一步探讨。对用补肾的方法治疗"久病"的经验和具体方药,也需从免疫学角度进行深入研究,给予客观的验证。

七、虚证与免疫

在中医辨证中,虚证是相对于实证而言的。《素问·通评虚实论篇》说:"邪气盛则实,精气夺则虚。"

从免疫学角度对虚证开展的研究,明显地比对实证的研究要多而深入,这似乎同传统地从抗感染免疫的视角考察正气与免疫的关系有关。

研究虚证与免疫的关系，最初是考察人体虚证存在时的免疫状态及其演变。随后深入到根据症状、脉象、舌苔而判辨出的各类虚证相应的免疫学基础，以从微观方面或从传统宏观同微观相结合方面，进行虚证辨别或诊断，以避免传统经验式辨证可能产生的问题（如对同一个患者，不同的中医师会同时作出明显差异的辨证结论），作了某些有益的尝试。但是，应当看到，迄今绝大多数的研究均是分散地从不同病种出发，以探讨虚证与免疫的关系，而从总体上把握两者的关系有很大的难度，观察的指标较为单一，指标的先进性和科研设计的水平均有待提高。

据有关研究分析资料，虚证患者免疫功能状态可作这样的归纳，即气虚、阳虚、阴虚、血虚者，均显示细胞免疫功能低下，而体液免疫功能，气（阳）虚者低下，阴（血）虚者则表现出亢进。而对五脏虚损与免疫功能关系进行的考察则显示，无论是心虚、脾虚还是肾虚、肺虚，其共性是细胞免疫功能低下，未能找出具体脏的特异性。总之，细胞免疫功能低下是气、阳、阴、血和五脏虚损的共同表现。由于受研究深度的限制，对这些虚证患者体液免疫或免疫调节障碍的态势，尚未能作出规律性的归纳。

格雷夫斯病和桥本甲状腺炎均是自身免疫性甲状腺疾病，前者与异常的自身免疫有关的最有力依据，是血清促甲状腺激素（TSH）受体抗体的存在。近年来有学者认为，这两种病是同一疾病在不同免疫状态下两种不同的病理表现。由于格雷夫斯病以甲状腺功能亢进（简称甲亢）为主要临床表现，中医辨证以阴虚为主；桥本病患者中30%～40%会发展成永久性甲状腺功能减退症（简称甲减），中医辨证多属阳虚。

甲亢与甲减的功能状态相反，而阴虚与阳虚在中医辨证上是对立的，故陈汉平等选择甲减阳虚证与甲亢阴虚证作为虚证的两个代表，应用免疫学技术和方法，对虚证的免疫学基础及虚证微观辨证的某些特征进行初步探讨，初步获得一些令人感兴趣的实验资料，对今后研究将提供某些启示。

八、"气血"与免疫

离开气血，人体就无法形成一个整体，因为体现气功能的神经、内分泌等一类"精微物质"，以及包含在血液、淋巴液、外分泌液之中，也体现气功能的免疫细胞、免疫分子等活性物质,无法存在或保持活性,也就无法实现他们固有的对整体进行维系和调节的功能。

中医学的气血理论,实际上是基于气血系统对人体进行整体调节的功能来认识人体生理病理规律,并建立相应的辨证施治体系和方法的。

20世纪80年代初,Siegel等提出"红细胞免疫系统"的新概念,刷新了以往认为红细胞仅仅是氧和二氧化碳的载体,行使呼吸功能的传统观念。

红细胞的免疫功能,是通过其膜表面的C3b受体,黏附血液循环中的抗原-抗体-补体复合物,促进吞噬和消除免疫复合物,防止其在组织中沉积,从而维持脏腑、经络正常的生理活动,这正是中医学认为气血所要实现的生理功能之一。由于红细胞为数众多,在血液循环中清除免疫复合物的作用,比白细胞大500~1 000倍。

红细胞免疫功能是构成人体"正气"的重要方面。从细胞的颜色、分布和循环的形式等,均同中医学对气血的描述,尤其是对气与血的关系,如"气为血之帅""血为气之母",有很多吻合之处。因此,可以考虑把红细胞免疫功能作为评估气血功能状态的指标之一。由于红细胞可将抗原呈递给T细胞,从而增强T细胞免疫反应的能力,当红细胞与病毒、细菌、癌细胞等黏附后,可以增强吞噬细胞的吞噬作用。这些似可间接地支持红细胞免疫功能同气血生理相关的理解。

据报道,健康孕妇在妊娠的早、中、晚期,其红细胞免疫功能均在正常范围,提示产前孕妇气血充沛。但产后因失血气虚,红细胞免疫功能也明显降低。随着产后逐渐恢复,红细胞免疫功能也随之复常。若服用大补气血的"产宝方",可缩短产妇恢复过程,加快红细胞免疫功能的恢复。红细胞免疫功能与气血的关系,也得到某些动物实验的支持。有人观察正常家兔24 h红细胞免疫功能的节律变化,结果发现其变化曲线同传统的气血循经流注的规律相吻合。

越来越多的研究资料证实,红细胞免疫功能同许多疾病的发生和病理过程有着密切的联系,例如系统性红斑狼疮、癌症、急慢性乙型病毒性肝炎、肾炎等患者,红细胞免疫功能下降,虚证患者也存在红细胞免疫功能低下或调节紊乱。

九、正邪斗争与免疫

疾病的发生、发展和转归,是正气与邪气相互斗争的结果。一般认为,正气是包括免疫功能在内的一切抗病能力,免疫系统及其所表达的功能是构成正气的重要因素。邪气则代表一切可导致人体功能紊乱、内环境失衡的因素。从免疫学角度考察,病原微生物等外来抗原物质等,与由于免疫功能失调而产生的自身抗体、免疫复合物等,均归属于邪气。前者为外邪,后者为内邪。

免疫系统主要功能是免疫防御、自身稳定和免疫监视。一般认为,免疫防御功能体现了抵抗各种异体抗原物质侵袭的能力,包括非特异性免疫(皮肤、黏膜的屏障作用和吞噬作用,以及体液中的补体、溶菌酶等物质的杀菌作用等)和特异性免疫(包括体液免疫和细胞免疫)。人体的免疫防御功能正常时,能抵抗各种感染,保持身体健康;若此功能过弱,如免疫缺陷时,则可导致反复感染;若此免疫反应过强,则可引起过敏反应。所以,免疫防御功能同正气中的卫气颇为相似。腠理致密有抵御外邪、预防疾病的作用。这同免疫学所认为的皮肤、黏膜屏障是人体抗感染免疫第一道防线的见解颇为近似。

在正常情况下,人体能及时清除每日大量衰老、死亡或由某种因素损伤的细胞,以维持内环境的生理平衡和稳定,如果这种免疫自稳功能出现异常,则易于引起自身免疫病。中医学重视体内各种生理功能的平衡,注重阴阳的协调。《素问·八正神明论篇》指出:"阴阳相错,真邪不别,沉以留之,外虚内乱。"提示阴阳错乱而致真邪不辨,造成自伤。这同现代免疫学认为的自稳功能失调,敌我不分,将自身组织当作外来异物进行识别和攻击,造成自身免疫病,有共同之处。

在正常情况下,T细胞等免疫活性细胞,能识别并杀伤体内经常出现的少量的异常细胞,如癌细胞。如果这种免疫监视功能低下,不能及时消灭突变细胞,致其在体内大量繁殖,导致恶性肿瘤的发生。正如"正气存内,邪不可干"所提示,正邪消长决定着疾病的进或退,邪胜于正则病进,正胜于邪则病退。正气充当了现代免疫学所描述的免疫监视功能主力军的角色。

十、"不通则痛"与免疫

根据近年来对各类血瘀的观察,发现均存在着不同程度的血液高凝状态。目前已研制成的各种瘀血模型中,一般也均以高黏滞血症代表血瘀证。

日本学者提出,产生瘀血现象一个极为重要的因素是抗原抗体反应,认为形成血液黏性增加的原因有几种,血液中细胞免疫性黏着或抗原抗体反应所产生的血细胞块,阻碍末梢血液运行,是其中重要原因之一。

疼痛是某些疾病主要的临床表现之一，中医学以"不通则痛"解释疼痛的产生。若由于某些原因影响到气血的运行，引起气血阻滞不通，则发生疼痛。类风湿关节炎（RA）主要症状是疼痛，属中医学"痹证"范畴。

陈汉平等观察到，经针灸治疗有效，血瘀指标有显著改善的病症，包括RA，多是自身免疫性疾病或免疫功能状态异常的病症。越来越多的资料倾向于认为，精神分裂症是自身免疫疾病。冻疮患者也被发现有免疫功能异常，如产生的冷凝球蛋白，导致肢体血流缓慢、充血和红肿甚至缺血。同时，硬皮病和甲亢，在治疗之后，均产生提高细胞免疫功能或调节异常免疫功能状态的效果。若联系中药活血化瘀疗效进行思考，可认为，针灸活血化瘀效果的取得，其中一个重要环节也是通过调节免疫系统的功能。

根据上面分析，可以推断，免疫学因素可能参与血瘀形成的过程。作为血瘀状态体现的微循环、血液流变性和血液动力学障碍，血小板聚集性增高，血管栓塞形成等，同机体免疫系统功能异常有关，或是免疫自稳机制失调的结果。由于免疫调控机制失调，机体识别"自己"与"非己"功能产生紊乱，以致把"自己"的组织也当作识别对象，产生一系列免疫反应，出现某些抗自身抗体，它们可能就是参与瘀血形成的因素之一。

治疗自身免疫病，恢复免疫自稳调控机制，重建人体内环境稳定性，是重要的一环。在恢复免疫自稳机制过程中，活血化瘀是重要手段，祛瘀才能生新。祛瘀是促使机体不断地把陈旧的、瘀滞的、阻塞的物质清除出去，从而不断产生新的、正常机体所必需的物质。只有不断地除旧更新，才可保持人体脏腑功能的协调。祛瘀生新，重建内环境稳定性，针灸是重要方法之一。这从针灸治疗免疫性病症有效的研究中得到验证，也同陈汉平关于针灸调节免疫功能的研究结果相吻合。

总之，"不通则痛"的"通"，应理解为"调"，"不通"即"不调（失调）"，就是说气血不通是包括免疫功能在内的有关功能的失调所致。同样，中医学对疼痛的减轻或消除归结为"通则不痛"，"不痛"可以理解为治疗后有关功能重新归于协调的结果。除了少数病证所致的疼痛外，似乎都可以作这样的理解。这还可从针刺镇痛效果的产生，主要在于调整体内疼痛系统同抗痛系统之间关系的研究中，得到有力的佐证。这也同中医药、针灸治疗，主要在于调节人体阴阳、气血和脏腑功能的基本指导思想是一致的。

十一、"天癸"与淋巴细胞自身识别功能

依据《内经》的记载,七七之后妇女,肾中精气衰少,天癸竭,月经绝,开始进入衰老时期。陈汉平为验证此论述所作的免疫学观察表明,这时期女性免疫系统功能出现某些紊乱,自身花环形成率和自身淋巴细胞增殖反应不适当地增强,这两者是反映淋巴细胞自身识别能力最主要的体外实验方法。自身识别能力异常,意味着阴阳失调。

长期以来,从免疫防御角度着眼,把免疫看成单纯地识别并排斥"异己"的反应。现在学者们认识到,免疫的更主要作用是对"自己"的识别,其主要目标是维护机体生理内环境的稳定,保持阴阳协调。这主要是由免疫自稳机制承担的。淋巴细胞自身识别能力,是体现自身稳定功能重要指标之一。正常状态下,淋巴细胞自身识别能力保持在适当水平,以排除体内改变了结构和性质的组织抗原,不断除旧更新,保持动态平衡状态。过强或不及均属异常。陈汉平曾观察到,淋巴细胞自身识别功能,在甲亢阴虚证患者严重受损,而在甲减阳虚证患者却显著增强,两者均属病理状态。过强的自身识别,导致把自身正常组织细胞也当作异己物质进行识别,产生免疫反应攻击它们,造成结构破坏或功能障碍。这种"阴阳相错,真邪不别"(《素问·八正神明论篇》)的结果,引起一种类似慢性移植物抗宿主样的破坏性反应。Walford认为,衰老是导致自身识别过程改变的躯体突变的结果。这种移植物抗宿主样反应,同衰老过程有着极相似的共同点。

陈汉平观察反映,女性淋巴细胞自身识别功能,同肾气盛衰、天癸状态一样,具有明显的年龄特征,以七七为界。此时,正是妇女生理功能出现转折变化的时期。

天癸是同肾气密切相关的,能促使生殖功能成熟的肾中精气。肾气由盛而衰,天癸从"至"到"竭",而自身识别功能亦由正常变为异常,它们转变的年龄阈界惊人地吻合。可见早在《内经》年代,以观察为基础获得的对人体生理过程的认识,已达到相当高的水平。从现代生理学角度考察,50岁之后的女性,卵巢萎缩,不能产生足量的雌激素和孕激素,失去排卵的能力,最后卵泡发育也停止。这种变化同中医学所述的肾气衰、天癸竭的变化也是一致的。

已有资料证明,衰老是跟随人体内分泌腺功能逐步衰退而来临,内分泌腺功能同免疫系统功能间,存在着复杂的调节关系,而肾是包括了许多内分泌和淋巴

细胞功能在内的综合功能系统。

十二、关于中医虚证辨证指标化

近年来,国内对虚证的本质问题,从不同角度作了一些研究,提示中医证型的辨别是有其病理生理基础的。陈汉平列举的两个观察结论,在方向上与上述认识相一致,尽管只应用了某些细胞免疫学方法和技术,但也可以从一个侧面说明,中医虚证临床辨证指标化、宏观辨证与微观辨证的有机结合,通过反复的摸索和验证是有可能逐步实现的。显然,陈汉平等仅是对自身免疫性甲状腺疾病表现的虚证和衰老过程虚证表现所作的初步分析,是否能反映中医虚证的总体规律,尚难以确定。

对免疫反应具有调节作用的两种 T 细胞(Th 细胞和 Ts 细胞),像阴阳一样,在健康人体内处于协调状态。一旦两者关系失调,人体内环境稳定性遭到破坏,就可能导致阴阳偏盛或偏衰,从而临床上出现虚证。

从免疫学角度考察虚证时,应着重分析 T 细胞亚群及其相互关系,除了要分析细胞数之外,更应重视 T 细胞的功能,如观察它自身识别的功能,这样才可能加深对虚证的研究。可以认为,自身识别能力异常意味着阴阳失调。

不要总是把免疫看作单纯地识别并排斥"异己"的反应。实际上,它更主要的作用是对"自己"的识别,其主要目标是维护人体生理内环境的稳定,保持阴阳协调。淋巴细胞自身识别能力是体现自身稳定功能重要的指标之一。故把淋巴细胞自身反应性理论和技术引入到中医学研究领域是有意义的。

中医虚证现代科学基础的研究和阐述是一个复杂的学术工程,应动员多学科力量参与。迄今的虚证研究,虽已同一些学科初步建立了横向联系,但从总体上考察仍是很不够的。至于借助现代免疫学指标观察以协助辨证,同临床实用要求仍有颇大距离,有待进一步积累资料,反复论证。

十三、免疫疗法"扶正""祛邪"的招数

面对免疫性疾病复杂的发病机制,人们力图考虑一些特异的治疗措施,以排除抗原或改变由此导致的免疫应答过程。一旦抗原被认识,一些新的治疗免疫复合物病的方法,就会应运而生,如通过化学疗法以清除细菌、病毒或寄生虫,但迄今还只能部分地达到此目标。注射一种非致病性的针对致病抗原的抗体(通

过细胞杂交产生的单克隆抗体），以期改变免疫复合物的组成或结构的设想，导致抗独特型抗体的制备，如陈汉平的导师法国 J. F. Bach 教授等，已制备出抗 DNA 抗体的抗独特型抗血清，对系统性红斑狼疮小鼠进行试验性治疗，期望有选择地抑制具有独特性结构的 DNA 抗体，改变该病的病理过程。若从正邪关系角度考察，以上所述似乎是祛邪以扶正的几个例子。

但是，当抗原不明或无特异疗法时，临床上可求助于非特异性免疫疗法，旨在调节整体的免疫状态。通过对某些免疫性疾病不同淋巴细胞亚群的研究，表明具有调节功能的淋巴细胞发生功能紊乱是经常的。过去认为此类治疗应以效应细胞，如产生自身抗体的 B 细胞为目标，从而导致免疫抑制剂的使用。由于免疫学的发展，现已认为把治疗目标引向调节性 T 细胞，更符合发病机制，从而采用抑制 Th 细胞活性或增强 Ts 细胞功能的治疗方法，尤以后者更为重要。

这是一种重要的治疗战略的转变，它明确地提示，免疫增强疗法所代表的免疫调节作用，在未来自身免疫病和免疫缺陷病治疗中的地位，将越来越显得重要，寻找一些有选择地增强 Ts 细胞的免疫增强剂或方法，将是今后中药研究的重要目标之一。

陈汉平等应用隔药灸治疗桥本甲状腺炎的结果表明，除甲状腺激素得到良性调节之外，甲状腺球蛋白抗体（TGAb）、甲状腺微粒体抗体（TMAb）含量和 B 细胞分泌 TGAb、TMAb 的活性，均明显下降，原来异常的 CD4/CD8 值也得到显著的纠正。另外，对溃疡性结肠炎和肠易激综合征的治疗，也观察到类似的结果。

上述几个研究提示，体液免疫功能异常的有效纠正，是细胞免疫功能受到良性调节的结果。如果把亢进的体液免疫功能视为邪气之一，那么通过调节细胞免疫功能而纠正体液免疫之异常，则可认为是通过扶正以祛邪，在这个方面免疫增强剂与中药、针灸治疗是完全一致的。当然，通过 DNA 重组技术而产生的基因疗法，无疑是对免疫性疾病理想的治本方法。

另外，临床上还有着眼于可引起炎症性损害的免疫复合物、自身抗体、补体、过敏性递质及某些凝血因子等的消除，防止抗体形成和清除已形成抗体，尤其是旨在减少或消除循环抗体和免疫复合物的免疫清洗（immunologic epuration）疗法，似可认为是以祛邪为主要目的。显然，循环抗体和免疫复合物的减少或清除，可减轻网状内皮系统和红细胞的沉重负担，有利于恢复某些淋巴细胞和红细胞的免疫功能，这又同祛邪以扶正有类似之处。

十四、免疫力并不简单等同于"正气"

中国古代已经有关于免疫思想和实践的记载，明代的《免疫类方》，是中医使用"免疫"一词最早的医书。但古人对传染病的描述却要早得多，成书于2000多年前的《内经》指出，"五疫之至，皆相染易，无问大小，病状相似"。与此密切相关的是，中医学很早就从正气与邪气关系的角度，理解疾病的发生发展。据此，如果说免疫学起源于中国，是一点也不过分的。所以在记述免疫学发展史时，不应忘记中国古代医学家的贡献。但迄今问世的西方学者撰写的免疫学专著，均未能看到这个方面，不能不认为无论学术上还是观念上都是一个重要的疏漏。这涉及诸多因素，待另文阐述。

不少中医师和学者把一切能抵御或清除各种致病因素的，包括免疫功能在内的功能活动视为正气。这当然不错，但由于这种认识的影响较广泛，以致在论及中药、针灸对免疫系统的作用时，人们往往只看到问题的一个侧面，即认为它们能扶助正气或增强免疫力，也就是把免疫力同正气画等号。因为这基本是从传统的"免疫"（免除疫病）含义上看待正气。

但是，从现代免疫学角度进行分析，上述认识是失之于偏颇的。

中医学认为正气对人体总是有利的。现代免疫学的发展，使免疫的概念从根本上发生了改变，认识到免疫应答的发生，不只是宿主同病原体抗原相互作用的结果。它的概念已经远远超出传统的抗感染免疫的范围，认为免疫应答未必均对机体有利，如变态反应、过度的自身免疫应答、免疫复合物形成和沉积、抗同种组织移植的排异反应等，对机体可产生不利的作用。所以，正气并不完全等同于免疫力。

而中药、针灸对免疫系统的作用，也就不能简单地用增强免疫力予以概括，它们另一重要作用是纠正异常的免疫功能状态。同样，扶助正气的目标也不是增强一切免疫应答的能力。对于因异常的免疫应答而产生的有害的自身抗体、免疫复合物等的治疗，则应属于祛邪的目标。

实际上，上述从免疫学角度对扶正祛邪的理解，同中医学"治病求本"原则是一致的。治病求本，是要寻找出疾病的根本病因，然后针对这个病因进行治疗。这里所谓的病因，是中医学病机分析的结果，同现代医学所要寻找的病因是不同的概念。中医学认为，症状只是疾病的现象，而不是疾病的本质。只有充分地搜集和了解包括症状在内的疾病的各方面情况，应用中医学临床思维进行综合分析，归纳病机，找出疾病的根本原因，确立相应的治则和治法。这是中医辨证论治的基本规范。总之，免疫反应未必均对人体有益，免疫力并不完全等同于正气；针灸、中药对免疫系统的作用，也不要简单地用增强免疫力予以概括，它们纠正异常免疫功能状态的作用不可被忽视。有关表述应用"调节"一词，似较为合适。

十五、免疫反应的"度"——亢害承制

免疫防御、自稳和监视功能，综合地构成人体抵抗外来抗原侵袭和维持内环境稳定的重要机制。防御功能正常时可抗感染，异常时导致易感或超敏感；自稳功能正常，可起体内清扫作用，异常情况下，可引起自身免疫性疾病发生；免疫监视功能正常，能抑制癌细胞生长发育，异常者可导致恶性肿瘤形成。这说明免疫应答并不是都对人体有利，它对人体的影响具有两面性，反应的过亢或不及，可产生损害性的效果。即使是正常的免疫应答，也有对人体不利的方面。例如，免疫耐受与免疫排斥是一个对立统一体，耐受性对于抗感染、抗癌变是不利的，但它有利于维持妊娠。免疫排斥在多数情况下对人体有益，如排斥入侵的病原微生物以对抗感染，排斥突变细胞以防止恶性肿瘤的发生等。

人类为了有计划地繁殖，利用免疫排斥的原理而导致节育免疫剂的研制和试用。相反地，为达到组织或脏器移植成功，就需设法抑制免疫排斥的发生。

免疫系统作为一个独特的识别系统，既可对外来"非己"抗原进行识别，还对自身抗原有识别作用。自身识别能力，维持在适当的水平上是生理性的，若超过一定的限度，就会引起组织损伤和功能异常，产生自身免疫病。又如，肾上腺皮质激素作为药物，对人体的免疫功能具有明显的抑制作用，但生理浓度的皮质醇，对淋巴细胞的分化和免疫应答的发生，却是不可缺少的。这除了提示其作用的异质性之外，联系上面有关免疫反应过亢或不及后果的例子，表明了"度"的重要性，而这个"度"的问题，正是阴阳五行学说阐述人体功能调节和平衡方面，十分强调的一个问题。

北京大学教授、国学大师季羡林生前说过，中华文化核心之一，就是一个"度"字。

十六、"皮植灸"思路及其试验性探索

基于迄今一般认为癌的形成同机体免疫功能低下或受抑制,不能有效地排斥癌细胞密切相关,在陈汉平等设计的实验中,引入现代免疫病理概念和免疫学方法,让免疫排异反应在经络穴位上发生发展,观察其抗癌的作用。由于在荷癌小鼠"督脉"和"足太阳膀胱经"上段穴区移植入同种异体皮片,局部皮肤形成创伤,进而由于移植的皮片被排异而坏死脱落,局部产生伤疤。鉴于上述刺激的形式类似于直接灸法,故暂称此种穴区刺激方法为"皮植灸"。灸法有着肤灸和间隔灸之分,还有天灸之法,从灸法由用艾灼到用药,由有火到无火的演变进行考察,似可认为"皮植灸"在灸法领域中更接近于化脓灸或天灸法。

初步实验的结果表明,"皮植灸"能在一定程度上延长荷腹水型肝癌小鼠的生存期,也能有效抑制癌细胞的生长。"皮植灸"同传统艾灸结合同用能更有效地抑制癌细胞生长,延长荷癌小鼠生存期。

"皮植灸"试验设想,也受益于中医反治法则,即寒因寒用、热因热用、塞因塞用、通因通用等。反治法是按治病求本原则而灵活运用的一种变法,系中医圆机活法具体体现之一,这启示我们临诊或研究时要知常达变,灵活应用而不拘泥。恶性肿瘤总体上是本虚标实之证,癌肿灶系瘀阻或痰毒所致,鉴于反治法的主要特征是顺从疾病的证候,尽管这些证候是假象,我们取顺从证候这一特征,从"塞因塞用"联想到"瘀因瘀用""以瘀治瘀""以瘀治癌",从而构想在荷癌动物内人工地造成一种瘀血,以干扰或阻抑先于它形成的癌肿之瘀。由于同种异体皮片移植引起排异反应的结局,是移植皮片内血管变形,血流缓慢,终致广泛性血栓形成,皮片血供阻断,坏死脱落。这一过程同血瘀形成有许多共同性。此外,"皮植灸"与当前国际医学界提出的"以病治病"理念,也有相通之处。

很久以前,人们就发现一些本已垂危的晚期癌症患者,偏偏又并发严重的细菌感染性疾病。原以为会加速死亡的感染性疾病,却使不少患者的肿瘤灶消退,出现了奇迹,使人们十分困惑,然而却给医学界重要启示,即病可以克病。直到20世纪80年代,医学家才弄清,这是具有免疫监视功能的巨噬细胞合成、分泌的肿瘤坏死因子作用的结果。哈尔滨医科大学一系列研究结果也显示,用动物肠道病毒治癌,或许是一条攻克癌症的成功之路。鉴于"皮植灸"对穴区皮肤造成的创伤并引起的免疫排异反应,它的抗癌作用,也可认为是以病治病,即以免

疫排异的病理状态干扰免疫系统对癌细胞的耐受。

中国科学院院士陈可冀教授以为,古老的中医应毫不顾盼地同现代科学知识和方法相切入。"皮植灸"正是传统灸法同免疫学技术相互切入的初步尝试,它启示我们,只有这类相互切入,才能在以针灸学为主体的框架上,谋求在学术上,同现代科学技术有机整合,优势互补,从而使针灸这一非药物疗法,在防治疾病中起更多更重要的作用(注:"皮植灸"完全是一种探索性实践,初步实验结果尚需进一步反复验证,至于临床试验还要等很长时间)。

十七、免疫性血瘀病理模型可供研究试用

气血运行失调而致的血瘀形成,现代医学将其归纳为微循环障碍、血液动力学障碍、血小板聚集和血管栓塞等。其实这里面不能排除免疫学因素的参与,如免疫复合物的过量及在组织中沉积。此外,免疫系统过度的自身识别,导致把自身正常的组织、细胞也当作异己抗原进行识别,产生免疫应答攻击它们,造成组织结构破坏和功能障碍,这种"阴阳相错,真邪不别"的结果,引起一种类似于慢性移植物抗宿主的破坏性反应,这似乎可理解为一种内生湿浊或瘀浊所产生的病理结局。

迄今尚无理想的血瘀病理模型,这对进一步探讨中药、针灸活血化瘀作用带来某些困难。鉴于同种皮片移植引起的免疫排斥反应的结局是移植皮片内血管变形,血流缓慢,广泛地形成血栓,最终导致皮片坏死脱落,同血瘀形成有许多共同之处。所以,同种皮片移植排异反应,是一种较为理想的免疫性的血瘀病理模型,可供相关的研究试用。

第二节　针灸治疗免疫性疾病

由于陈汉平追求海派学术风格,主张兼收并蓄,在继承传统的基础上,以科技进步为依托,致力于针灸学与现代生物学、医学的结合、交叉,乃至互相融合。在陈汉平过去的几十年中,倡导并建立针灸-免疫研究的方向,研究针灸治疗桥本甲状腺炎、格雷夫斯病、类风湿关节炎、支气管哮喘、慢性非特异性溃疡性结肠炎、难治性肺结核、肠易激综合征、慢性乙型病毒性肝炎等免疫相关性疾病,以及针灸延缓衰老和抗癌,归纳了针灸-免疫作用的某些规律和原理,以下举 5 例介绍。

一、桥本甲状腺炎

桥本甲状腺炎系因患者体内产生针对自身甲状腺的细胞毒作用，令甲状腺上皮细胞遭到破坏而致。西医临床主要采取须终生服药的甲状腺素疗法。

陈汉平研究小组应用隔药灸疗法治疗本病，即在选定的穴位上置以附子饼，并在药饼下铺以有益气温阳和活血化瘀功用的中药粉末，然后施灸。灸治穴位以总督一身之阳的督脉经穴和同脏腑病变密切相关的俞穴、募穴为主。分为两组：① 膻中、中脘、关元。② 大椎、肾俞、命门。两组穴位交替使用，每次每穴灸5壮，每壮含纯艾绒2g。住院患者1日治疗1次，门诊患者隔日治疗1次，均以50次为1个治疗单元。通过在上述穴位上施以隔药灸法，可达益气温阳、补肾健脾之功效。

临床实践反映，多数患者经该灸法治疗后，在免疫功能趋向正常的同时，甲状腺功能减退者的甲状腺功能也趋向正常，不仅有近期效果，且远期疗效亦较稳定。隔药灸疗法在改善患者甲状腺功能的同时，还能降低血清甲状腺球蛋白抗体和微粒体抗体的结合率，在停止治疗后半年随访时，仍然保持原有的疗效。推测其主要作用在于促使患者受损甲状腺功能的恢复，提示艾灸疗法优于常规应用的甲状腺片疗法，有可能成为被更多人接受的有效疗法之一。

在针刺治疗中，医者一般均强调"得气"的重要性，"刺之要，气至而有效"（《灵枢·九针十二原》），提示"得气"是针刺取效的关键。但施灸时，人们极少对此引起关注。临床上施隔灸物，局部皮肤发红并非穴位受灸刺激唯有的反应。因此，对艾灸时类似"得气"的感应传导现象也应当重视，并要研究此类感传与人体反应性之间的关系。陈汉平研究小组，在隔药灸治疗本病过程中，观察了艾灸感传与循环免疫复合物（CIC）含量变化的关系。结果看到，出现艾灸感传者，其CIC含量明显降低或恢复至正常范围内，而无感传者灸治前后CIC含量未出现明显变化。这除了提示艾灸对异常的免疫功能状态可产生有效的纠正作用外，还表明感传与人体反应性的相关性。

临床观察显示，甲状腺功能减退的本病患者，治疗前血清甲状腺素（T_4）、三碘甲状腺原氨酸（T_3）含量偏低，TSH水平偏高，经艾灸治疗后前两者升高而后者降低。然而甲状腺功能正常的患者，治疗前T_4、T_3和TSH含量均在正常范围内，艾灸也未对它们产生明显影响。甲状腺 ^{131}I 摄取率低者灸治后明显升高，灸前正常者灸后无明显改变。至于环磷酸腺苷（cAMP）含量、环磷酸腺苷/环鸟苷酸（cAMP/cGMP）值和神经平衡指数，灸治前后的变化也表现出相同的趋势。这些观察结果再次提示，艾灸作用受患者当时的功能状态制约，对正常功能一般不产生明显的影响，而对异常的功能可产生有效的调节作用。

在施用隔药灸中药配方治疗桥本甲状腺炎时，还着重观察了活血化瘀中药粉末在艾灸治疗中的作用。结果提示，活血化瘀中药能明显促进艾灸改善甲状腺局部体征和降低血清抗甲状腺自身抗体的作用。上述结果均有待进一步观察予以验证。

附：阴虚阳虚证细胞免疫的病理基础（1989）

当前免疫学界最关心的问题之一，是对"自己"的识别。在这一方面，免疫自稳机制发挥着重要的作用。它是机体清除衰老、受损伤或突变的细胞，保持自身内环境稳定的能力之一。而淋巴细胞自身识别功能就是体现自身稳定机制的一个重要方面。正常状态下，它是有限度的，不断地除旧更新，处于动态的平衡。识别功能过亢或不及均属异常。自身花环形成细胞计数是反映淋巴细胞自身识别能力主要的体外试验之一。陈汉平等的实验表明，甲减阳虚患者自身花环形成细胞数目明显高于正常人，提示其自身识别能力处于亢进状态，同甲亢阴虚证自身识别功能严重缺陷的状态，恰巧相反。

实验还显示，甲减阳虚证患者外周血液中，T淋巴细胞亚群之一的辅助性T细胞数和常用来表示T淋巴细胞亚群间关系的CD4/CD8比值，明显地高于正常人。它反映本证患者阴阳失调。陈汉平在《对甲亢阴虚证细胞免疫学的观察》中指出，对免疫反应具有调节功能的两种T淋巴细胞（辅助性和抑制性T细胞），像阴阳一样，在健康人体处于协调状态。阴阳协调代表人体内环境稳定。一旦两者关系失调，内环境稳定性遭到破坏，就可导致阴阳偏盛偏衰，出现虚的证候。这也提示恢复辅助性与抑制性T细胞之间协调的关系，重建免疫系统稳定性，是协调阴阳，治疗虚证的重要思路之一。这已被他们用隔附子饼灸法治疗本证的疗效和实验室观察结果所初步证实。

甲减阳虚与甲亢阴虚证，在中医辨证上是一个对立面，甲状腺激素分泌也相对立，前者低于正常，后者高于正常。某研究指出，甲亢阴虚证者cAMP升高而

cGMP 降低，cAMP/cGMP 值升高；甲减阳虚证者 cAMP 下降，cGMP 升高，两者比值降低。陈汉平等的观察也获得相似的结果。此外，本文表明两证患者在细胞免疫学方面也存在对立的状态，甲减阳虚患者自身识别能力过亢，甲亢阴虚证者则明显受损；两证均表现出 T 淋巴细胞亚群间关系失调，CD4/CD8 值异常，但前者高于正常，后者低于正常。

陈汉平等的研究仅涉及免疫性甲状腺炎所导致的阴虚或阳虚证细胞免疫学的某些特征。将这些观察结果联系他们对衰老（生理性虚证）过程自身识别状态研究的资料，初步可以看出，虚证在细胞免疫学方面的变化似有一定的规律，即自身识别功能紊乱。这也许为虚证的宏观辨证与微观辨证结合的研究，提供某些参考性研究资料，丰富对中医虚证的认识。

二、类风湿关节炎

本病是一种自身免疫性疾病，致残率很高，西医学一般采用抗炎和调节免疫功能的药物进行治疗。

陈汉平研究小组应用间接艾灸法治疗 93 例类风湿关节炎患者（并设立青霉胺对照组），按随机方法选择患者，所选病例均符合美国风湿病协会（ARA）所制定的诊断标准。他们在半年以上未用二线药物和免疫抑制剂，对已服用皮质激素的患者采取递减的方法进行观察。

治则：调和阴阳，补益气血。

取穴：① 膻中、中脘、气海、足三里。② 膈俞、肝俞、脾俞、命门。两组穴位交替使用。

施灸方法：用细艾绒制成底部直径为 2.0 cm，高 2.0 cm 的圆锥状艾炷，并置于附子饼（附子、肉桂、细辛等药物打粉，用饴糖、姜汁拌和制成厚 0.8 cm，直径 3.0 cm 的药饼）或大生姜片（厚约 0.6 cm）上施灸。1 日灸 1 组穴位，每穴每次灸 4 壮，50 次为 1 个灸疗单元。

观察结果：以疗效平均指数评估，表明艾灸疗效同青霉胺对照组相近，但无青霉胺的副作用。上述结果证明艾灸有镇痛抗炎和改善关节功能的作用。随访证实，其远期疗效较为稳定。对在灸治前已服用激素的患者，间接灸法治疗可使其用量递减或停用。

间接灸是一种治疗类风湿关节炎较有效的方法，对早中期病变者不仅近期疗效较佳,也有一定的远期效果。因此,持续的多疗程的间接灸,是值得推广的一种疗法。

间接灸法可以被理解为艾灸与某些药物相结合的中医疗法,而不应认为仅仅给穴位以温热的刺激。某些临床试验已提示,间接灸所使用的隔物,有其固有的药理作用,隔蒜、隔姜、隔附子与隔黄瓜、胡萝卜等的效应是有明显差别的。

在临床治疗中,应当客观地面对和理解患者先前已接受激素治疗的现实,即在艾灸治疗的同时,患者可按原医嘱服用激素,但要记录清楚,随着艾疗效果的出现,再相机逐步递减乃至撤除激素。

在评估疗效时,应重视远期疗效的追踪,这对疗效评估十分重要,但难度颇大,易被忽视,从而影响疗效的科学评价,也降低疗效评估结果的可比性。

三、支气管哮喘

针灸疗法是治疗此一难治性疾病时可供选择的有效治法之一。但应根据发病的不同阶段施行不同的疗法为宜。

(一) 发作缓解期哮喘——"化脓灸"

本病初发多属实证,如反复发作或久病后发作缓解期,则转为虚证或正虚夹邪,治疗宜扶正培元,宣肺平喘,取督脉之大椎穴和肺的俞穴肺俞,施以"化脓灸"法。

具体方法:用特制模压的艾炷(底部直径0.5 cm,高0.5 cm,呈圆锥状)直接置于上述穴位灼灸,每穴9壮,隔日1次,共3次。灸后以灸膏封贴灸疮,每日更换,直至灸处溃疡愈合。

颇具特色的严氏"化脓灸"法,流传于浙江嘉兴地区,严华医师把此疗法移植进上海市针灸经络研究所,数十年临床实践证明它治哮喘有良效。鉴于没有"土"就没有"洋"和民间经验是针灸疗法源头活水的认识,陈汉平研究小组对化脓灸治支气管哮喘的疗效、特征或规律进行深一步的观察,并对有争议的若干问题作出具体的解答,因而有利促进该疗法的推广。

他们研究小组于1989—1994年对152例本病患者作治疗观察,结果显示"化脓灸"法的有效率(以灸疗后一个发病季节的考察,未发病或发病次数明显减少,或仅有轻度发作,用少量药物即可止喘,发作持续时间明显缩短者定为显效,显效率加好转率为有效率)为66.9%,使血清总IgE水平明显下降,外周血嗜碱性粒细胞明显减少,且脱颗粒能力显著下降。同时,灸后外周血 CD8 细胞数明显增加,T 淋巴细胞亚群异常的比例关系被有效调整。推测这可能是"化脓灸"治疗支气管哮喘有效的主要原理。

(二)发作期哮喘——针刺拔罐

本病发作多因感受风寒或风热,痰饮伏肺,肺失清肃所致,治宜肃肺平喘。

取穴:督脉、足太阳经穴为主。针刺肺俞、大椎、风门,行泻法,留针 20 min,起针后在大椎与两肺俞穴之间拔一大号火罐。此即所谓"三穴五针一火罐疗法",由河南中医药大学邵经明经数十年临床实践而形成的。

陈汉平研究小组应用上述疗法,治疗过敏性哮喘患者 100 例(在 7—9 月份治疗,隔日 1 次,共 15 次),一个夏季疗程的总有效率为 85%,1 年显效率 39.39%,3 年基本痊愈率为 22.22%。另治疗 74 例喘息性支气管炎,一个夏季疗程的总有效率为 85.14%,1 年显效率为 20%,3 年基本痊愈率为 12%。此疗法能明显降低过敏性哮喘患者唾液和鼻分泌液中分泌型 IgA(SIgA)和总 IgA 含量、外周血 IL-2R$^+$ 活化 T 细胞数、外周血嗜酸性粒细胞绝对值和分类数及血清总 IgE 浓度,使原本升高的唾液分泌型 IgA 局部分泌率和外周血 CD4/CD8 值恢复到正常水平。

推测针刺拔罐法主要是通过某种途径调控患者 T 细胞的活化,一方面降低外分泌中分泌型 IgA 含量和外周血嗜酸性粒细胞数,控制嗜酸性粒细胞脱颗粒引起的迟发型变态反应;另一方面增加外周血 CD8 细胞数和降低血清 IgE 浓度,抑制速发型变态反应。

(三)若干问题讨论

针刺拔罐和化脓灸治疗支气管哮喘,产生不同程度的效果,同它们通过调节患者免疫功能,改变致病原与人体的关系密切相关。

(1)努力减少对"化脓灸"方法的误解。所谓"化脓灸",是在选定的穴位皮下局部麻醉后,连续施以 9 壮大艾炷灸,在形成的焦痂上敷贴特制的淡水膏,经若干日后灸疮处形成浅表性溃疡,并持续地分泌出淡黄色或乳白色稀薄的液体。经适当的护理,约在 1 个月后创口愈合。由于患者对"化脓灸"不了解,容易从它名称上产生恐惧感,阻碍其在更大范围的应用,所以对"化脓灸"要作具体描述,避免不必要的误解。

(2)"化脓灸"生效的关键在于灸疮化脓。若灸疮不化脓,宜采取包括食用

"发物"等措施，促其化脓。通过适当的创面护理，以保持 30～40 日创面有分泌物为宜。上述发作缓解期哮喘患者的临床观察表明，"化脓灸"组显效率（34.1%）明显高于"非化脓灸"组（12.5%），前者血清总 IgE 降低显著，而后者未见明显变化。古代医家亦认为，灸疮发或不发与疗效关系密切。为验证上述经验而开展的应用灸疮脓液中金黄色葡萄球菌分泌物，治疗实验性过敏性哮喘的观察结果提示，该分泌物可能是"化脓灸"治疗生效的物质基础。

（3）"化脓灸"适宜于治疗发作缓解期哮喘。分组观察 136 例患者的临床和实验室检测均提示，此疗法对缓解期患者的效果（有效率 66.94%）明显优于发作期患者（26.67%）。"化脓灸"对发作期患者 T 细胞亚群间异常的比例关系，无明显的调整作用，故对发作期患者宜针刺或待发作控制后，再施行"化脓灸"治疗。

（4）"化脓灸"治疗哮喘不必限于伏天施行。民间传统地认为，作为冬病夏治方法的代表，"化脓灸"应在小暑至立秋间的三伏天施行。这是基于夏天阳气升腾，艾灸得温治疗虚证尤其有效的认识，而有"春交夏时，夏交秋时，俱宜灸"之说。历来针灸医家均遵此而行，他们的观察初步提示不必限制于伏天施术，因为非伏天（秋冬季）灸与伏天灸治疗哮喘具有相似的疗效，两组患者血清总 IgE 均显著降低。

（5）施"化脓灸"前，宜对穴位局部麻醉以消除灼灸的剧痛。灸时剧痛一直阻碍着此疗法的推广。他们通过临床对照观察，表明局麻灸组与非局麻灸组的疗效和血清总 IgE 下降基本一致，灸疮化脓状态也无差异，提示穴位局麻下施灸不影响治疗效果，灼灸产生的剧痛非治哮喘生效的因素。《扁鹊心书·窦材灸法》就曾有先用麻醉法然后施灸的记述。

（6）关于哮喘"宿根"的问题。近代对此认识颇不一致，有认为痰者，可解释作"炎性渗出物和呼吸道腺体分泌物"；有认为肾亏者，指素体之内虚；也有认为过敏体质、气道反应性增高者等。他们研究小组的实验研究提示，过敏性哮喘"宿根"与血清 IgE 和呼吸道外分泌液中 SIgA 增高密切相关。IgE 和 SIgA 分别是肥大细胞和嗜酸粒细胞脱颗粒引起速发型和迟发型过敏性哮喘的主要介导抗体，没有抗原（外邪）侵入，IgE 和 SIgA 增高本身不会导致过敏性哮喘的发作，只有当抗原侵入时，才能因 IgE 和 SIgA 的增高引起速发型或迟发型过敏性哮喘反应。因此，血清 IgE 和呼吸道外分泌液中 SIgA 增高，可能是构成过敏性哮喘"宿根"的两个主要因素。过敏体质本身不是过敏性哮喘的"宿根"，而是形成"宿根"的原因之一。

四、衰老

衰老是人类生理过程的必然趋势，随着年龄的增长，机体各组织器官功能逐渐衰退。自古以来，中医就有着许多养生保健益寿的措施，其中的针灸疗法，尤其是灸法，在防病保健、延年益寿方面，一向为历代医家所重视。

陈汉平研究小组以老年人为观察对象，观察老年人衰老见症积分值和免疫神经内分泌指标的变化，以及艾灸对上述指标变化的调节作用。所选老人均为离休干部，均为无严重器质性病变的基本健康男性。他们在艾灸治疗前两周及整个治疗期间均未用过影响免疫内分泌指标的药物或保健品。

治则：补益肾气，调和阴阳，活血化瘀，温通经络。

取穴：① 膻中、中脘、神阙、关元、足三里。② 大椎、肾俞、脾俞。

施灸方法：每穴放一药饼（补骨脂、当归、黄芪、生地、仙茅、淫羊藿等中药研成粉末，加丁桂散，以黄酒调和成厚糊状，用模具制成直径 3 cm、厚 1 cm 的药饼，现用现制），饼上置以直径 2 cm、高 2 cm 的圆锥形艾炷（含纯艾绒 2 g），每次每穴灸 3 壮。两组穴位交替使用，隔日灸治 1 次，18 次为 1 个疗程。

观察结果：老年人细胞免疫功能、神经内分泌激素存在着一定程度的功能紊乱，在各肾虚证型中，其紊乱程度具有一致性；艾灸能明显改善老年人的衰老见症，对老年人细胞免疫功能、神经内分泌激素的紊乱具有一定程度的调整作用，且对各肾虚证型的疗效和调整作用一致。

艾灸疗法是一种行之有效的防病保健方法，对一些常见的老年性疾病如心血管疾病、免疫内分泌疾病、肿瘤、感染等也有一定的防治作用。1 年后对上述灸治的老年人随访，显示有 60%～70%老年人抗病能力增强。结果提示艾灸在一定程度上可有效阻断衰老—疾病—衰老的恶性循环，使老年机体内各系统间重新较好地保持功能的协调和动态平衡，使机体内环境的稳定性增加，从而减缓机体功能衰退，起到延年益寿的作用。

五、肿瘤

根据肿瘤形态学及对机体的影响，肿瘤可分为良性肿瘤和恶性肿瘤两大类。前者生长较慢，与周围组织有明显的界线，对机体的危害相对较小；后者生长迅速,与周围组织无明显界限,常呈浸润性生长而侵入邻近组织,且常形成转移,对机体的危害性极大。对肿瘤的治疗,目前主要仍以手术切除为主,配合放射治疗、化学治疗、免疫及中医治疗等多种方法。

陈汉平研究小组以癌症患者(为未能手术或术后复发、转移者,均有连续服中药史6个月以上)为对象,采用小艾炷直接灸法,观察治疗前后患者的细胞免疫功能状况。

取穴:大椎、肺俞(双侧)、脾俞(双侧)。

施灸方法:小艾炷直接灸法,每周灸2次,每次灸一穴,每穴灸3壮,每壮艾绒重5 mg,灸后在穴位皮肤上留下一个小的烫伤灶,上贴淡水膏。5个穴位灸毕后停灸,1个月后复查免疫指标,治疗期间,原服用中药不停。

观察结果:艾灸对接受过化疗、白细胞数明显低下者,有一定的升提作用,而白细胞计数正常患者则无显著变化;艾灸对癌症患者的K细胞依赖抗体的细胞毒性(ADCC)活性似有双向调节作用;艾灸可提高癌症患者的淋巴细胞转化率;艾灸可使本组癌症患者明显低下的NK细胞毒活性得到显著增强;艾灸对癌症患者的CD3、CD4、CD8细胞绝对值无明显影响,但能显著提高CD4/CD8值。

NK细胞已经被证实能在无须致敏的条件下,非特异地杀伤癌细胞,而艾灸在提高NK细胞毒活性方面有着非常明显的作用,对癌症患者的细胞免疫功能有一定的激发作用,并且这种激发作用具有双向调节的特点,能增强机体抗御肿瘤的能力。因此,陈汉平研究小组认为,若能恰当使用艾灸疗法,并结合其他抗癌方法,可能会在临床上收到更好的疗效。

第三节　优势病种诊治经验

陈汉平倡导并建立针灸-免疫研究方向,指出针灸治疗向脏腑病发展的研究方向。因此对每个进入工作室的成员,结合其兴趣和临床情况,分别确立了各成员的临床研究方向。各成员在导师及其学术见解、治学理念指导下,对这些疾病进行了临床研究,取得了较好的疗效,并成为各成员临床治疗的特色病种。

一、中风后肩-手综合征

中医无肩-手综合征的病名,亦无诊断标准,但本病以中风后瘫痪上肢肩部疼痛、手部肿胀、关节屈伸不利为特征,其临床症状与"痹证"的临床症状相似,但中风后肩-手综合征有其特殊的病理基础。

(一)病因病机

中医学认为中风病机多为本虚标实。本虚责之肝肾不足,气血亏虚;标实多为风、痰、瘀血、郁热相因为患。传统医学中风后没有肩-手综合征的病名,本病以中风后瘫痪上肢局部肌肉关节疼痛、肿胀、屈伸不利为其特征,其症状与"痹证"的症状相似。《灵枢·经脉》对本病早已有"项不可以顾,肩似拔,臑似折……颈、颔、肩、臑、肘臂外后廉痛"及"臂厥"的记载。中风后肩-手综合征多由于风痰瘀血内阻经脉,加之局部多静少动,气血运行更加不畅,肌肤筋脉失于濡养而致。其基本病机为气血瘀滞,脉络闭阻,属中医痹证、血痹范畴。气血凝滞,经脉受阻,不通则痛,则肩、肘、腕等关节疼痛。"血不利则为水",水性趋下,泛溢肌肤,则腕背及手指水肿。如果病情迁延日久,气血津液运行受阻,不能濡养患侧肢体关节,就可出现肢体痿软不用、关节挛缩的症状。

(二)治疗方法

1. 浮刺治疗

(1)治疗方法:浮刺。

(2)取穴:在患肩寻找2个明显压痛点,在压痛点的下方或斜下方80～100 mm处选穴。

(3)针具:采用毫针,直径0.28 mm,长40 mm。

(4)方法:患者坐位或卧位,在患肩明显疼痛点下方或斜下方,距离疼痛部位80～100 mm的位置取穴,局部进行常规消毒,采用平刺法,将毫针快速刺入皮下,然后将毫针平贴于皮下进针,针尖位置直对压痛点。进针后可见毫针所过之皮肤微微隆起,进针后患者无酸麻胀痛的感觉。然后行针,采用双手协同行针法,左手在肩部进行拿捏,右手拇指、示指、中指持针行针,采用扫散法,频次80～100次/min,每穴行针3 min,留针30 min。

(5)注意事项:进行浮刺治疗时,患者针下无酸麻痛胀的感觉,如患者有疼痛感觉时要退针,调整针刺的方向,从而避免皮下血肿的发生。

2. 康复治疗　根据中风后肩-手综合征患者入组时患侧上肢运动功能障碍水平,根据患者的具体情况制定适合患者的个体化康复治疗方案。在康复训练过程中,治疗师要强调以建立脑卒中患者实用性功能为核心,充分诱发和调动患者康复训练的主动参与性,突出干预措施之间、医患之间的"互动"性。主要康复训练原则及具体方法如下:① 控制颈部训练。② 对称性地发展姿势的训练,重点通过肢体参与性活动来实现。③ 控制躯干训练。④ 平衡能力的训练。⑤ 站立平衡的训练。⑥ 坐-站位转换能力的训练。⑦ 控制肩胛带训练。⑧ 控制肩关节训练。⑨ 控制肘关节训练。⑩ 控制腕关节训练。⑪ 手功能与手指功能的训练。⑫ 上肢协调性、速度性、自发性活动能力的训练。⑬ 日常生活活动能力的训练。⑭ 手精细功能的训练。

(三)临证体会

中风后肩-手综合征是中风后最常见的合并症,严重影响患肢的恢复,直接影响患者的生活质量,给家庭和社会带来了很大的负担,故近年来引起了越来越多的国内外学者广泛关注。

临床上西医将脑卒中后肩-手综合征分为三期:Ⅰ期主要症状是肩部疼痛,可为自发痛或活动时疼痛,运动受限,手部肿胀;Ⅱ期主要症状为肩、手自发痛,手肿胀消失,皮肤萎缩,手部肌肉萎缩逐渐加重;Ⅲ期主要症状为皮肤、肌肉萎缩更加明显,手指完全挛缩。Ⅰ期肩部疼痛、手部肿胀,可严重影响肩关节功能和上肢功能的恢复,疼痛及恐惧心理又增加屈肌张力,使患肢陷入"瘫痪—疼痛—痉挛—疼痛—瘫痪恢复困难"的恶性循环中,严重影响了中风患者的上肢功能的恢复。

研究中崔晓等对肩-手综合征患者疼痛的肩部进行局部浮刺,发现能即刻缓解肩部疼痛,从而保证了康复功能训练的每个动作充分做到位。主要是因为在皮下浮刺,与皮肤关系很密切,由于"肺合皮毛",且"肺朝百脉",肺气通过宣发机能把卫气和津液输布于体表,故浮刺能促使经脉气血运行,将体内的病邪从皮肤驱除。浮刺时进针点选择在病痛周围,针体运行在皮下,针尖直向病灶,符合中医近治原理及"以痛为输"的理论。现代研究表明:浮针疗法的反复扫散,促使疏松结缔组织释放生物电信号,激发疏松结缔组织的治疗作用,通过疏松结缔组织纤维传导生物电信号,使细胞电压门控通道改变状态,从而迅速改变细胞组织的微观电生理,改善肌肉及其他软组织的痉挛,提高局部血液循环。实验证实局限性疼痛患者的疼痛部位血流量明显低于健康人,浮针治疗后血流量有明显的增加,可使致痛物质减少,从而起到止痛作用。

临床研究和疗效证明,浮刺治疗对Ⅰ期患者疼痛改善的疗效最好,Ⅱ期疗效次之。因此崔晓等的体会是,要抓住Ⅰ期治疗的时机,防止进入Ⅱ期和Ⅲ期。

其次,单次浮刺治疗对中风后肩-手综合征肩痛的镇痛作用不同时间点的镇痛效应不同,随着时间的延长,镇痛效应呈递减趋势;浮刺治疗对中风后肩-手综合征肩痛的镇痛效应在浮刺后即刻达最高峰,镇痛效应最佳持续时间段是浮刺后即刻至浮刺治疗后 30 min。在这个疼痛缓解的时间段里,适时介入康复训练,可有效缓解患者惧怕疼痛的紧张情绪,为上肢功能的恢复赢得时间。

此外,中风后早期康复的介入,将有效地预防肩-手综合征的发生,如早期正确体位的摆放,以维持正常肩关节解剖关系,预防肩部疼痛;早期被动和主动的康复治疗,增加上肢关节活动范围,防止肩部肌肉萎缩等。

(四)病案举例

盛某,男,46 岁。

初诊(2013 年 1 月 25 日)

[主诉]左侧肩部疼痛半个月,左侧肢体活动不利1月余。

[现病史]患者于 2012 年 12 月 13 日晚上 6 点左右,在单位饮酒后突然出现昏迷,摔倒在地,呕吐,无抽搐及二便失禁,同事立即将其送至当地金山医院急诊,头颅 CT(未见具体报告)示"脑出血",经对症治疗后病情稳定来岳阳医院康复。目前患者神清,精神可,言语尚清,能对答,左肩疼痛,活动受限,左手肿胀,肤色红,肤温略高,左手不能抓握,左侧肢体活动不利,左髋关节外旋,在大量辅助下站立,饮水呛咳,二便能控制,胃纳可,夜寐可,舌苔白,舌质偏暗,有瘀斑,脉弦细,日常生活自理能力大部分受限。VAS 评分为 3 分,左侧肢体 Brunnstrom:上肢Ⅱ-1,手Ⅰ,下肢Ⅱ-1。改良 Barthel 指数:10＋＋5＋0＋0＋0＋0＋3＋0＋0＝18 分。

[诊断]中医诊断:中风,中经络(气虚血瘀),中风后肩-手综合征;西医诊断:脑出血,左侧运动功能障碍,肩-手综合征,生活自理能力障碍。

[辨证]气虚血瘀。

[治则]益气活血,通络止痛。

[处方]① 浮针疗法:寻找患肩明显的压痛点 2 个,在每一个压痛点的下方 80～100 mm 处选穴。② 头皮针:顶颞前斜线、颞前线。③ 体针:肩髃、曲池、合谷、阳陵泉、足三里、解溪、气海、膈俞、手三里、外关、环跳、昆仑。

[方法]① 浮针:患者坐位或卧位,在距离疼痛部位 80～100 mm 的下方,

作为进针点,局部常规消毒,将 40～50 mm 毫针快速刺入皮下,然后纵向将毫针平贴于皮下,针尖直对压痛点。进针时可见毫针所过之皮肤微微隆起,患者无酸麻胀痛的感觉,然后行针,采用双手协同行针法,左手捏拿压痛点周围,右手拇指、示指、中指持针,采用青龙摆尾法同时进行,频次 80～100 次/min,每穴行针 3 min,留针 30 min。留针期间治疗师给予患者上肢被动或主动运动,连续训练 30 min。注意事项:浮针治疗时,患者皮下没有任何感觉,有感觉疼痛时退针,调整方向再刺,否则易导致皮下出血。② 头皮针:患者正坐位,取 30 mm 毫针,针尖先自前神聪穴沿皮刺入 25 mm,第二针接着第一针的针尖处下针,沿皮刺入 25 mm,以此类推,针感以头感觉热胀痛为度。③ 体针:穴位直刺,采用平补平泻法,与浮针隔开 5～6 h 再针刺。

[治疗经过] 第一次浮针治疗后患侧肩部压痛明显减轻,留针时进行康复训练,改善肩关节活动。5 次浮针治疗后患侧肩部疼痛明显改善。10 次浮针治疗后肩部疼痛消失,继续给予康复训练、头皮针和体针治疗,改善患者上肢功能。

【按语】陈汉平认为脑卒中病机多为本虚标实。本虚责之肝肾不足,气血亏虚,标实多为风、痰、瘀血、郁热相因为患。中医学虽然没有肩-手综合征的病名,但对本病的临床表现和治疗很早就有记载,如《灵枢·经脉》中描述:"项不可以顾,肩似拔,臑似折……颈、颔、肩、臑、肘臂外后廉痛"及"臂厥"是类似本病的表现。脑卒中后肩-手综合征是由于风痰瘀血内阻经脉,加之局部多静少动,气血运行更加不畅,肌肤筋脉失于濡养而致。其基本病机为气血瘀滞,脉络闭阻,属中医痹证、血痹范畴。气血凝滞,经脉受阻,不通则痛,则肩、肘、腕等关节疼痛。浮针疗法是近期出现的治疗局限性疼痛的方法,是在患肩的局部寻找明显的压痛点进行治疗。在改善疼痛的同时,进行康复训练、体针和头皮针治疗,如此中西医结合康复治疗,可改善患者患肩的疼痛,从而改善患者肩部的关节活动度,进而改善患肩的上肢功能(崔晓)。

二、干眼症

干眼症,是指由于泪液的质或量的异常引起的泪膜不稳定和眼表面损害而导致眼部不适的一类疾病,中医称之为"白涩病"。随着电脑、手机、平板电脑等视频终端产品的广泛应用、空调的普及,以及长时间驾驶、长期佩戴角膜接触镜等因素,干眼症的发病率呈逐年增高并呈现低龄化的趋势。

（一）基本病机

中医学将干眼症归于"燥证"范畴，症状严重则称为"神水将枯"，甚则"神水枯瘁"。《证治准绳》云："视珠外神水干涩而不莹润，最不好识，虽形于言不能妙其状……故精液不清，而珠不莹润，汁将内竭，虽有淫泪盈珠，亦不润泽……"而《诸病源候论》中又写道："目，肝之外候也……其液竭者，则目涩。"清代傅仁宇在《审视瑶函》一书中有"不肿不痛，爽快不得，沙涩昏朦，名曰白涩"的记载。

《灵枢·大惑论》："五脏六腑之精气，皆上注于目而为之精。"《素问·上古天真论篇》云："肾者主水，受五脏六腑之精而藏之。"《素问·逆调论篇》又补充道："肾者水脏，主津液……"《素问·宣明五气篇》曰："五脏化五液，肝为泪。"

肝藏血，肾藏精，肝肾同源，精血同生，肝肾之阴相互滋养。外感六淫、内伤七情、饮食失衡、素体劳倦、外伤等诸多因素，可使肝肾等脏腑功能失调。肝血不足，肝失调和，则泪液生化之源不足；肾阴亏虚，肾失所主，则津液不能上润于目；肝肾阴虚，则阴不制阳，虚火上蒸于目，津液枯竭，发为白涩。

西医关于干眼症的发病原因与机制，尚未完全被阐明，有学者认为和局部炎症、细胞凋亡、免疫、神经调节异常及性激素失调等有关。

（二）治疗方法

针刺疗法已经被证实具有保护患者的视功能、抑制眼表的炎性反应、恢复其正常结构和功能、促进泪液的分泌、有效提高泪膜稳定性的作用。倪卫民在陈汉平名老中医工作室跟师学习期间，受到陈汉平治学和学术思想的启发，结合自己在天津学习石学敏醒脑开窍针刺法的收获，尝试在普通针刺的基础上，加用石氏针刺手法干预对干眼症（白涩病）进行临床治疗，取得了更好的疗效。

1. 取穴　睛明、球后、三阴交、太溪、水沟。

2. 方法　采用 0.25 mm×25 mm 的针灸针，每周治疗 3 次，3 周为 1 个疗程。

（1）睛明：将患者眼球推向外侧固定，针沿眼眶边缘缓缓直刺 20 mm，不做手法，留针 20 min。

（2）球后：沿框下缘从外下向内上斜刺 20 mm，不做手法，留针 20 min。

（3）三阴交：直刺 20 mm，行提插捻转平补平泻手法，得气后留针 20 min。

（4）太溪：直刺 10 mm，行提插捻转平补平泻手法，得气后留针 20 min。

（5）水沟：在上述四穴起针前，取水沟穴，向鼻中隔方向斜刺 7.5～10 mm，行石氏雀啄刺法,至眼球湿润或流泪为度。

(三)临证体会

肾为先天之本,五脏之源,万物有水始生,水充乃荣,失水而枯。肝属木,为肾之子,按照"虚则补其母"的原则,肝肾不足,以肝之母脏——肾为重点补益对象,母壮则子强,肾水充盈,肝木才能得到滋润。所以选用眼周局部睛明、球后,配远道三阴交、太溪作为治疗用穴。睛明穴位于目内眦外上方,为手太阳、足太阳和足阳明三经之会,又有"泪孔"之称,顾名思义,是产生泪液的孔穴;球后穴位于眼眶下缘外侧,可疏通局部气血,两穴上下配合、内外呼应,可调理眼部周围气血运行,促进泪液的分泌。三阴交为足太阴、足厥阴、足少阴三经之会,可统脾之血,滋肾养肝,肝血充,肾水盈,则目窍得养,目涩自去;太溪为足少阴肾经之原穴,可补益肾阴之不足,与三阴交配合,滋肾水以涵肝木,壮水以制阳光。另外,太溪穴是陈作霖治疗咽部干涩不适的经验穴,而倪卫民在临床治疗中发现,加用三阴交穴可以增强太溪穴的远道滋润作用。以上四穴共用,津液始生,涩可除也。水沟穴又称人中,为督脉经与手阳明大肠经及足阳明胃经之交会穴。《会元针灸学》曾有记载:"水沟者,鼻下长沟中,有手足阳明经相挟,土镶金邦,经水交合,故名水沟。"可见,刺水沟穴可使天地合一,阴阳协调,脏腑、经络之气血通畅,神府得养。

水沟穴位于三叉神经和面神经的分布区域,而支配泪腺的感觉神经纤维、副交感神经纤维,并入三叉神经的眼支和上颌支组成的泪腺神经,然后分布于泪腺与眼睑,当针刺的强度和持续时间达到足够刺激量时,疼痛的感觉会通过神经传导,刺激泪核的兴奋,产生反射性的泪液。因此,针刺水沟穴引起流泪是一种神经反射。另一方面,倪卫民发现针刺水沟穴产生的痛感,可以使人体出现应急反应,从而提高机体对自身不适的耐受阈,降低眼球对干涩的敏感度。同时实验也证实,针刺水沟穴可以使得血液中肿瘤坏死因子(TNF)-α、IL-6、IL-8等炎性细胞因子的含量降低,而炎性细胞因子恰恰是干眼症的主要发病机制。

治疗发现,针刺手法不仅可以明显改善干眼症患者的主观症状,随着治疗时间的延长,临床疗效也愈加明显,而且对刺激泪液的分泌,修复泪膜都有一定的作用。

(四)病案举例

王某,女,56岁,退休。

初诊（2015 年 8 月 17 日）

［主诉］自觉眼睛干涩、烧灼感 1 个月。

［现病史］患者诉 1 个月前出现眼睛干涩，伴烧灼感，有时刺痒难忍，眼科诊断为干眼症，曾予以人工泪液治疗，症有所缓。刻下患者眼干，有眼屎，伴有腰酸，自觉烦热。刻下：眼球充血，舌红，苔光，脉弦。

［诊断］中医诊断：白涩病；西医诊断：干眼症。

［辨证］肝肾阴虚。

［治则］补益肝肾。

［处方］睛明、球后、三阴交、太溪、水沟，留针 20 min。

二诊 患者诉针刺治疗后眼睛湿润舒服，但维持时间较短，仍然需要人工泪液。刻下：眼球略有充血，舌红，苔光，脉弦。

再拟上法针治。

三诊 患者诉眼球舒适时间较针刺治疗前有延长，对人工泪液依赖性逐渐减少。刻下：眼球充血情况明显好转，舌红，苔光，脉弦。

再拟上法针治。

四诊 患者诉眼球舒适度较针刺治疗前有明显好转，对人工泪液使用率减少。刻下：眼球已无明显充血，舌红，苔光，脉弦。

再拟上法巩固治疗。

【按】人体五脏中，肾为先天之本，五脏之源，万物有水始生，水充乃荣，失水而枯。肝属木，为肾之子，按照"虚则补其母"的原则，肝肾不足，以肝之母脏——肾为重点补益对象，母壮则子强，肾水充盈，肝木才能得到滋润。

因此，选用眼周局部睛明、球后，远道三阴交、太溪作为治疗用穴。睛明穴位于目内眦外上方，为手太阳、足太阳和足阳明三经之会，又有"泪孔"之称，顾名思义，是产生泪液的孔穴。球后穴位于眼眶下缘外侧，两穴上下配合、内外呼应，可调理眼部周围气血运行，促进泪液的分泌。三阴交为足太阴、足厥阴、足少阴三经之会，可统脾之血，滋肾养肝，肝血充，肾水盈，则目窍得养，目涩自去。太溪为足少阴肾经之原穴，《难经》曰："脐下肾间动气者，人之生命也。十二经之根本也，故名曰原（气）"。太溪穴可补肾阴之不足，与三阴交配合，滋肾水以涵肝木，壮水以制阳光。以上四穴共用，津液始生，涩可除也。

水沟穴又称人中，位于面部人中沟上 1/3 与中 1/3 交点处，为督脉、手阳明和足阳明三经之交会穴,有清热开窍、镇痛宁神、回阳救逆、祛风止痛之功。刺水沟穴可使天地合一,阴阳协调,脏腑、经络之气血通畅,神府得养。(倪卫民)

三、肺切除手术的针刺麻醉

肺切除术是肺外科最基础的术式,包括全肺切除术、肺叶切除术、肺段切除术、肺楔形切除术和非典型的局限性肺切除术,此类手术对患者的身体损伤较大,可造成呼吸循环紊乱,危及患者的生命安全。以单一的针刺麻醉使患者在清醒的状态下完成手术,对患者的心理影响巨大,且不符合当代伦理,故常使用针药复合麻醉辅助完成肺切除手术,这样不仅可以有效抑制全身麻醉气管插管、拔管时的心血管反应,减少应激,同时在麻醉维持期间还可同全身麻醉药物有协同作用,一定程度上减少麻醉镇痛药药量,间接减轻药物反应,减少药物副作用,使循环系统更稳定,并为患者节省费用。

(一)基本机制

早在2 000多年前,经典著作《灵枢》中就多次提到针刺可治疗头痛、牙痛、腰痛、关节痛及各种腹痛,且唐代薛用弱的《集异记》也记载了使用针刺进行麻醉手术的病案。《灵枢·厥病》首次提到了针刺可抑制外伤引起的疼痛:"头痛不可取于腧者,有所击堕,恶血在于内,若肉伤,痛未已,可则刺,不可远取也。"明代的《普济方》中也记载"疼痛不可忍者……用葱白切一片,厚二分许,置所蛰处,以艾灸三壮",或者"详其经络部分逆顺,蛰气,毫针刺之"均可缓解疼痛,说明针灸的镇痛作用在古代就已被广泛应用,但考虑到灸法治疗局限,且使用时烟雾较多不符合手术室环境要求,故采用针刺进行麻醉。

针刺麻醉的作用机制与中医脏腑经络理论紧密联系,人体由脏腑、经络、皮毛、肌肉等部分组成,而经络系统是气血运行的通道,联系周身各个部位;穴位则是脏腑和经络气血输注于体表的部位,通过刺激穴位可以达到调节经络系统,维持全身稳态的作用。基于中医脏腑经络理论,针刺麻醉的选穴原则也可分为循经取穴、辨证取穴、局部取穴、节段取穴和同神经取穴。后两项由传统经络理论和现代神经生理学结合而来,且通过了长期的临床验证,疗效确切。节段取穴指依据解剖学原理,考虑手术部位的神经支配来选取穴位;后者则指选取手术部位邻近节段或同节段的神经支配的穴位。

现代医学关于针刺麻醉的镇痛机制尚未完全被阐明,一般认为针刺麻醉与针刺可影响痛觉传导途径,整合中枢神经疼痛信息相关。

(二) 治疗方法

针刺麻醉已经被证实具有保护手术患者脏腑功能,减少麻醉药物用量,促进术后恢复等作用。长期的针刺麻醉临床工作及在陈汉平工作室跟师学习,使沈卫东对针刺麻醉有了更深的感悟,在传统配穴的基础上增加抗呼吸衰竭、宁心安神的穴位,可进一步增强针刺麻醉的疗效。

1. 取穴　主穴:后溪、支沟、合谷、内关;辅助穴位:足临泣、太冲、束骨、陷谷、郄门、鱼际、太白、印堂等。

2. 针刺方法　患者进入手术室后,侧卧手术体位,全身麻醉前 30 min 开始针刺。操作:局部皮肤消毒后,使用 0.38 mm×40 mm 毫针,双手进针后行平补平泻手法。电针刺激参数:均使用疏密波型,频率 2/100 Hz。后溪与合谷、支沟与内关针柄分别连接电针(同侧同极)。电流强度以患者可忍受为度,诱导 30 min。诱导期间可根据患者耐受程度适当调整电流强度(1~3 mA),并随时关注患者有无不适。针刺持续至手术结束。

(三) 临证体会

合谷为阳明大肠经原穴,具有镇静、止痛的作用;内关为手厥阴心包经络穴,具有宁心安神、宽胸理气的作用,两者合用在镇痛的同时可减轻心血管应激反应。支沟为手少阳三焦经经穴,内关配伍支沟能活血定痛、宣通胸阳。在肺切除手术中由于切口一般都在患者胁肋部,故多用内关穴。后溪为手太阳小肠经输穴,通督脉,此穴可调节一身阳经经气,抵抗外邪侵入,促进术后恢复。

此外,在着重使用针刺进行镇痛的同时,还要注意患者的心理状态,增加太阳、印堂等穴位,起到镇静安神的作用,以缓解患者紧张焦虑的情绪;肺部切除手术对肺脏损伤较大,还应配合增强肺脏功能的穴位,如鱼际、太白等,以防止呼吸衰竭。

研究表明,在硬膜外麻醉时,同时针刺合谷、内关、支沟、后溪四穴可通过神经-体液因素传到脊髓中枢,脊髓交感中枢对肺血管舒缩相对处于主导地位,使肺血管恢复了部分功能,可有效改善麻醉状态下单肺通气引起的呼吸功能障碍。

长期临床发现,术前准备工作对维持术中针刺麻醉的稳定必不可少,如对患者进行针药复合麻醉需提前 1 晚依据患者精神状态给予适量的地西泮或咪达唑仑,促其入睡;对患有低氧血症和高碳酸血症的患者,术前禁用有呼吸抑制作用的药物。针刺过程中还需随时观察患者变化,并适当加入针刺辅助用穴,增强针刺麻醉效果。辅助穴位常使用捻转手法,一般针刺手法频率为100～200次/min,提插幅度为0.5～1 cm,捻转角度为180°～360°,术中亦需结合患者的动态变化随时调整针刺手法,以保证针刺麻醉作用的稳定持久。

(四)病案举例——左侧肺叶切除术

林某,男,57岁。

[诊断]左肺部恶性肿瘤。

[针刺麻醉选穴]双侧内关、合谷、支沟、后溪。

[针刺麻醉方法]电针选用韩氏穴位神经刺激仪,连续波,频率100 Hz,双手进针后行平补平泻手法,针柄连接电针仪,电流强度以患者可耐受的针感为度,诱导30 min,开始静脉诱导,术中维持用持续电针刺激,配合静吸复合全身麻醉。全身麻醉诱导时依次静脉注射芬太尼5 μg/kg、丙泊酚1～3 mg/kg、维库溴铵0.1 mg/kg、咪达唑仑0.05 mg/kg,同时面罩吸纯氧,人工辅助呼吸,待肌肉松弛后在喉镜明视下行气管内插管,连接麻醉机给予单肺机械通气。脑电双频指数(BIS)处于全身麻醉状态下(40～65),术中麻醉维持芬太尼2～5 μg/(kg·h),维库溴铵0.05 mg/(kg·h),丙泊酚3～6 mg/kg,以麻醉泵恒速输注至术毕,待患者清醒后拔管。

[针刺麻醉效果]整个手术过程中,患者心率、呼吸、脉搏、血压、血氧饱和度平稳,术后心肝肾功能正常,疼痛较轻。

【按】肺切除术后拔除气管插管是引起围麻醉期应激反应的主要刺激,应激时神经系统的表达主要是通过交感肾上腺髓质系统的作用。创伤数秒的体内儿茶酚胺释放立即增加,应激情况下肾上腺髓质分泌的肾上腺素、去甲肾上腺素比静息状态下可增加100倍左右,以满足代谢的需要。皮质醇是一种主要由肾上腺皮质束状带分泌的糖皮质激素,对下丘脑-垂体-肾上腺皮质轴功能有重要意义。拔除气管插管时患者处于浅麻醉状态下,针刺能抑制应激反应,使拔出气管插管的过程中心率、血压稳定,减少躁动、呛咳和挣扎,同时由于交感活动抑制,心肌细胞膜对Ca^{2+}的通透性降低,心肌细胞的兴奋收缩耦联过程高度依赖细胞外的Ca^{2+},心肌代谢减慢,氧耗减少,保护肺切除患者心肺功能。研究表明,芬太尼6 μg/kg能明显减弱全身麻醉气管内插管所致的心血管应激反应,但芬太尼用作主要麻醉药时,对心血管应激反应的调控则没有明显的量效关系,其抗应激反应的能力与伤害性传入刺激的强度有一定关系。丙泊酚可抑制下丘脑 $c-$

fox 基因的表达而抑制应激反应,也可促使外周血管内皮释放一氧化氮,使细胞内环磷酸鸟嘌呤(cGMP)的含量增加,松弛血管平滑肌,导致血管扩张,提高组织的抗氧化能力而减轻应激反应。在术中肾上腺素及皮质醇含量变化不明显情况下,针刺麻醉能减少麻醉药物用量,说明针药复合麻醉对术中手术应激反应有良好的控制作用。

本例中针刺麻醉所选内关穴为手厥阴心包经之络穴,络心系,又是八脉交会穴,通于阴维脉,"阴维为病,苦心痛",因此内关与"心"联系密切,具有宁心安神、活血通络之功效,是治疗心胸疾病的常用穴位之一。后代医家认为"胸肋苦有病,速与内关谋",在治疗心脏疾病时,多取内关。近年来研究发现电针内关穴有良好的心肌保护作用,提高心肌抗缺血缺氧能力、抗氧化损伤、抑制心肌细胞凋亡、促进心肌细胞的恢复、提高心脏功能。也有研究发现针刺内关穴可以改善心脏病患者的窦房结功能,对室上性心动过速患者也有很好的疗效。合谷为手阳明大肠经原穴,肺与大肠相表里,合谷乃多气多血之手阳明经的原穴,具有镇惊、止痛的作用。支沟为手少阳三焦经经穴,循属上、中、下三焦,与心包经相表里,治疗胁痛有良好疗效,在肺切除手术中由于切口一般都在患侧胁肋部,故此穴较为多用。后溪为手太阳小肠经输穴,手太阳与足太阳为同名经,两经脉气相通,"输治体重节痛",又为八脉交会穴,通于督脉,可以调节一身阳经经气,以抵抗外邪的侵入。以上四个穴位都集中在手部,在硬膜外麻醉时,针刺这些穴位能通过神经体液因素传到脊髓中枢,脊髓交感中枢对肺血管舒缩相对处于主导地位,使肺血管恢复了部分功能,进而对麻醉状态下的单肺通气引起的呼吸功能障碍有改善作用。(沈卫东)

四、支气管哮喘

支气管哮喘是气道慢性炎症性疾病,与气道高反应性相关,通常出现广泛而多变的可逆性气流受限,导致反复发作的喘息、气促、胸闷和(或)咳嗽等症状,多数患者可自行缓解或经治疗缓解。

(一)病因病机

支气管哮喘在中医临床归属于"哮证"和"喘证"范畴。中医认为喘病病位在肺,与脾、肾相关。多由风寒袭肺、气失宣降、脾失健运、痰湿阻壅和肾虚失纳所致。

（二）基本方法

针灸配合拔罐疗法，对哮喘具有明显近期疗效与远期疗效。

1. 治则　宣肺平喘，健脾胃调肠腑。

2. 处方　主穴：肺俞、大椎、风门、脾俞、胃俞、足三里、上巨虚、下巨虚；对症加减穴：痰多配中脘，喉痒加天突，喘甚加孔最，久喘加肾俞。

3. 方法　针刺常规取穴，以得气为度，平补平泻。隔日治疗1次，10次为1个疗程，疗程间隔7日，连续治疗2个疗程为1个治疗周期。每年分别于春季、秋冬时节、夏季三伏时节治疗1个周期，连续治疗3～5年。

（三）临证体会

肺俞穴是十二脏腑背俞穴之一，可宣热疏风、调理肺气，是主治呼吸系统疾病的要穴；大椎穴为督脉与诸阳经之交会穴，具有疏风散寒、解表通阳、理气降逆、镇静安神的作用，用于哮喘具有宣通肺气平喘的作用；风门具有祛邪平喘功效。三穴同用，具有疏风散寒、宣肺平喘功效，即刻疗效与近期疗效显著，旨在急则治其标，是"三穴五针法"主穴。脾俞、胃俞属于十二脏腑背俞穴，具有健脾和胃，利湿升清功效；《灵枢·邪气脏腑病形》提出"合治六腑"理论，足三里、上巨虚、下巨虚分别是胃、大肠、小肠下合穴，具有调理肠胃功效。脾俞、胃俞、足三里、上巨虚、下巨虚合用，旨在缓则治其本，健脾胃调肠腑，肺肠同治。

邵氏针灸流派的"三穴五针法"治疗哮喘是邵经明临床数十年经验的总结，是国家中医药管理局适宜推广技术。根据"喘主于肺"的理论，"三穴五针法"以疏风散寒、宣肺调气、降逆固摄而达平喘之目的，以肺俞、大椎、风门"三穴"作为治疗哮喘的主穴，针刺"五针"（大椎单穴单针、风门双穴双针、肺俞双穴双针）、针后穴区部位加拔"一火罐"，具有宣通肺气、活血化瘀作用，显著改善患者体质，临床疗效明显，是哮喘防治的有效方法之一。

陆氏针灸流派治疗哮喘，主张"灸防针治"，即发作期针刺治疗、缓解期艾灸预防。取穴以大椎、肺俞、膏肓、身柱、风门、大杼、气户、中府、天突、膻中、足三里等穴为主。陈汉平作为陆氏针灸传承导师，主张从调节患者免疫平衡角度，着重加强哮喘缓解期的预防性治疗。中医经典理论认为"肺与大肠相表里""大肠、小肠皆属于胃"。现代医学认为黏膜免疫系统（肠、肺）功能失衡与支气管哮喘的发病密切相关。

王宇是"邵氏针灸流派""陆氏针灸流派"学术继承人，系统学习、继承邵氏、陆氏针灸流派学术思想,挖掘和整理陆瘦燕、邵经明、陈汉平的学术理论,融合两大流派学术思想与诊疗特色,总结形成了"五针法为主,健脾胃调肠腑为辅"的针刺治疗支气管哮喘的特色。临床研究表明,"三穴五针法"针刺治疗能有效改善哮喘临床症状,减少哮喘发作频次、减轻发作程度,减少药物使用量和调节患者免疫状态,取得了良好的近期和远期临床疗效。"三穴五针法"针刺治疗过敏性哮喘总有效率为85%,1年显效率为39%,3年基本痊愈率为22%。进一步临床研究证明,"三穴五针法"针刺治疗支气管哮喘能明显改善患者甲皱襞微循环,明显降低过敏性哮喘患者唾液和鼻分泌液中 SIgA 与总 IgA 含量、外周血 $IL-2R^+$ 活化 T 细胞数目、外周血嗜酸性粒细胞绝对和分类数目以及血清总免疫球蛋白 E(IgE) 水平,使患者原本升高的唾液 SIgA 局部分泌率和外周血 CD4/CD8 值恢复到正常人水平,该方法还可显著增加患者外周血 $CD3^+$、$CD4^+$、$CD8^+$ T 细胞数目。

(四)病案举例

案 1

陈某,男,54 岁。

初诊(2012 年 7 月 24 日)

[主诉]气喘 1 年余。

[现病史]患者 1 年前发气喘,之后逐渐加重,呼多吸少,语气低微,动辄气喘,不能平躺。舌质暗淡,唇色淡,脉沉细。

[诊断]中医诊断:喘证;西医诊断:哮喘。

[辨证]肺肾气虚。

[治则]补肾益肺,纳气平喘。

[处方]① 大椎、肺俞、风门、肾俞、定喘。② 足三里、上巨虚、下巨虚、气海、膻中、天突。

[操作方法]2 组穴位交替使用,平补平泻,留针 25 min。起针后于大椎、肺俞、风门处拔罐 10 min。每周治疗 3 次,10 次为 1 个疗程。

二诊 患者气喘症状明显减轻,偶有白痰。

原方加丰隆穴。

连续治疗 10 次,患者诸症皆平而愈。

【按】喘证的发病主要在肺和肾。肺为气之主,司呼吸。若外邪侵袭或他脏病气上犯,皆可使肺失宣降,肺气胀满,呼吸不利而致喘促。肺虚气失所主,亦可因肺气亏耗不足以息而为喘。肾为气之根,与肺同司气体之出纳,故肾元不固,摄纳失常则气不归元,阴阳不相接续,亦可气逆于肺而为喘。喘证肺肾气虚,治当补益肺肾,止哮平喘。以相应背俞穴为主,随症加减。肺俞、风门针灸并用可补益肺气,为治喘主穴;肾俞补之以纳肾气;足三里调和胃气,以资生化之源,使水谷精微上归于肺,肺气充则自能卫外;气海、肓之原穴,益气助阳;膻中,气会;丰隆为治痰要穴,若伴有痰,可选加此穴。

案2

张某,男,47岁。

初诊(2015年7月9日)

[主诉]咳嗽痰喘20余年。

[现病史]20余年前感冒后,时有咳嗽,因年轻体健,没有注意治疗。后每年冬季,咳喘加重,吐痰量多,入夜喘甚,喉中痰鸣,倚息难卧。经胸X线透视检查,诊断为慢性支气管哮喘并肺气肿。经常服用中、西药物,效果均不明显。现患者喉中痰鸣,痰白而黏,咳吐不利,舌淡苔白腻,脉滑。

[诊断]中医诊断:喘证;西医诊断:哮喘并肺气肿。

[辨证]痰湿阻肺。

[治则]宣肺止咳,健脾化痰。

[处方]大椎、肺俞、风门、中脘、足三里、上巨虚、下巨虚、丰隆。

[操作方法]平补平泻,留针25 min。起针后大椎、肺俞刺络拔罐10 min。

二诊 气喘、咳嗽咳痰等诸症有所缓解,处方不变。

五诊 咳嗽咳痰明显好转,痰易咳出,喉间痰鸣音消失。

连续治疗3个疗程(30余次),诸症悉除。

【按】中脘属于任脉经穴,是胃之募穴,腑之会穴,具有调升降、和胃气、理中焦、化湿滞、祛痰饮之功效,是治痰要穴之一。足三里属于足阳明胃经下合穴,有调脾胃、理气止咳、降逆平喘之效。丰隆为治痰要穴。中脘、足三里、丰隆三穴合用,对咳嗽痰喘具有良好疗效。中脘、足三里配大椎、肺俞、风门三主穴,其消痰平喘功效最为显著。(王宇)

五、不孕症

不孕症是指婚后有正常规律的性生活,未采取避孕措施而1年未妊娠者,依据其是否有妊娠史而分为原发性和继发性不孕。近年来不孕症发病率呈明显上升趋势,占育龄妇女的8%～17%。自2004年工作室成立以来,肖达在陈汉平针灸对机体免疫内分泌具有明显调整作用的学术思想指导下,开展了针灸治疗不孕症的临床观察和研究。

(一) 基本病机

肾藏精主生殖,肾中精气包括"先天之精"和"后天之精","先天之精"有赖于"后天之精"的不断培育和充养,"后天之精"的化生则依赖于"先天之精"的助养,两者相辅相成,共同构成人体各种功能活动的物质基础。肾精充盛闭藏,可为生殖创造良好的条件。故有"女子……二七而天癸至,任脉通,太冲脉盛,月事以时下,故有子……七七任脉虚,太冲脉衰少,天癸竭,地道不通,故形坏而无子也""丈夫……二八肾气盛,天癸至,精气溢泻,阴阳和,故能有子……七八肝气衰,筋不能动,天癸竭,精少,肾脏衰,形体皆极"(《素问·上古天真论篇》)。因此,肾精亏虚是导致不孕的主要原因。其次,脏腑功能失调及其产生的病理产物也可导致不孕,如肝郁疏泄失常,气血失和,冲任不得相资;或脾失健运,聚湿生痰,胞脉受阻;或有瘀血,阻滞胞脉等,均可使胞脉失养而致不孕。

不孕症临床有虚实两大证型,虚证多为肝肾阴虚、脾肾阳虚,实证多为肝郁气滞、痰湿内阻、瘀阻胞脉,临床常虚实并见。

(二) 治疗方法

有月经者,按月经周期结合中医辨证加减进行周期治疗;无月经或有无排卵月经者,以调补脏腑之气为主,辨证加减以调理冲任;或辨证与辨病相结合,配合中药或西药进行整体与局部的综合治疗。

1. 周期疗法　根据月经周期的阴阳消长,采用不同的治疗原则,再根据辨证分型,随症加减穴位。

(1) 卵泡期——补益脾肾,益气养血:中极、关元、归来、足三里、三阴交、太溪。

(2) 排卵期——养血活血,理气通络:中极、关元、子宫、三阴交、血海、足三里、太冲。

(3) 黄体期——补肾助阳,养血活血:中极、关元、三阴交、地机、足三里、太冲、太溪。

(4) 月经期——行气活血通经:关元、气海、太冲、三阴交、足三里、地机。

肝肾亏虚者加肾俞、肝俞;脾肾阳虚者加肾俞、脾俞,或加灸法;肝郁气滞者加期门、蠡沟;痰湿内阻者加丰隆、阴陵泉;瘀阻胞脉者加膈俞、气海。每周治疗2~3次,3个月经周期为1个疗程。

2. 调理脏腑气机法

(1) 中极、关元、天枢、足三里、三阴交、地机、太冲、太溪。

(2) 心俞、肝俞、脾俞、肾俞、阴陵泉、三阴交、公孙。

两方交替使用,对肾阳虚者,可加用灸法。每周治疗2~3次,3个月经周期为1个疗程。

3. 针灸结合中药或西药综合治疗法

(1) 病因治疗:对有输卵管阻塞或临床有痛经的患者,在进行上述治疗方法的同时,加用灸法或予以中药灌肠治疗;黄体功能低下者,加用灸法,并在考虑怀孕之月,辅以黄体酮内服或外用。

(2) 辅助生殖技术:经上述针灸治疗1~2个疗程后,在针灸治疗同时,依据其月经周期变化规律,联合使用小剂量的促排卵药物,或配合辅助生殖技术治疗。

(三) 临证体会

1. 治疗重在调经　不孕症患者常常伴有月经不调,主要表现为月经无规律、月经量少、月经稀发甚至闭经。月经正常是受孕的基本条件,因此治疗上首以调经为主。对有月经的,可根据月经周期的阴阳消长结合中医辨证加减或辨病进行周期治疗,以调和气血,濡养胞脉。无月经或有无排卵月经的,则以调理脏腑气机为主,辨证加减以调理冲任。肖达的临床观察显示,经针灸治疗后,治愈率可达70%;即使患者仍无经潮,其机体对药物微促的反应性和有效性均有明显提高,使其排卵率和妊娠率明显增加。临床结果充分体现了陈汉平的"针灸治疗的调节作用具有整体性和有效性,但这种作用是有限的""针刺与人体的关系具有两面性""主动改变人体反应性以提高疗效"等学术思想。

2. 辨证与辨病相结合　对因输卵管阻塞、排卵障碍或黄体功能不足等所致的不孕症患者,在调经的同时,还需兼顾其病因,需辨证与辨病相结合治疗。辨证,是依据虚实寒热不同而治,体现了中医治疗整体性;辨病,是针对病因进行调治。辨证与辨病结合是兼顾患者整体和局部的个性化治疗方法,不仅可使患者恢复正常月经,还提高了她们输卵管的通畅率和妊娠率,更是使一些原本考虑试管婴儿者得以自然受孕。

3. 重视基础体温(BBT)的测量　女性的基础体温会随月经周期而变动,有着典型的曲线形态,可以反映患者有无排卵、黄体功能、判断早孕或早期流产等情况。所以对每个前来针灸治疗的患者,均需指导她们测好BBT,并以此为参考,教导患者把握受孕时机,以提高受孕概率。

4. 重视身心同治　如同治病服药,药物在体内需达到一定的量,才能起效,针灸的类药性作用也需要一定时间的蓄积,并"在不同程度上激发或诱导体内调节系统的作用,协助体内固有的调节潜力,使异常功能趋向正常,其在调节功能这一重要环节上发挥着比药物更符合生理规律的作用"。这是针灸治疗的优越性所在,但不孕症治疗周期相对较长却也不容忽视。其次,受我国传统习俗的影响,不孕夫妇中女方所承受的来自家庭、社会的精神压力更大,临床极易出现抑郁、悲观或焦虑等不良情绪;再者,有些患者病程较长,或已经过较长时间药物治疗无效而心身疲惫。因此,对患者进行心理疏导、减少其心理负担,甚则鼓励患者的配偶给予其更多关心与安慰的这一理念,应贯穿于整个治疗过程。患者若以一个平常的心态积极配合治疗,正视不孕,可明显提高其受孕概率。

5. 贵在坚持　尽管针灸治疗不孕症有着安全有效、无明显毒副作用的优点,但鉴于治病独尊药物的观念,来针灸临床治疗的,绝大部分是已先后经历过西医、中医、中西医综合治疗无效或是已出现明显毒副作用的患者,因而大大提高了针灸治疗的难度和治疗周期。肖达的临床实验显示,只要患者坚持配合治疗,保持良好的心态,大多可以取得满意的疗效。

(四)病案举例

案1

付某,女,33岁,职员。

初诊(2012年9月25日)

[主诉] 求嗣。

[现病史] 婚后2年未孕。现有无排卵月经,外院子宫输卵管造影示:左输

卵管通畅,右输卵管未见显示。近3个月内体重增加7.5 kg,纳可,便稀,寐安,舌淡红,脉弦。

月经生育史:10,7/30日量中,痛经(+),0-0-1-0。末次月经9月9日。

实验室检查:B超示,子宫52 mm×48 mm×43 mm,内膜厚8.3 mm,左卵巢28 mm×26 mm,右卵巢34 mm×26 mm,内见12 mm×13 mm×11 mm卵子。性激素测定:卵泡刺激素(FSH)3.15 mIU/ml,黄体生成素(LH) 2.29 mIU/ml,催乳素(PRL)133.25 ng/ml,孕酮(P)0.19 nmol/L,睾酮(T)1.53 ng/ml。

[诊断] 中医诊断:不孕;西医诊断:继发性不孕。

[辨证] 肾精不足,胞脉失畅。

[治则] 补益肾精,理气活血。

[处方及治疗方法] 肝俞、肾俞、命门、地机、公孙、蠡沟,电针连续波,留针30 min,每周治疗2次。

[治疗经过] 推算月经周期,患者适逢氤氲期,故予上法针治。上方针治5次后,患者诉体重已减1.5 kg,自觉身体轻松感,BBT已上升11日,舌淡暗,脉滑。拟补益肾气,养血活血。处方:中极、关元、巨阙、地机、三阴交、足三里、太冲、太溪。患者月经逾期未至,外院尿检呈弱阳性,但血β-HCG 467.5 mIU/ml,P 82.23 nmol/L,成功受孕。因患者有先兆出血,故嘱外院中药保胎,并复查血β-HCG及P。1周后电话随访,血β-HCG 2 325 mIU/ml,P 72.9 nmol/L。

【按】① 患者自诉BBT一直单相,针治后变双相,体现了针灸对下丘脑-垂体-性腺轴的调节作用。② 患者婚后2年不孕,一直奔波于各大医院求治,心情急躁,BBT单相可能与肝郁有关,故在治疗时以补肾为主,兼以疏肝理气,活血化瘀。也正因如此,当告知其可能怀孕时,患者一口否认,直呼不可能。③ 对患者氤氲期房事应予适当的指导,以提高受孕的概率。

案2

刘某,女,33岁,会计。

初诊(2014年7月29日)

[主诉] 体外受精(IVF)孕前调理。

[现病史] 患者2009年结婚,婚后自然流产1次。多囊卵巢综合征(PCOS)史6年余,外院一直中药治疗,现月经每月来潮,但BBT单相。因考虑行IVF,

故来诊作孕前调理。刻下夜寐多梦,纳可,便调,舌淡偏红,脉弦。

[月经生育史]14,7/28日,量中,无痛经,0-0-1-0,末次月经7月8日。

[诊断]中医诊断:不孕;西医诊断:PCOS。

[辨证]肝气不畅,痰血瘀阻,胞脉不通。

[治则]理气化痰,活血通络,调理冲任。

[处方及治疗方法]① 中极、关元、膻中、归来(子宫)、足三里、三阴交、太冲、神门。② 心俞、肝俞、肾俞、公孙、三阴交、地机。两方前后交替治疗,电针连续波,留针30 min,每周治疗3次。

[治疗经过]患者有无排卵月经,曾自然流产1次,故治疗以调补脏腑之气为主,辨证加减以调理冲任。上方连续治疗两月余,月经每月来潮,BBT单相。国庆长假后,发现患者BBT有上升,但上下波动较大,属低温双相,舌暗红,脉濡,再拟前法治疗1周余,BBT上升已有16日,舌淡红,苔白腻,寐多梦、浅,脉濡小滑,嘱外院实验室检查。治拟补益肝肾,养血活血,处方:心俞、肝俞、肾俞、公孙、三阴交、地机。确认受孕后,再拟前法针治,并根据患者早孕症状,诸如恶心、头晕等症而加减穴位,一直治疗至11月下旬。因患者来诊路途遥远,加上天气因素,为安全起见,暂停针灸治疗,随访。

【按】患者外院中药治疗已有数年,有无排卵月经。曾受孕一次,最终因PCOS史而流产,故而已作好行IVF准备,来诊是作孕前调理的。针对患者情况,治疗以调补脏腑之气调理冲任为主,以增加IVF成功的概率。不意治疗2个多月后,患者BBT出现双相,最终确认自然怀孕,医患双方均感惊喜!考虑患者曾因PCOS而流产,故受孕后予补益肝肾,养血活血法继续针灸治疗1个月。后因考虑患者路途安全,嘱其回家安胎。

本例患者心态很好,这是其一;其二,本例患者治疗以调补脏腑之气调理冲任为主,意在提高机体对针刺治疗的反应性和有效性,这也是陈汉平"主动改变人体反应性以提高疗效"学术思想的临床运用;其三,BBT由单相转向双相,体现了针灸对下丘脑-垂体-性腺轴的良性调整作用。(肖达)

六、失眠

失眠是以经常不能获得正常睡眠,或入睡困难,或睡眠不深,睡眠时间不足,严重者甚至彻夜难眠为特征的病症。失眠是临床中常见的一种睡眠障碍性疾病,是多种躯体、精神和行为疾病所具有的常见临床表现。由于长期得不到正常的休息,患者则伴有头痛、头昏、健忘、烦躁、多梦等症状。随着现代社会生活节奏的加快,各种压力的增加,失眠患者的数量也正呈现上升趋势。长期失眠会严重影响到人们正常的日间活动,损害其生活质量,并大大增加患其他疾病的危险,目前已成为全球较为关注的难治性疾病之一。

(一)基本病机

中医学中没有失眠这一名称,根据此病的临床表现,多将其归属于中医"不得眠""目不瞑""不寐""不得卧"的范畴。失眠的病因复杂,多为情志所伤、饮食不节、劳逸失调、久病体虚等引起脏腑功能紊乱,营卫失和,阴阳失调,阳不入阴而发病。《类证治裁·不寐论治》曰:"阳气自动而之静,则寐;阴气自静而之动,则寤;不寐者,病者阳不交阴也。"《灵枢·邪客》曰:"卫气独卫其外,行于阳,不得入于阴。行于阳则阳气盛,阳气盛则阳跷陷,不得入于阴,阴虚,故目不瞑。"《类证治裁·不寐》亦指出:"思虑伤脾,脾血亏虚,经年不寐。"《景岳全书》曰:"劳倦思虑太过者,必致血液耗亡,神魂无主,所以不眠。"由此可见,导致不寐的病因很多,而病位主要在心,与肝、脾、肾密切相关,其病机不外心、肝、胆、脾、肾脏腑功能失调,阴阳气血失和,以致心神失养或心神被扰。陈汉平认为人的睡眠依靠人体"阴平阳秘"保持正常,阴阳之气自然而有规律的转化是睡眠的重要保障。

失眠病证有虚实之分,实证由肝郁化火,痰热内扰,阳盛不得入于阴而致,虚证多由心脾两虚,心虚胆怯,心肾不交,水火不济,心神失养,阴虚不能纳阳而发。该病亦可出现虚实夹杂,实火、湿、痰等病邪与气血阴阳亏虚互相联系,互相转化,且临床以虚证多见。

(二)治疗方法

针灸疗法具有从整体上协调机体阴阳平衡,调节营卫、调神的作用。如《灵枢·根结》曰:"用针之要,在于知调阴与阳,调阳与阴,精气乃光,和形于气,使神内藏。"针刺可以调节阴阳,从而使机体达到"阴平阳秘",恢复其生理功能,已经被证实具有改善失眠症状的作用。多年的临床工作及在陈汉平工作室跟师学习期间,徐世芬深受陈汉平学术思想的启发,对针刺治疗失眠有了进一步的体会,同时结合选取督脉经穴治疗失眠,临床取得了较好的疗效。

1. 取穴　百会、印堂、神庭、四神聪、安眠、本神、神门、太溪、足三里、三阴交、内关、太冲、照海、中脘、下脘、气海、关元、天枢、大横。

2. 针刺方法 嘱患者仰卧位。百会、四神聪、神庭、本神：针刺时针体与头皮呈30°角,快速刺入头皮下,进针0.5寸,快速均匀捻转,得气即止。印堂：提捏局部皮肤,平刺0.5寸,针尖向下,快速均匀捻转,得气即止。神门：直刺0.5寸,快速均匀提插捻转,得气即止。其余穴位常规针刺,平补平泻,得气留针。其中,百会、印堂、神庭、安眠、本神选用0.25 mm×25 mm毫针针刺,其余穴位均选用0.30 mm×40 mm毫针针刺。诸穴留针30 min,每周治疗3次,10次为1个疗程。

（三）临证体会

失眠一症早期多为实证,治疗以疏肝宁心安神,清热除烦为主,多取手少阴经、八脉交会穴。后期多为虚证,治以交通心肾,养血安神。总体而言,失眠主因心神不宁。百会、神庭、印堂均为督脉穴,可通督宁神,其中百会穴位于巅顶,是肝经与诸阳经交会之处,可清头目宁神志,平肝潜阳；安眠、四神聪为治疗失眠的经验效穴,有加强安神定志之功；神门穴为手少阴心经之原穴、太溪为足少阴肾经之原穴,两穴相配可交通心肾；阳陵泉、内关、太冲相配,以疏肝解郁；神庭与本神（胆经穴）,三穴组合运用称之为"三神穴",具有醒脑安神之效；照海为肾经穴,八脉交会穴通阴跷脉,可滋阴补肾,通调跷脉以安神助眠；中脘、下脘、气海、关元、天枢、大横通调脏腑、和胃安神,补益气血,气血定则心神安；足三里、三阴交具有加强健脾和胃,补益气血的作用。

1. 通调督脉,平衡阴阳 《难经·二十八难》所述:"督脉者,起于下极之俞,并于脊里,上至风府,入属于脑。"故曰督脉之神是心脑所藏之神的一部分,可见,督脉与心脑的关系非常密切。督脉之循行一以行脊正中入脑；一以贯脐以贯心。失眠与督脉之神息息相关。因此督脉为病,心脑功能紊乱,心神不宁,均容易出现失眠症状。督脉源于胞中,出于会阴,两络于肾。《医学入门·明堂仰伏脏腑图》云:"脑者髓之海,诸髓皆属于脑,故上至脑,下至尾骶。髓肾主之。"由此可见,督脉通髓达脑,是传输精气的重要通道,是精髓循环的范围。《类证治裁·不寐》曰:"阳气自动而之静,则寐；阴气自静而之动,则寤；不寐者,病在阳不交阴也。"失眠的发病根源在于阴阳失调。督脉阳气亏虚可降低脏腑功能,影响气血运行,使得气血津液难以上达大脑,导致脑髓失养。督脉联系心、脑、肾,调和营卫,平衡阴阳,是脏腑经脉的重要调控系统,其内涵精髓、阳气、神气,是卫气营血的集中之处。督脉不通,精气、神气、阳气或盛或衰,导致阴阳失衡,脏腑不调,营卫不和，则目不瞑。督脉得通，元气始生，精气始用，神气始充，阴平阳秘，则脏腑协调，营卫和谐，目始瞑得寐。因此，督脉在失眠症的发生发展过程中具有重要的地位。陈汉平认为，通调督脉不仅可以振奋阳气，也可以平衡阴阳，调节各脏腑和脑的功能，从而恢复"阴平阳秘"的健康状态。

2. 注重奇经八脉，并佐以腹针　《素问·逆调论篇》云："阳明者胃脉也，胃者，六府之海，其气亦下行。阳明逆，不得从其道，故不得卧也。《下经》曰胃不和则卧不安，此之谓也。"奇经亏损、八脉失养与本病发病也密切相关。奇经八脉对十二经、经别、络脉起着广泛的联系作用，并主导调节全身气血的盛衰。尤其督脉循行路线恰在脊髓与脑，督脉虚损，不仅统帅、督促全身阳气的作用减弱，且循行部位受累尤甚，脊髓与脑皆失温养而发病，此与现代医学认为的失眠，在发病位置及其机制上皆极为吻合。近年来，薄氏提出，以神阙为轴心的大腹部不仅有一个已知的与全身气血运行相关的循环系统，还拥有一个被人们所忽略的全身高级调控系统，为腹针疗法奠定理论基础。脐下气海、关元等穴处为人体生命之本，精气之源。任脉上的中脘、下脘、气海、关元四穴具有调理气机、固本培元的作用；而足阳明胃经上的天枢穴及足太阴脾经上的大横穴可促进脾胃的纳运相成，升降相因，临床上通过腹针疗法可以调动人体自然生理功能以实现调理脏腑阴阳气血平衡的目的。

3. 脑肠轴的调节　针灸治疗失眠是一个对机体的调整过程，不仅针对脑，还要针对胃肠，根据肾为先天之本，脾胃为后天之本，要先后天同调，因此要取穴中脘、下脘、气海、关元、天枢、大横，以及足三里、三阴交等穴。更重要的一个理论是脑肠轴理论，人体有两个大脑，胃肠是人体的第二大脑，多数的失眠患者存在消化系统的问题，如便秘、腹泻、胃胀不适等症，这些症状和该类患者的肠道菌群失调有关。脑肠轴是个双向作用的体系，大脑的功能失调通过迷走神经传递给胃肠道，出现胃肠道功能失调；而胃肠道异常，也会通过下丘脑-垂体-肾上腺轴或者神经递质直接作用于大脑。因此在治疗失眠时，不仅要选取头部穴位以调神，还需选取能够调节脾胃，改善胃肠的穴位，也就是双向调节脑肠轴，起到对机体的整体调节作用。

4. 注重精神调护　精神调护对本症疗效提高有重要作用。作为医生要时刻注意患者情绪变化，做好患者思想工作，注意在治疗时和患者多沟通，多询问，多倾听等，并及时进行宣教，消除患者顾虑，这样患者心情舒畅，才能更好更快入睡。

(四) 病案举例

案 1

于某,女,39岁,职员。

初诊

[主诉] 夜寐欠安近3年,加重1个月。

[现病史] 患者诉3年前无明显诱因下出现失眠症状,夜寐欠安,梦多,曾于当地中医院门诊中药治疗1年余,未见明显效果,并伴有抑郁症状,曾口服右佐匹克隆片、氟哌噻吨美利曲辛等,未见明显效果。近1个月来患者自觉症状加重,现为求中医针灸治疗来诊。刻下患者神清,精神可,神情略显焦虑,未见头疼,头晕、目眩,双眼未见血丝,无恶心呕吐,纳食可,二便调,舌红,苔薄黄,脉细数。

[诊断] 中医诊断:不寐;西医诊断:失眠。

[辨证] 心肾不交。

[治则] 滋肾水,清心火,宁心安神。

[处方] 神门、内关、百会(温针灸)、安眠、神庭、本神、风池、印堂、合谷、中脘、下脘、天枢、大横、气海、关元、阳陵泉、足三里(温针灸)、三阴交(温针灸)、太溪、太冲。

[操作要求] "三神穴"为神庭在前发际正中直上五分,本神在前发际上五分,神庭旁开三寸。三穴向百会方向平刺一寸,其余穴常规针刺,平补平泻,得气留针,30 min出针。

二诊 治疗1个疗程后,症状明显减轻,已能连续睡眠5 h。

治疗两个疗程后,患者失眠基本改善,抑郁焦虑症状消失。

【按】失眠病位在心,凡思虑忧愁,操劳过度,损伤心脾,气血虚弱,心神失养;或房劳损肾,肾阴亏耗,阴虚火旺,心肾不交;或脾胃不和,湿盛生痰,痰郁生热,痰热上扰心神;或抑郁恼怒,肝火上扰,心神不宁等均可致失眠。总体而言,失眠一症主因心神不宁。百会穴位于巅顶,入络于脑,可清头目宁神志;安眠为治疗失眠的经验效穴;神门穴为手少阴心经之原穴,太溪为足少阴肾经之原穴,两穴相配可交通心肾;阳陵泉、内关、太冲相配,以疏肝解郁;神庭为督脉穴,本神为胆经穴,三穴组合运用称之为"三神穴",配合印堂增加安神之效;腹八针通调脏腑、和胃安神,补益气血,气血定则心神安。足三里、三阴交加强健脾和胃,补益气血的作用。

案2

刘某,女,56岁,退休。

初诊

[主诉] 失眠半年余。

[现病史] 患者半年前无明显诱因下出现失眠,曾于当地医院就诊,服用养心安神中成药,效果欠佳,靠服西医安眠药,每晚勉强入睡两三个小时,刻下晚上入睡困难,白天精神困顿,伴有胸脘胀闷,头晕欲呕,呃逆酸腐,纳食欠馨,晚餐多食更是辗转不安,甚则彻夜难眠,大便黏滞不爽,舌暗红,苔白厚腻,脉弦滑。

[诊断] 中医诊断:不寐;西医诊断:失眠。

[辨证] 脾胃不和。

[治则] 调和脾胃,宁心安神。

[处方] 百会、神庭、本神、印堂、太阳、风池、中脘、下脘、天枢、大横、气海、关元、内关、神门、合谷、太白、公孙、足三里、三阴交、太溪、内庭、太冲。

[操作要求] 头部腧穴大多平刺,其余穴常规针刺,平补平泻,得气留针,30 min出针。

二诊 停服西药安眠药已能入睡,但睡不踏实,胸脘胀闷已减,纳食有增,大便通畅。半年后随访,病未复发。

【按】阳明胃气本应下行为顺,今胃气不得下行而上逆,可导致不得安卧。因胃络通于心,脾胃又为升降之枢纽,为心肾相交,水火交济之处,胃失和降,阳不得入于阴,而卧不安寐。"胃不和则卧不安",对临床治疗失眠具有重要指导意义,任何脏腑经络、气血津液功能失调都可致不寐,故临证应守其法而不拘其药,权衡达变,圆机活法。(徐世芬)

七、代谢综合征

代谢综合征(metabolic syndrome,MS)是指人体的蛋白质、脂肪、碳水化合物、微量元素等物质发生代谢紊乱的病理状态,是一组复杂的代谢紊乱证候群,是机体衰老的关键节点。从中医的角度,MS是脾、肺、肾、三焦、肝的功能亏虚导致痰瘀停滞,机体运行失常的证候群。

(一)基本病机

机体早期的损伤可以无从发现,它随人体衰老而来。代谢综合征是很多疾病的发端,目前认为与遗传、内分泌、感染、免疫及生活方式、环境因素等均有密切关系。先天性免疫系统的慢性活化是代谢综合征的潜在原因,衰老、生活习惯(吸烟、饮酒、缺乏运动量)、情志、高脂、高碳水化合物的膳食结构(脂肪因子本身就是炎症因子)都和 MS 高度相关,"炎症前状态"、高血液流变学症、血栓形成前状态可以直接导致代谢综合征的发生。

邹一超等根据 MS 的病变程度,将其分为三个阶段。

(1)早期气滞湿阻,临床患者可见肥胖,食多,不耐疲劳,晨醒后困顿,可以出现高血脂症、脂肪肝病等。

(2)中期气阴两虚,脾肾气虚。与血的代谢功能障碍相关。"痰由津血所生",所以部分病患表现为情志不稳定所致的注意力下降、焦虑、睡眠障碍、疲倦乏力、气短自汗、心悸、易汗出、口干多饮等症。临床患者往往伴随着糖尿病初期,出现胰岛素抵抗及(或)葡萄糖耐量异常、高血压、动脉粥样硬化、脂肪肝炎等。"痰之标在脾,而痰之本在肾"。出现脾肾气虚的患者,这个阶段可见气短乏力、睡眠不安、小便清长、腰膝酸痛、血尿酸升高、夜尿频多,或下肢水肿、阳痿、头昏耳鸣。

后期肝肾阴阳虚损、痰瘀互结。这一阶段代谢障碍由糖脂代谢异常发展为明显的铁钙代谢的障碍,机体发生更多器质性的可见病变。肝肾阴阳虚损的患者,骨髓空虚,髓不养骨,导致骨质疏松。

各期中发生痰瘀互结的患者,日久瘀血停滞,则易生癌。

代谢障碍到后期多发展为严重的糖尿病、高血压病、冠状动脉粥样硬化性心脏病(简称"冠心病")、脑卒中,甚至某些癌症,他们不是一个个孤立的病,可以看作代谢综合征的部分转归。

(二)治疗方法

针灸中药结合是具有特色、行之有效的治疗方法,是传统治疗方案的有效补充,能够起到普通治疗所不能达到的主动改善代谢障碍的作用。

1. 针灸治疗　在疾病发展的各期,均采用腹针和体针结合的治疗方案加减,每周治疗 3 次,3 周为 1 个疗程。

（1）腹针：中脘、天枢、大巨、腹结、府舍、关元（针用补法）、滑肉门、期门、章门、京门、带脉（针用泻法），不锈钢毫针顺经斜刺、深刺，或沿皮透刺。

（2）体针：足三里、地机、血海、三阴交、内关、合谷，粗针深刺，细针表皮刺。平补平泻。

（3）在上述针刺治疗的基础上，选用腹部相关穴位推拿按摩，尽量使力量渗透到肠系膜组织，结合神阙、关元等穴中药热敷、隔药物灸等治疗。

（4）注意事项：进行针刺治疗时，以患者针下得气为效，如患者有疼痛感觉时要退针，调整针刺的方向，避免皮下血肿的发生。腹部针刺要注意针下脏器组织的保护，避免刺伤。

2. 中药治疗　在上述针刺治疗的同时，予理血降脂中药方协同治疗。

另外，腹型肥胖者应注意饮食调节，适当运动，控制体重。必要时选用降脂降糖药物减轻胰岛素抵抗、改善血脂紊乱。

（三）临证体会

代谢综合征归属为"脾系病、脾瘅"等范畴。《素问·奇病论篇》："岐伯曰，病口甘者，此五气之溢也，名曰脾瘅……此肥美之所发也……治之以兰，除陈气也。"治疗多从"气滞、湿停、痰瘀"论治。陈汉平认为痰、湿、瘀虽然是导致肥胖的病机，但其发病的内在根本在于肝、脾、肾三脏亏虚，痰、湿、瘀本身也是肝、脾、肾亏虚的病理产物。

代谢综合征多表现为血中能量物质的代谢障碍，和人体的内分泌激素所调控神经免疫内分泌系统高度相关。陈汉平致力于针灸对神经-免疫-内分泌调节的研究，长期观察相关疾病的治疗。针灸通过调动人体自身"天然药库"的潜力，调节机体重归阴平阳秘，在亚健康、代谢综合征、纠正身心失调方面有临床优势。

针灸处方中选用腹针、芒针的方法来调动气机。腹部选用中脘、天枢、大巨、腹结、府舍、关元，选用肝胆经穴位（章门、京门、期门），远端经络取穴，选用足三里、三阴交。运用长针直接刺激腹壁经络穴位、脂肪组织、胃肠局部组织、肠系膜组织，可以直接改善调节胃肠代谢功能，调节能量物质代谢、胆红素代谢、钙铁代谢。通过针刺手法（提插、旋转、快慢、深浅）、不同规格毫针的针刺，产生组织微创，刺激穴位所在内脏组织器官，诱发对应的神经-血液免疫-脏腑内分泌的生理应答机制，起到调节代谢障碍、延缓机体衰老的综合治疗作用。

邹一超等强调针药结合。在中药处方的选用上，选择理血降脂的治疗理念处方用药,多药合用在临床和实验中能很好地改善能量代谢异常的各项指标。针药并举的治疗方法,改变了针灸治疗窗口,使针灸治疗变得更有效。

(四)病案举例

杨某,女,49岁。

初诊(2017年9月16日)

[主诉]进行性肥胖2年余。

[现病史]患者进行性肥胖2年余,自述平素注重饮食调控,但仍感觉"喝水也会胖"。体重76 kg,BMI=28 kg/m²,体脂率33%。经常伴体倦乏力,眼睛干涩,颈腰膝酸痛,偶觉头晕、气短;胃纳可,喜热饮;日行大便数次,便稀不成形,小便调;易汗出,夜间尤甚;夜寐欠安。舌质淡、舌尖红,舌体胖边有齿印,苔薄白腻,脉细数。绝经后数年,有高血脂病史。

实验室检查:① 血液检测:总胆固醇(TC)6.36 mmol/L↑,三酰甘油(TG)1.60 mmol/L,高密度脂蛋白胆固醇(HDL-C)1.48 mmol/L,低密度脂蛋白胆固醇(LDL-C)4.48 mmol/L↑,糖化血红蛋白5.89%,降钙素原0.020 ng/ml,骨代谢检测:β胶原降解产物0.532 ng/ml,骨钙素N端中分子片段12.32 ng/ml,25-羟基总维生素D 12.36 ng/ml↓,甲状旁腺素5.62 pmol/L。② 颈部血管B超:双侧颈总动脉内膜毛糙,左侧可见一个大小约0.77 cm×0.18 cm稍强回声光斑,左侧颈内动脉稍见狭窄。③ X线摄片见颈腰椎局部少量骨质增生。

[诊断]中医诊断:肥胖(脾系病);西医诊断:代谢障碍综合征(能量、骨钙代谢异常)。

[辨证]脾肾两虚,湿阻经络。

[治则]健脾温肾,益气化湿,疏经通络。

[处方]① 腹针:中脘、天枢、腹结、关元、章门、京门、期门[针刺泻法,0.3×(75~100)mm毫针顺经斜刺、深刺、透刺]。② 体针(粗针深刺、细针表皮刺,平补平泻):足三里、地机、血海、三阴交、手三里、内关、合谷。③ 中药理血降脂方:黄芪20 g,三七9 g,当归15 g,黄连3 g,大黄6 g,六神曲15 g,云茯苓20 g,淫羊藿15 g,枳实15 g,甘草6 g。上述治疗同时配合适当的腹部按摩、热敷或艾灸。

医嘱:控制晚餐,视体力在环境适宜的地点慢跑,或太极导引30 min,或瑜伽40 min等。

该患者依上法综合治疗2个月后,自觉身轻,体重下降9 kg,各实验室指标均有改善,体倦乏力,头晕烦渴,颈腰膝酸痛等诸症也有明显改善,大便成形、规则,夜寐安。

【按】本案辨证属肥胖(代谢障碍综合征)范畴,根据对应症状,可归属为"脾系病、积聚、脾瘅"等范畴。《素问·奇病论篇》:"有病口甘者,病名为何?何以得之?""此五气之溢也,名曰脾瘅……此肥美之所发也……治之以兰,除陈气也。"清晰表达了脾瘅属糖脂能量代谢障碍类病症,治疗多从"血瘀、气滞、湿停"论治。陈汉平认为痰、湿、瘀虽然是导致肥胖的病机,但其发病的内在根本在于肝、脾、肾三脏亏虚,痰、湿、瘀本身也是肝、脾、肾亏虚的病理产物。该患者正值绝经后,内分泌紊乱的调整期,《内经》中描述:"女子……五七阳明脉衰,面始焦,发始堕……七七任脉虚,太冲脉衰少,天癸竭,地道不通,故形坏而无子也。"这种形坏就体现在体型肥胖、骨质增生等体征中。绝经后,肾脏气血瘀阻,水精不能正常疏布,聚而成痰湿,导致肝脾的运化代谢功能障碍,表现为脂质能量代谢障碍,出现肥胖、乏力气短、心功能受限等症。另肾主骨,表现骨钙代谢异常,出现局部过早骨质增生的表征。

肥胖是代谢障碍综合征的表现之一,在不同的年龄段均可发生。该患者糖脂、骨钙代谢均异常,通过针灸、中药及行为矫正,对症调理其代谢障碍,可整体上调节其相关的经络脏腑系统,改善钙铁代谢、维护糖脂代谢平衡。

我们选用对脾胃、心、肾功能调节作用显著的穴位,采用腹针、体针的方法来调动气机。腹部选用长针直接刺激腹壁经络穴位、脂肪组织、胃肠局部组织、肠系膜组织,可以直接调节改善胃肠代谢功能。现代研究认为肠系膜应该被纳为独立器官,它维系胃肠道行使正常的功能。所以,对腹壁经络穴位、脂肪组织、肠系膜组织的针刺刺激能很好地调节能量物质代谢、胆红素代谢、钙铁代谢。选用肝胆经穴位疏肝健脾,理气散结,调补肝血,有利于改善糖脂代谢,改善因肝血不畅所致的睡眠障碍及更年期症状。远端取穴,选用足阳明胃经的足三里、足三阴经的交会穴三阴交等,能有效调动胃肠功能。这些穴位对肠胃的调养功能在呃逆病、手术后的胃肠瘫患者的治疗中均得到有效验证。中药理血降脂,起到标本兼治的作用,改善患者的体质,达到短期抑制病症发展的目的。(邹一超)

第四章
经 典 医 话

第一节　中医(学)杂谈

一、中医之生命力在学术(1986年)

日本学者对中医药的浓厚兴趣,实际上是在化学疗法出现越来越多副作用的形势下,对明治维新后全盘否定传统汉医汉药态度的自我反省。这种反省是在经历几十年痛苦的徘徊和对事实的深刻观察、重新评价之后采取的。看看日本这段历史,再回顾我国那段关于预防天花方法先是输出继而反馈输入的历史,应当是大有教益的。牛痘术之所以能超过并取代从我国流传于世界的人痘术,无疑同欧洲当时科学技术迅速发展密切相关。如果把当今日本等国学习中医、利用现代科学技术研究中医,并声言赶超中国的行动,同上述历史联系起来考察,就可体会到,以发达的现代科学技术为后盾的外国中医针灸研究工作者的巨大潜力,也不难使我们清楚地意识到这场挑战的现实分量以及积极迎接的紧迫性。

早在20世纪30年代,北京名中医施今墨先生就深刻地指出:"中医之生命力不在外人,不在官府,而在学术也。"我们要努力搞好中医学术,不断提高中医医疗、教育和研究的质量,跟上时代,使中医永葆生命力。

二、中医学任务是什么(1998年)

中医学作为具有明显中华民族文化传统特色的医学学科,其学科任务包括基础和临床两个方面。基础方面以研究通过脏腑、经络、气血、气化等所表达的人体生理活动,以脏腑制约、气血运行、邪正相争、阴阳关系异常变化所反映的人体病理现象以及天人合一理念等为主要内容。临床方面则以研究应用中药、针灸、推拿等方法和技术治疗或预防疾病的作用和规律为主要任务。

中医学是一门基础与临床相结合的学科。中医治疗有其明显的特色和某些优势,并且承担着从独特的视角探索人体生命现象和规律的任务。尽管受历史条件的限制有其时代的局限性,但它整体和辨证的思路方法,仍能为现代医学科学的研究提供借鉴。所以,如果仅仅把中医学视为一些中医药疗法或只看重那些实用有效的中药和穴位刺灸,就是对中医学的片面认识。

中医学历经千百年而不衰,在现代医学迅速发展的今天,仍能同它平行存在,共同发展,显示了活跃的生命力。这是因为在长期临床实践中,中医学形成了自身的理论体系,并能有效地指导临床。

中医学理论体系是在《内经》《难经》《伤寒论》和《神农本草经》等经典医籍基础上,逐渐充实发展而成的。它包括脏腑、经络、气血、气化等独特功能系统的生理学,以证候为病名,反映人体脏腑制约、气血运行、邪正相争、阴阳关系异常变化的病理学,以四诊八纲等宏观辨证为主要内容的诊断学和药物方剂学,以及以各种病证学说和辨证论治揭示证治规律的各科临床学。

保持和发扬中医学的特色,主要在于遵循中医学理论。用现代科学方法和手段研究中医学理论,不仅在于科学地解释它,更重要地在于进一步总结或揭示人体生命活动的规律,而从免疫学角度研究它同样负有这种使命。

三、为创立具有中医学特色诊断法而努力探索(1999年)

人体脏腑、五官九窍、四肢百骸,均系整体的一部分,同时每一个局部又是一个小整体。耳不是一个单纯的听觉器官。《灵枢·口问》指出:"耳为宗脉之所聚。"耳郭同全身经脉有十分紧密的联系,与脏腑的生理、病理密切相关。当躯体或内脏有病变时,往往会在耳郭上一定部位出现压痛敏感、皮肤电特性变化、变色或变形等反应,总结并利用这些变化的规律,以协助诊断的研究,已日益引起关注。随后,观察研究扩展至包括手足眼鼻舌和第二掌骨内侧面在内的微针穴位系统(与经典穴位系统相区别),初步显示有不同程度诊断正确率,可起辅助诊断和健康体检初筛的作用。这是具有中医学特色的察外审内诊断法,它在不久前还被讥为天方夜谭式的故事。

察外审内诊断,系通过观测人体外在表象,分析判断内脏五官躯体内在的病理生理变化,以诊断疾病的方法。通常以舌脉诊最多用。近年兴起的微针穴位系统诊断法,以整体为本,察外审内,无创伤,可诊已病并预测未病。在此基础上研制出多种诊断仪。

利用微针穴位系统特定的规律性变化以诊病的探索,具有很高的学术意义,并已初步显示其实用价值,已积累的临床和实验资料,对生理病理学是有益的补充,也为生命科学研究提供了独特的素材和切入点。

鉴于已有研究还远未能阐明微针穴位系统的功能,深刻把握它反映病理生理变化的规律,加之此诊法存在不同程度假阳或假阴性率,尚未能在足够广的人群中,在排除有关影响因素的条件下,进行严格的对比验证,尚远未能进入临床实用阶段。若此诊法欲得到医学科学界的认同,成为一种被主流医学广泛接受的诊法,尚需反复验证,总结规律,持续提炼。

此外,通过观察针刺内关穴后心肌炎和心神经症患者 ST-T 改变的差异,以判断系功能性改变(ST-T 恢复正常)或属器质性病变的观察,颇为新颖,此乃临床利用针刺效应以助诊断,值得进一步研究。

随后基础研究也逐步开展,如耳郭解剖和耳穴形态学研究、躯体内脏与耳穴相关性研究(躯体内脏病变时的耳穴反应、刺激耳穴观察躯体内脏的反应及躯体内脏与耳穴联系的途径等),以及利用微针穴位系统诊治疾病的研究成果,再次验证针灸学是生命科学组成部分这一判断。

让我们为探索创立具有中医学特色诊断法而努力。

四、如何看待"国画式"中医(2007 年)

本工作室(陈汉平名中医工作室)在讨论继承问题时,我通过分析相片和中国画的异同表达自己的见解。

相片的特点是分毫不差的像。中国画,既像又不全像被绘的物体,像的是基本特征,反映出对象的神韵,这是根本的,不全像则是具体面貌。

犹如照相要纤毫毕现所传承老师或流派的中医师,几乎不存在,越是经长期临床炉火冶炼的中医,越是对此感受深刻。企图克隆张仲景、皇甫谧学术模型的成功率几近于零,旨在塑造此种模型的中医少年班的创办,代表了那种模仿古人的文化追求。实际上,继承了家族基因的后代们,不可能雷同于祖辈的性状,在子代与亲代之间，总能找出不同程度的差异。因为，遗传和变异是生物不可缺少的一种生命现象，遗传确保各种生物体的稳定，变异则造就生物的进化。遗传规律启迪我们：没有基因变异，生物界就失去进化的材料，从而遗传只能是简单的重复。农作物空间诱发变异育种的探索，是一种创举，移植这高明开明的认识，将引导我们冷静、宽容地对待"中医基因"合理的变异而不变质的种种现象。

我以为，不论哪种模式，中医人才培养的主体是"国画式"的，少数"漫画式"（夸张变形并不妨碍对被绘者容貌的神似），俗称"怪路子"中医和具各级学位、职称，但不"像"或不"姓中"的从业人员。似乎随着现代化进程和职业选择多元化的影响，后者的比例呈上升趋势，颇值跟踪观察。

"国画式"中医把握中医学的神韵和特征，如文化理念、基本理论、辨证论治以及独特的诊疗技术方法体系等。正如一幅国画作品，只要绘出对象的神韵和基本特征，就是合格的画作，至于其水墨线条的粗细浓淡、曲直干湿等，则是绘画流派、技巧等具体技艺问题。统编教材对于中医流派逐渐衰微之势似有难以推卸的责任。不加选择地"统"和"化"，大约也是一种文化思维的体现。

既像又不完全像的"国画式"中医，是在像的基本格局上有变化，有自己的特色，乃至有所创新。可见，能不同程度地在理论与实践相结合上掌握中医学精髓的不完全像的中医就"姓中"。金元四大家的出现和清代叶天士创立温病卫气营血辨证和治疗，就是有力的佐证。创新往往因其反潮流的特征，起初多不为众人所认同。如果更多的人怀有齐白石"学我者生，像我者死"那样的胸襟，就会为年轻人留下更宽松的创新环境。

五、关于中医临床思维（2015年）

中医分科不少是与西医的相对应，诸如内科的脑病科、老年病科、心脏病科、肾病科、风湿病科、免疫病科、内分泌病科等。主事者认为这易与当代患者医学知识基础接茬，方便就诊；在学术上有利传统辨证与西医辨病相参照，促进疗效提高。然而传统中医师存有顾虑，在分科细化条件下，当面对西医诊断明确、手持影像学或其他检验报告的患者时，中医辨证施治的临床思维易被干扰，尤其入行不深、中医根基尚不扎实的中医师，更易被暗示，让辨病思维占据了主导地位。

思维，是人脑对客观事物能动、概括的反映，以概念、判断、推理等形式呈现。中医临床思维伴随中医诊疗全过程，所以，贯通"十三科"的"理"并非虚泛，存乎中医学理论、理念（如天人合一）和临床经验及其应用于诊疗的思维。有了坚实的中医临床思维根基，就不会在参考西医诊疗分析之时被辨病思维轻易"绑架"。

辨证思维，乃医者循中医学医理分析四诊所获资料的思维过程，并引导产生诊疗思路以及后续的理法方药穴和操作方案，它是中医诊治的基本保障，系贯通"十三科"之"理"的具体呈现。

辨证思维基本上代表中医临床思维，体现着中医药学的真谛和文化。

然而，正是如此关乎中医药学生存和发展的首要问题，却让许多老前辈牵肠挂肚，放心不下。怀着一份沉甸甸社会担当的国医大师石仰山，近来竭力呼吁："要给中医正正'骨'了！"不少漠视乃至背离中医临床思维之作为，让德高望重的骨伤科大家意识到，中医自身"脊梁骨"不正了，这着实令他为中医药前途焦虑万分。其实石仰山医师的师辈以及更早的中医们，已十分关注这类问题，频频告诫。

实际上，自从西方医学冲破中医药在神州大地的一统天下后，中西医学临床思维一直在比较、竞争着。除部分西医师自觉学习中医并卓有成效外，对强势西医的冲击，中医药似乎始终处于守势，尤其在当下见仁见智的"中医现代化"语境中，这种"拔河"态势更令人心中没着没落。有鉴于此，国医大师裘沛然强调："不要用目前西医理论生搬硬套，例如发热、炎症，不要局限于清热解毒，辛温药甚至补益药也可能有消炎或者更重要的作用。"还提醒，包括冠心病的心胸疼痛，不要完全受现代诊疗之提示，其施治"不局限于活血化瘀一路，可作痰饮治，或用行气宽胸之法，或用芳香宣窍，也可用养阴或扶阳药，或用甘缓及和胃或养心等法，效果远胜于用单味丹参"。博览医方群书、深受临诊锤炼并对现代医学科学有所涉猎的裘先生经验之谈，对我们学好用好中医药有所启迪。当然，对待中医临床思维，除观念、态度外，还有一个学术水平的问题。

辨证与辨病相结合，颇受中西医结合医师和一部分中医师推崇，应进行认真研究，使两者在结合的基础上逐渐形成一种规范的切实易行的原则和方法，如针刺复合麻醉法。西医学基本特征是量化描述，重客观证据，多以数学方式表达。而中医学是在中国经典哲学孕育下产生，临诊以观察为基础，重视医患双方的感受以及某种形式的互动，往往置客观测量结果于次要地位，两者真正结合是一项难度极高的探索。

中西医交流，在当今"多极医学世界"里是不可避免的，并且只会增多加强。但是，中医与西医交流，不是使自己诊疗思维被西医同化了，变成西医模式的，而是找到并使用对方容易理解的方式或语言,告诉西医我跟你差别在何处,并解释为何是这样。

无疑,辨证思维并不神秘,它丰富而多彩,架起了理论理念与诊疗实践之间的桥梁。辨证思维能力的优劣,决定医者诊疗水平的高低。

六、中医特色,时代气息(1989年)

同从事任何工作一样,中医药研究也要解决好方法问题,因为"科学是随着研究所获得的成就而前进的"。中医药传统方法研究涉及文献、基础理论、中药和临床等广泛范围,以下仅就中医药临床传统方法研究,谈一些不成熟的见解,以求教于前辈和同行。

中医药传统方法研究具有以下主要特征,即以中医药学基础理论为指导;使用传统的中医证或病的概念;通过四诊方法收集临床有关资料,进行辨证论治;疗效评估以患者症状和体征自身前后对照的变化为主要依据;研究是通过临诊在人体上进行;它不依赖实验检测指标,以直观的临床观察为主。显而易见,以中医药学理论作指导,进行辨证论治,使传统方法研究具有明显的中医特色。它紧密依赖于临床治病的实践,以治疗效果为追求的首要目标,对仪器、设备条件的要求不高,着重于整体的观察。

传统方法是千百年来中医药界经过长期实践验证而习用的有效方法,为探索应用中医药治病的规律,积累了十分丰富的经验,并不断充实中医药学理论体系。传统方法是中医药研究的基础。

有人认为,吸收某些从西医或现代科学移植来的研究方法,即所谓现代方法,不仅没有改变传统方法的性质或内涵,还有利于进一步阐明中医药理论的本质。如果这种探索能够说明或解决一些问题,无疑是对中医药学术的一种发扬和提高。

历史和现实均已表明,在现代科学技术迅猛发展的今天,运用传统方法研究中医药还存在着某些不足之处,从而不利于参与国际间学术交流和中西医学的相互渗透。

传统方法是宏观、动态的,但比较原则;而现代方法着重于微观,但易显露出把事物过程孤立开来的弱点。两种研究方法不能因其有传统的与现代的差异,而理解成存在着好与坏之别。把中医药研究的传统方法同现代方法结合起来,以便对人体健康或疾病的总画面和细节进行全面而生动的再认识,以期既显示中医特色,又具备时代气息。中医特色是中医药研究工作的基础,是其生命力之所在;所谓时代气息是指尽可能合理地利用现代科学技术成就为中医药发展服务,中西医互相补充,取长补短,发挥各自的优势,加快中医药学术发展步伐。

七、研究成果不要成为"橱窗里的蛋糕"(1994年)

上海滩历来是东西方文化交汇点,通过人文交流,优势互补,产生了许多海派的艺术文化。海派的特征是不拘一格,兼收并蓄,其核心为解放思想,实事求是,立足于探索,着眼于发展。中西医结合,借鉴或吸收现代科技,推动中医药学术发展,是中医药海派风格在现代化建设阶段的具体表现。

现在应引起关注的是,在发展针灸学术过程中产生的治疗技术性成果如何推广、转化以及如何向海外介绍的问题。用种人痘方法预防天花是我国在10世纪以前十分辉煌的医学成就,后来这技术传出国门,英国医师琴纳(Edward Jenner,1749—1823)于18世纪末发明了牛痘接种术,超过并取代从我国流传于世界的人痘接种术。我们应冷静地从古代这个技术先输出继而输入的历史,获得有益的经验教训。尤其20世纪70年代以来,由于我国针刺麻醉和针刺镇痛原理研究的成果公之于世,导致针灸研究成果和知识大量向海外传播的情况下,更不能淡忘了这个历史教训。这个教训主要一点是,由于历史条件限制,当时的医学成果未能同先进的科技结合,无法形成产品,更谈不上形成产业,输出的仅仅是技术性知识。面对建设21世纪的上海,建设高度发展的上海科技和经济的现实,历史的回顾提醒我们,在致力于针灸学术研究的同时,也应致力于研究成果的转化。

八、什么是好的医案医话(2011年)

医案,也称脉案,是中医诊疗病例的记录,体现理法方药穴的具体运用。载于《史记·扁鹊仓公列传》的"诊籍"为最早的医案。当医学生时,我就已初步理解读名家医案的重要性,毕业实习时,龙华医院老中医徐嵩年向我郑重推荐《张氏医通》。1961年除夕,我购得叶天士《临证指南医案》,如获至宝。但在龙华医院担任住院医师期间,学习临摹最多的却是《丁甘仁医案》。我认为好的医案医话应是:

1. **真实记载诊疗主要环节和结果** 这是医案的立足点。遗憾的是,以往某些医案有斧凿之嫌。某些门人囿于追求师门医案脉证理法方药穴丝丝入扣的形象，贸然伤筋动骨地润色原始记录。此举只能忽悠初出茅庐者，必遭老法师们白眼，授人笑柄，反污了师门清誉，弄巧成拙，诚为吾侪医人所不足取。

2. 重在介绍诊疗经验 此乃医案之生命线。过去，有的学生研习医案时，常因老师施治立法方药，难以从典论或药性上找到凭据而忐忑。

其实，久经医炉陶冶者都明白，非一切方药技法都有出处或成法可循。殊不知，不泥于"本本"，不胶柱鼓瑟而通权达变，随机用法，或不拘一格出奇制胜，何尝不是师门多年（代）从挫折中总结，从胜局中提炼的心得。何况独门绝技多难言传，只赖长期侍诊左右，潜心揣摩意会，才得窥其奥秘。

纵览古今流派，谁家不是得益于某（些）独家经验或招式而生长而流传。

3. 力争记述诊疗思维 中医治学，宜别"形而下""形而上"。前者乃可记忆可操作较易于学之方药技能，后者系无形的诊治理念、规律。医案若能记述遵法度又不囿成法，临机处置精妙化裁方药经穴之智慧，以及直面败局而相机调度药法之思维等，则当列瓜熟蒂落、水到渠成之作，可遇而不可强求。

4. 分析失败之案例 用药如用兵，"未必知兵无败局"（裘沛然）。此类医案启迪、示范之效应，不可以斗量之。

由于得到批量对照观察研究报告之支撑，体现个性化诊疗的本集医案，只见"树木"不见"森林"的缺点被纠正了。许多医案关注辨证与辨病结合，重视参考西医诊断和理化指标检测，也宽容地看待患者此前正（已）接受的现代疗法。医案作者除老一辈中医外，还有西学中和中医院校毕业医师，知识结构虽存差异，却各擅所长互相借鉴，老中医们对现代科技程度不同的包容、开放，彰显了海派中医的气质和风采（注：本集医案，指《海上名医医案心悟》，本文为该医案集序言）。

九、中国人创造力是科学后来居上唯一依靠（2000年）

近日，从报刊获悉中国科学家参与的人类基因组工作草图绘制成功，它再次提示基础研究的重要性，同时也进一步彰显探讨针灸与基因关系这一重要学术课题的必要性。

此外，中国科协于1999年10月在杭州举行首届学术年会，这是科学界重要学术事件之一。我作为中国针灸学会代表参与学术交流，聆听中国科协主席周光召题为"历史的启迪和重大科学发现产生的条件"的报告。周光召报告的要点如下。

尽管我国在被封锁的条件下，成功地研制了两弹一星，但是完全领先、开创性的科研成果或重大的科学发现，迄今尚未在我国大地上产生。21世纪初叶，将是中华民族以坚定步伐走向世界的关键时期，要求涌现出有世界领先水平的重大科技创新。历史已经证明，物质条件在重大科学发现和科学工程的实现上都只是必要条件，而非充分条件。德国（20世纪初世界科学中心）在当时并不是经济最发达的国家，科学家的生活和工作条件是很差的；美国在二战时期开展制造原子弹的计划，科学家在高山和荒漠地区工作，开始时也十分艰苦；20世纪最富创新力的科学发现之一——基因双螺旋结构，不是在有深厚基因研究传统的美国，而是在遭到战争严重破坏的英国卡文迪什实验室（以物理学为主要研究方向）出现的。可见，在物质较差的地方也可以产生最重要的科学发现。

周光召指出，在科学上只有第一，没有第二。在科学发现过程中，关键是人才（具有创新力的科学家和学术群体）、战略和学术环境三个要素。

从中国古代技术的成就、华裔学者和中国留学生的贡献以及中华人民共和国成立后中国科学家的贡献等方面，说明发挥中国人的智慧和创造力是实现我国在科学上以弱胜强，后来居上的唯一依靠。我体会，周光召的报告对针灸学术的研究和发展也有重要的指导作用。

我曾主张，当代中医针灸学人应当形成一个共识，即没有创造就没有中医针灸学现存的传统，只有创新才能建立新的学术传统。现有的传统和新的传统之间存在着一个共同的支撑点，即创新。显然，现存的传统不是古人一次性创造的产物，而是代代有创新，逐渐积累的结果。应当看到，"今天"只是"昨天"和"明天"历史链条中的一环，中医针灸学传统形成的过程，经历了无数个"昨天—今天—明天"的转换。这就是要正确理解和处理继承和发扬关系的实践基础。实际上，每个有作为的时代都要继承好"昨天"，持续地把融进了当时代科技成就的"昨天"或某些可被后人接受为新传统的概念、理论、技术和疗法留给"今天"，再传于"明天"的后代。今天的我们不能例外，要更好地认识和处理这个关系，以不断地推进中医针灸学学术的发展。

让我们立志创新，为保持中国针灸的世界领先地位而共同努力。

十、借鉴现代科技发展自身（1989年）

传统方法研究具有扎实的临床实践基础，但科学是相互促进的，由于我国过去长期处于封闭状态,缺乏运用现代科学手段研究的条件,以致中医学科发展缓慢。中华人民共和国成立后虽有所改善,但仍摆脱不了进展缓慢的状况,以致中医学同时代前进步伐难以同步。这除有某些政策和管理上因素外,研究方法的问题是其中主要原因。如针灸腧穴功能研究,在两千年左右的时间里,前人的研究仅停留于用具体主治病症来表述的水平上,只有数量的积累。近10年来,虽然人们的认识仍不深入,但已能对针灸腧穴调整人体功能的作用等作初步的勾画,这是借助现代实验手段,把实验研究方法引入到穴位研究领域的结果。这启发我们,应有意识地把某些现代研究方法吸收到传统方法研究中,如在四诊方法基础上,用现代科学手段收集临床资料;按规范的DME(设计·测定·评估)方法设计课题;用动物模型探讨作用机制;采用统计学方法对定量或定性资料、数据进行处理;用必要的实验观察配合临床观察,对临床过程、疗效进行更客观、统一、规范的评估等。

　　对同一患者,不同中医师往往同时会作出不同辨证结论,这促使某些中医、中西医结合专家力图借助现代检测手段,探索微观辨证规律,以便同传统的宏观辨证相结合,深入研究其机制,分析其异与同的原因,从而发展中医辨证体系。很可能,进行微观辨证同宏观辨证结合探索的医师们意识到,传统方法和现代方法兼收并用,对中医药学的发展或中医现代化将是一条重要的途径。客观事实证明,运用现代科学研究方法,已经阐明了中医学中的某些问题,甚至连过去西方医学认为"不科学"的内容,如心与小肠相表里,却被现代科学证明为有重大的科学价值。

　　中医药研究传统方法的形成,是中国古代哲学思想影响和科学技术渗透并同临床实践相结合的结果。纵观中医药发展的整个历史过程,中医药学理论形成和学术进步,也是不同程度上反映中国各个历史时期当时科技发展的水平。古代众多医家十分重视利用当时社会科技发展的新成果为中医药学发展服务。张仲景、李时珍就是博采众长而推动中医药学发展的代表。大凡对中医学术发展的推动,都是对原有理论或技术有所变革、创新的结果。针刺工具从砭石到今天的不锈钢质毫针,正是采用了各个时代的各种先进材料和加工技术的结果。假如针具不随时代变革而发展,依然沿用河北满城出土的西汉金针,虽金光炫目,但粗如当今鞋匠用针,今天恐怕少有人敢以身相试的,令世界瞩目的针刺麻醉技术也就不会问世了。

针灸学应跟随时代步伐,吸收当代科技成就以丰富、发展自身[注:除屠呦呦发明青蒿素外,龙华医院朱培庭研制的"胆宁片"打入加拿大市场和陈以平等以中医药治疗慢性肾病成果刊登于《美国肾脏病杂志》(IF5.756),被授予上海市科技进步一等奖,均以实例支持本文命题]。

十一、中医药学研究与创造性思维(2003年)

思维,是"把丰富的感性材料加以分析和综合,由此及彼,由表及里,去粗取精,去伪存真,从而揭露不能直接感知到的事物本质和规律"。创造性思维是同"双百方针"、学术环境和科技队伍一样,构成攀登科技高峰的必备条件。

针刺麻醉下手术是医学家在针刺止痛经验的启示下,逐步发展起来的。随之,在阐明针刺引致内源性阿片样物质的释放,是其镇痛的物质基础之后,医学家又将针刺麻醉方法移植到戒毒的实践之中,并获得成功。从针刺止痛到针刺防痛,再到针刺戒毒研究思路成功的转移,均明白地体现医学家一系列的创造性思维。研究思路是思维过程的结局。

中药疗法研究也不乏创造性思维指导研究的事例,如上海市第一人民医院应用安胎方药对抗移植肾排异的实践。调摄冲任的保胎方药,往往产生防止流产的疗效,这是古人的经验。古代并无脏器移植的实践,把保胎方药成功地扩用于脏器移植临床,是古法新用。因此,把抗流产与抗排异进行联想,导致治疗学新思路诞生的思维过程,并从中引申出某些普遍的道理,是很有意义的。

显然,相反的事例在中医药研究中也俯拾皆是。20世纪50年代末,上海中医学院老中医吴翰香,已应用含砷化合物中药雄黄治疗各种类型白血病,并获初步成功,但由于未能继续深入研究,致使近年得到国际医学界认同的砒霜(三氧化二砷)治白血病的重大科技成果,与中医药界失之交臂,从而引发深刻的反思。有识之士认为,未能有效运用科学思维,分析、发现问题,提出新的研究思路,是最值得总结的教训之一。

显而易见,在研究思维与思路之间,还存在一个重要的环节,即研究工作假说(推断)的建立。科学思维是建立合理的工作假说的前提,在假说的引导下才能形成相应的研究思路。但一些研究人员对假说阐述的必要性存在异议。实际上,任何一项科学研究都要建立工作假说,即使不用文字表述,这一环节也客观存在着。因为具体的实验仅是为了验证假说而已。科研是为了揭示研究对象内在变化的规律,是一个探索未知的过程,只有在科学假说引导下,才能形成恰当的研究目标和正确的思路及相应的技术路线。

类比、归纳和演绎推理等形式逻辑推理方法,都是建立科学假说的重要方法。在前述的保胎方药被应用于抗移植肾排异实践的思维过程中,医学家应用了形式逻辑推理中类比推理的方法。

把中药天花粉从引产扩用于治疗同绒毛膜有关的疾病,如葡萄胎和用于抗早孕等,也是成功地应用类推法的例子。天花粉提取物使绒毛膜形成广泛的血栓,最终因血供阻断而坏死,是它能被延伸应用的病理生理学基础。

想象、推理等均属思维活动。类推法仅是科学思维过程常用的方法之一,要求在广阔的范围内把两个不同事物进行合理、有依据的联系,异中求同,同中求异,既借助于原有的知识,又不受原有知识的过分束缚,从而使科学从旧的知识领域中脱颖而出,过渡到新的知识领域。

无疑,对我国科技事业发展而言,最关键的是建立国家科技创新体系,在这个体系内在机制的激励下,科学家的创新能力才能得到更充分的发挥。

十二、科技创新与创造想象(2005年)

针灸疗法在问世之时是一种创新的科技。如今,有人担心中国针灸可能会逐步失去领先地位,因为它的创新力似有弱化之趋势。显然,这涉及诸多因素,而其中很重要的一点,是缺乏活跃的有创新意义的想象力。这可能同周光召所批评的"自信不足,不敢碰难题,满足于跟踪模仿"密切相关。对整个科学界而言,是面对外国人缺乏自信,而中医针灸学界,则是面对古人而自信不足。

所谓想象,是在原有感性形象的基础上创造出新形象的心理过程。想象力是最高境界的能力。"创造想象"是人类改造世界的一切创造性活动必要组成部分。对中医针灸学而言,一方面要敢于想象,另一方面要善于对待"创造想象",尤其是当它同中医针灸学传统概念、理论发生冲突时。因此,能识别、理解和支持"创造想象"的观念和慧眼在很多情况下是十分关键的。但也不要把一切想跨越针灸学传统而又脱离客观实际的想象,均认为是具有创造性的。

在创造性想象中,科学家对现象进行观察、体验和分析,并对所获材料进行选择、提炼和加工,形成研究工作假说,并引导出相应的研究思路,进而实施设计。

同艺术一样,科学的进步也需要想象力。诺贝尔奖获得者希尔认为,从事创新性研究必须有足够的思考空间。X射线、盘尼西林等的重大发明,都源自超常规的想象。"针灸血清"的问世,是我国实验针灸工作者,在创新思维引导下合理想象的结晶。有活跃的想象,才能产生科学假想,才能建立起相关的研究思路。科研思路对创新研究的重要性是显而易见的。实践科研思路,是为了抵达科学的彼岸,就要像旅途跋涉一样,渡过许多河,这需要借助船或桥,科学研究中的技术方法,就譬如船或桥。可见,有正确的适合的方法,才能实施研究思路,验证假想的合理性(注:周光召,20世纪末任中国科协主席、物理学家)。

十三、现代生命科学与中医学研究(1995年)

中医学理论阐述自然和生命过程及其相互作用的规律,经长时期临床实践检验而能同现代医学理论平行存在,有效地指导着针灸临床。数十年来已得到许多实验资料的验证,如日食、月之圆缺、昼夜更替和四季气候转变等,均可明显影响人体神经、内分泌功能活动和脉象变化等,验证了"天人相应"学说的科学性。

中医学理论已引起了国内外有远见卓识的医学家、科技学家的关注。由于受到历史条件的限制,中医学在长期封闭状态中研究、发展,未能吸收并利用近现代科学技术,加之中医学理论表述的独特性,很容易造成对它的误解。

藏象经络学说中"心(经)与小肠(经)相表里"的论述,过去被认为缺乏科学实验资料证明,是不科学的。中医学中的"心",既指循环的心,也指"神明"的心(脑),心、脑同小肠在解剖上无直接联系。但神经科学研究新进展显示,脑与小肠存在许多相似之处,只有小肠具有脑的多种功能和物质,如小肠内许多神经丛和脑一样存在血脑屏障;脑内许多种神经递质在小肠内均能找到;小肠内的神经不只是交感副交感神经,有相当大的独立性;阿片成瘾现象在小肠也有表现。美国生理学家发现,用每秒10 Hz的电场刺激豚鼠回肠肌肉,可分泌一种神经肽,它同脑中的脑啡肽完全相同。尽管现代解剖学上的"小肠"同中医学所指的"小肠"的概念不尽相同,但它已从一个侧面提示,即使过去人们认为最难理解或验证的理论问题,如今已能用科研资料进行新的认识。这启示我们只要跟踪并利用现代生命科学研究的新成果,藏象经络,阴阳五行学说中的阴阳互根、转化、消长和制约,生克制化、同气相求、相反相成等生命活动、病机变化、邪正斗争的各种动态联系和相互作用规律的研究等,均将得到加强,取得新的进展,并回过来给当代医学、科技的进步过程注入新的活力。

中医学历来十分重视脑的作用,《素问·脉要精微论篇》指出:"头者,精明之府。"作为中枢免疫器官的胸腺及其分泌的激素,在免疫功能调节中起"乐队指挥"的作用,胸腺细胞、T淋巴细胞同脑细胞具有共同的表面抗原Thy-1,它似乎是攻击免疫细胞和脑细胞的病毒附着位点,在被人类免疫缺陷病毒(HIV)感染致病的艾滋病患者,往往表现出神经系统症状,并在患者的神经组织里发现HIV抗原和CD4受体。这些表明胸腺同脑关系相当密切。胸腺受到重视是近20年的事,过去中医学研究未直接涉及它。那么,从藏象学说上应如何认识胸腺,胸腺属脏属腑,归入何脏何腑的问题值得进行讨论。

十四、当中医药·针灸面对互联网+:"危"或是"机"(2015年)

在新一波科技浪潮冲击下,中医药常碰上先辈们不曾经验过的事。目前复旦大学正与上海中医药大学合作开发中医人工智能机器人,期望利用其深度学习能力,分析名中医积累的经验信息,推动中医学术更好传承。在"互联网+"战略空间中,互联网技术很可能同传统伤科等中医药诊疗深度融合。若能成功地产生化学反应,可能创造出颠覆性的中医诊疗新格局,届时传统的诊疗习惯就得改变。"30年后让医生找不到工作。"电商巨头马云的预言未必成真,但中医师处方施治方式将受强烈冲击,刺灸、推拿或中医外科手术施治或也受某种制约。是"危"还是"机",需预作设想应对。历史显示,在时代发展、新科技冲击面前,阻挡或回避无济于事。古云:"万物并育而不相害,道并行而不相悖。"面对现代科技的挑战,古老中医学需迎而随之,细致观察,继则择而化之,终则融而合之。"洋为中用",化科技冲击于无形,实现自身进化,演绎"土"与"洋"、传统与现代结合中医版的小提琴"梁祝"协奏曲。从此视角考察,似乎贯通"十三科"之"理"的治学要义,是顺应时代潮流,借现代科技之长发展自己。

邓小平名言:"我们要赶上时代,这是改革要达到的目的。"要赶上时代,中医药·针灸也应如此,不仅要积极迎接新科技浪潮挑战,更重要的是要尽力满足国内外公众对中医药·针灸不断增强的合理期待。

十五、中医药"十三科"共处于一个命运共同体(2015年)

这里借用的"十三科"一词已非古代的含义,仅作象征,以理解"十三科一理贯之"理念所传递的中医药学术的整体性。

在200年前没有西医的中国社会,中医药历史性地承担着中华民族防疾治病的全部重任。经长期临床实践,针对不同病症,十三科——应运而生,其技艺因各自探索而进步,因贯而通之而构成完整的诊疗体系。多元共存,由互鉴而多彩,由包容而互补。"十三科一理贯之",是石氏伤科凝练并奉献给整个中医学术的理念,在它引领下,中医共同体中"小提琴"(比喻大方脉)和"二胡"(指针灸推拿等)协奏出"和而不同"的交响乐。

"物之不齐,物之情也。""和而不同"是事物发展的规律。世上万事万物千差万别、异彩纷呈,如果毫无差别,事物的发展也就停止了。所谓"越是民族的就越是世界的"就是表述了这个道理。保护生物多样性已成今日世界的焦点,提示差异的重要。对待普遍存在的差异,我国智慧先人的处方是"和而不同",为了"和(谐调)"就须尊重、保护"不同"。多样性也是中医药学术的重要特征,保护各科诊疗技艺的个性,中医药才能和谐发展。如果"十三科"个性缺如,就肯定追不好"中医梦"。

龙华医院在院区最醒目处塑立8位内、外、妇、儿、针、伤和眼科元老名医的铜像。清醒的龙医人明白:不同专科都是独特的,无优劣之分,只有特色之异。针灸与中药要互鉴互补,让年青(轻)中医人在各科贯而通之氛围中逐步成长。"元老花园"仿佛是个气场,我到龙华医院治病取药,每每要绕个弯经过那里,凝眸须臾当年教师的形象。中医与西医尚且"和而不同",何况中医药队伍内部。单个科"独奏",犹如生旦净丑任何一个行当,尽管唱念做打、手眼身法步功夫精湛,也不能代表完整的京剧一样。

一理贯之的"十三科",一个不可割裂的整体,均以独特的思维、深邃的理念和简约的器材,表达着对自然和社会的理解,其内在规律和原理是共通的。不可或缺的独立专科,兴衰与共,都隶属于中医药命运共同体,即使更全面传递着中医临床思维、奠定各科临床基础的大方脉也是如此。所有耿耿于"君临天下",睥睨"江湖",舍我其谁,或施药与非药疗法相互攻讦排斥的行为,与"十三科一理贯之"的要义背道而驰。

十六、一个基础研究推进临床治疗突破的范例(1982年)

将正常细胞、组织、器官移植给患者,以替换其失去功能的细胞、组织、器官,曾是人类的一个梦想。由于科学技术的发展,这个梦想变成了现实。血细胞移植成功导致输血的广泛应用。组织、器官的移植更为复杂。现代医学对同种器官移植的研究开始于20世纪50年代。近25年来,器官移植已越过实验阶段。近10年来,临床兴趣已由皮肤移植转移到肾移植。心脏、肝脏、胰腺、肺脏、骨及软骨、胸腺和骨髓等的移植问题,正在大力研究之中。

为了使移植的组织、器官长期存活,在移植之后,目前通常用非特异性的免疫抑制作用以控制排斥反应,虽可取得一定功效,但长期应用常并发严重感染,甚至诱发癌症产生。移植物的命运,在很大程度上取决于受-供体间组织相容性的差别程度如何。如果组织抗原不同,则在供-受体间将引起宿主(受者)抗移植物(供者组织器官)反应或移植物(供者的免疫活性细胞)抗宿主(受者)反应,导致移植失败,甚至危及受者生命。在移植之前对供者进行仔细的选择,在供-受者间应用人类白细胞抗原(HLA)系统进行组织配型就显得很重要。

人们之所以能够对组织、器官移植有今天的认识,首先归功于杜塞(Jean Daussset,1916年生人,法国免疫学教授)30年来对免疫遗传学的研究。由于杜塞的研究工作,使医学界认识了一个新的遗传系统,从而对遗传现象差异性的认识产生了一个飞跃。这个系统在人类称为 HLA 系统。这个系统包括许多基因,它们决定细胞表面抗原的组成以及产生免疫应答的能力。

当前,HLA 与疾病的关系,已成为免疫学领域中一个十分活跃的研究课题。尽管在现阶段,HLA 与疾病相关性的认识,对日常临床的应用价值还很小,但它仍是一个很重要的发现,将加深人们对某些疾病的认识,推动预防医学的发展。

医学界高度评价国际合作在 HLA 系统揭示过程中所起的积极作用,认为是生物学研究中国际合作的典范之一。杜塞的出色研究成果是与广大公众的积极支持分不开的。由于实现了 HLA 相容的移植,到 1980 年终于取得了 75% 以上移植物能长期存活的令人鼓舞的结果。他被遴选为 1980 年诺贝尔生理或医学奖获得者。

我曾数次聆听杜塞的学术报告,并有一次简短交谈,受益匪浅。

十七、岂有名家不读书(2003 年)

在推荐这本论文集时,面对伴着针灸向全世界推广而来的学术竞争和挑战,我深切地感受到,我国针灸学人要继续努力,把针灸学术推向新的水平。开拓创新研究的思路、能力,涉及面很广,其中含有读书做学问的问题。学科带头人的读书问题尤为重要。目前在针灸学界,读书不够,不精,不能像海绵吸水那样吸收他人积累的有用的点滴知识、经验的问题,不同程度地存在着。所以,我以裘沛然的诗句"岂有名家不读书"作为题目,以期不忘老一辈中医学家的提醒和鞭策。读书,首先要读中医学的书,也要读中医学同现代科技相结合开展治疗和研究的书。无疑,实践是最重要最丰富的一本大书,更要读懂读通。让我们讲学习,多读书,勤实践,读好书,使读书成为创造性思维的催化剂,变成优良学术环境和科技人才队伍建设的基石〔注:该论文集收录的论文来自 2001 年 8 月 24 日,在新西兰召开的国际生理科学联合会第三十四届世界学术大会卫星会议(针灸研讨会)上交流的部分论文,主题为"针刺是否有生理学基础"。原资深实验针灸研究者、旅美的上海生理学家李鹏教授(1933—)参与组织该卫星会议交流并赠我论文集〕。

十八、如何培养"青胜于蓝"的中医药针灸人才(2007 年)

未来,中国人创造的中医药针灸,将成为人类共同的卫生"语言",然而某些以"科学"自诩的国人,却未能科学地对待它。大凡,世间由强者制定规则,居于弱势的中医,若欲摆脱那些不符合其特点的"标尺"对其疗效实施手术式考评的命运,唯有靠培养青胜于蓝的人才,遵循学科自身的规律,发展好中医学术。

对于中医自身发展规律的理解,见仁见智。历史提示,今天的传统是前人的创造,若只是重复模仿,而不致力于新的创造以丰富传统,中医发展就迟滞;反之,学术进步就快,如针刺麻醉和针刺镇痛原理及耳穴诊治研究对针灸学术的有效推进。它揭示学术创新是中医事业发展的原动力。从战略上认识,这是中医发展的根本规律。继承,就是要传承中医学的创造锐气以及张仲景博采众长敢于创新的治学精神。

身处近代以来最佳但也复杂的环境中,继承是不可回避的话题,新生代中医像不像的问题,成了老中医一直化解不开的情结。上海滩一位名中医指出:"中医必须'姓中'。"击中了要害。强调要"姓中""像"(合格),是传承中医薪火的需要,针对着业界有人不"姓中"不"像"的现实。

任何事物的特性要靠传代以维持。中医"种系"稳定地绵延了几千年,堪为世界医学的独例,全靠其学术基因一代代地遗传。应当相信,只要心到力到,排除干扰,当代中医人具有比前人更优越的条件以培育延续中医血脉的新人。

"青"有时显得青涩,不足为怪,但少数人显露的"混"和"浮"的倾向,倒不可掉以轻心。此外,为师者仅是"小蓝",切忌以中华文化、中医药学"大蓝"的代表自居。

在学术发展和人才培养上,中医药针灸界存在歧见,这可能缘于在继承问题上不同的文化取向。其一,类似于"学生必须相信老师,对教科书上的东西不能置疑,古训不可悖,权威不能怠,已有的科学定律不准讨论或修改"等唯古唯书迷信权威崇尚模仿的理念。其二,致力于探未知,不管前人有多大成就,不高山仰止,总是设法超越。无疑,前者会导致习惯于承袭思维,满足于效仿前(古)人,总以为祖先创造的医学成就,是不可逾越的学术高峰,从而妨碍中医学人创新思维的开发,延缓中医药针灸学术与时俱进的发展步伐。与之相反的先进文化,鼓励创造,遵循中医发展的基本规律,继承而不泥古,思索而不唯书,尊重权威而不失创新的锐气,利用规律并致力于发现新的科学规律,它必将引领中医学术不断推陈出新。

中医针灸学术的发展,虽需要科技的支撑,但也离不开人文精神和修养的滋养。只有创新,中医药针灸学才有可持续发展的前景,永久屹立于世界医学之林,成为中国能够影响世界的因素之一。

十九、中医现代院校育才不如家传师授(2007年)

中医师培养,在家传和师授之外,从20世纪初增加了大学培养的途径。经过近百年的实践、比较,迄今依然存在关于大学培养模式是否适合中医的争论。浙江、上海均有名老中医指责大学模式的重大缺陷,推崇师授的育人方式,对中医未来怀有忧虑者绝非个别,也非捕风捉影。令老一辈难以释怀的是中医后继乏人乏术,他们不忍目睹冠以学士、硕士、博士的中医师不"像",甚至不"姓中"。

不"姓中"是态度问题,至于不"像"则主要由其中医学术水平低所致。

不"像"不"姓中"现象非当代所独有,其复杂的原因应认真剖析。显而易见,中医带徒模式同封建社会的经济、社会和文化相适应,中华人民共和国时期的带徒班教育已融合大学模式的某些优点。一般地,大学运行的机制着眼于教会学生思想,知识的传授在被赋予想象力的氛围中展开,学生聆听教授名家的教诲,接受各种杰出思想的熏陶,各种独特见解的争鸣有助于唤醒活跃的思维,引导学生产生可持续的创造智慧。大学还有利于教会学生如何读书,不仅培养"求知的兴趣",还催生他们"对书籍忠贞不渝的情感""在走出校门之后继续保持求知的状态""把读书视为提高自身素质的重要途径"。此外,大学教育促进学生学会想象。英国哲学家怀特海认为,想象力是大学存在的理由。"运用想象力去获取知识,知识才不会是纯粹的知识""运用想象力去辨察事物,事物将不再是纯粹的事物,它被赋予产生丰富思考和进行改造的全部可能"。再者,大学为学生学会实现理想的手段创造条件,"正确地运用手段和运用正确的手段抵达理想的彼岸,是大学精神立人的根本"。这让学生受用终生。

尽管,中医现代教育远未臻完美,但符合现代科学体系所代表的现代文明对教育方式的选择,代表着中医人才培育的方向,若能合理吸取带徒模式的长处,如重视言传身教和文史感染,注重经典诵读和临诊实践以及易于因材施教等,有望逐渐成熟,为中医事业持续地提供合格的人才和科技资源。

二十、未必知兵无败局(2007年)

中医针灸学是生命科学的一部分,技术技巧含量高,与哲理、中华文化的联系千丝万缕,故锤炼一个"像"的中医,绝非易事。因为既要把中医学术中的"形而下"(硬件)学到,又要掌握其"形而上"(软件)的内容,并在临诊中有机地结合运用,其难度是可想而知的。

《易·系辞上》说:"形而上者谓之道,形而下者谓之器。"所谓"形而下"者指受限于具体形态的器具、技能等操作层次的东西,大约诊治知识和经验,中药穴位及其处方、刺灸推拿技术等属于此。相对而言,只要下工夫,这是较易掌握的。"形而上",则指无形的或未成形体的东西,包括诊治理念和规律,临床思维的智慧,以及阅历、见解、悟性、学养、操守等,如治疗时不胶柱鼓瑟而能通权达变;精熟医理而随机用法,不拘一格出奇制胜;遵守法度又不囿于法度,精妙化裁方药经穴;掌控"用药如用兵"之谋略等。鉴于"未必知兵无败局"(裘沛然),能冷静面对自己诊治之"败局",相机调整治疗方略;以及临诊、读书中理性地对待名家们相左之议论,合理取舍,弃粗取精;对前辈医师难以言传而又在常理法度之中有效治疗方穴的领会等,可归属于"形而上"的范围。"软"(形而上)的,往往比"硬"(形而下)的更难获得,但其效益更久远,见功夫于细微之处。

中医学术精华不唯是"看得见",可背诵记忆而获取的知识技艺,更是蕴藏在中医传统和由中华文化支撑的理念之中"看不见"的东西。正是此两者的综合，构造了优秀中医人既能满足职业要求，又适应学科发展长远需要的本领。

把握这些"软"的"看不见"的东西，需要勤奋，反复地从错综复杂临床现象中体验中医诊疗的本质，并揣摩"软""硬"两者内在的联系，更要求在悟性、人格和文化熏陶基础上的潜移默化。

第二节　针灸(学)杂谈

一、怎么看针灸(学)(2017年)

针灸，缘起于我国先人对生命现象最原始的观察和不停的探问，化"枳"为"橘"，催生出让世界为之倾倒的针灸疗法。随后智慧地提出理念，建立经络脏腑学说和穴位系统，并诠释了古典生命科学，创立传统针灸学，阶段性地解读了刺灸干预及其诱生的效应。

传统针灸学以独特视角和深邃目光，理解生命，看待人体。经络学说最重要的贡献，是昭告医者，人体是有机的整体，诊疗中要关注患者及其功能状态，要合理利用人体自身，开发其潜藏的"药库"或"自备药箱"。

历史上先有刺(砭)灸疗法，后逐步被本草超越，然而针灸先人并不随波逐流，更不放弃，坚信许多本草能治的病症，针灸也能胜任。不必讳言，被赋予若干经验医学特征的传统针灸学，对人体功能和诊疗的许多"为什么""怎么办"的问题，尚难给出更接近真实的解读方法。有幸的是，先辈把它郑重地传给了我们，让当代针灸人防治疾病有了基本的遵循。

先辈们通过观察加追问和分析归纳的治学方法，以及对"知调阴阳"的学术提炼，大格局地给后人建起一座学术文化宝库，彰显生命科学与针灸学是一个学术共同体，前者是后者发展之"土壤"，后者实践和发展将不断丰富前者的内涵。

中医学之"望闻问切"体系昭示，针灸学推崇观察，注重医患各自感受及相互沟通，而非指标检测量化，也不追求现代医学的病因、病理和病灶的确定。观察，旨在揭示显露在"黑箱"两端的干预手段及其诱发的调节效应。跟随时代变迁，中医师们也应用听诊器等，不排斥必要、适合的现代检测方法。它们是中医师望闻问切的科学延伸，可助评估人体功能状态及其演变，有益于发挥刺灸调节功能的作用，提供现代研究适宜的交叉切入口。

入针灸行五十余载，算得上个中老手了，但我仍有些怕朋友们问询某些最基础的针灸问题，尤其是没有药的针灸为什么能治病保健，治哪些病针灸最得心应手等。笼统的回答也不难，难的是具体应对，更不用说精准精细阐释了。际此，我内心的纠结是可以想象的。我不满足全籍古典语言作答，恐给人文科技学者留下搪塞的印象。

迄今，针灸"黑箱"若明若晦，跟我若即若离，有时似乎触手可及却又莫测高深，看似简单却潜沉巧妙。不经意间我觉得针灸作用就像戏台，两旁悬着的一副楹联把传统的小小戏台刻画得入木三分："六七步九州四海，三五人万马千军。"古戏台上表演以小见大，从虚说实，鉴古喻今，浅显中诠释着奥秘，步步玄机，这似乎是在说针灸的学术性格。诚然，对不少疾病，针灸也"华佗无奈小虫何"，然而，犹如针刺复合麻醉下就成功实施海绵状血管瘤全切除那样的演出，绝非"打鸡血"后灵光乍现。化险症在举手之间，解病痛于平淡之中，实是针灸"戏台"时常演绎的"戏码"。此个中之甘苦，绝非坐而论道的"科学卫士"所能品味之。

众所周知，今日针灸"戏台"已非前辈郎中"草台班""赶码头"时灰头土脸的旧戏台了，新时代针灸已"化茧为蝶"，既登堂入室，也"飞入寻常百姓家"。像并蒂莲花开两朵一样，针灸"戏台"有的搭在基层，台上人一专多能，三五人就把"生旦净末丑"各个角色全部搞定，"龙潜大泽"，蕴蓄着业中高手，好口碑不胫而走。不少砭炳"戏台"则奠基府院，坐拥更多资源，出入"大剧院"，"挂牌演出"，门庭若市，引领科研逐步深入，夺标中大奖，光彩夺目，但风光背后也难掩"橱窗中蛋糕"，中看不中用之尴尬。殊不知，"大有大的难处"。不过不管砭界何方"神圣"，都要共同设法读好本文开头涉及的那一本难念的"经"。

怎能念好针灸(学)《难经》，编一本有别于针灸学名师李鼎的《针灸学释难》(1985)？

总体上，我坚信，针灸人一代更比一代强，年轻一代更聪明，受教育更多更容易，其"诗外功夫"如外语、互联网应用，对现代科学尤其现代生命科学更贴近更了解，对针灸学研究发展，会从不同侧面产生积极的作用。年(青)轻针灸学人知识结构更多元，明显有别于师辈祖辈。念好针灸(学)《难经》的长征，要由他们勇敢地从前辈手中接过薪火相传又一棒，增强对传统文化的亲近和积淀，开始历史跨度显著要短于两千年新的学术长征之旅。

我于20世纪70年代末赴法国留学，也就是为了念好针灸《难经》迈出的取经的第一步。两年多归来，颇有收获，背回一大堆外文资料。然而原来的问题还在那里等着，我与唐玄奘西方取经的效果差距很大。无疑，揭秘针灸"黑箱"必须多科学参与，借鉴Bio-X研究模式，也须时间，何况在日新月异现代免疫学面前，我仍是一名新兵。但我已领略现代生命科学"外面世界"的精彩。宏观的启示及曾参与研究的小领域知识和技术方法，令我对针灸学术和治学问题的思维，登上了一个新的台阶。

从1984年初夏起我担任上海市针灸经络研究所所长，在岗13年余（其间2年多兼任上海中医学院针灸推拿系主任），职责所在，不得不时常思考针灸相关的问题。1999年12月退休后，由于不再承担日常的医教研任务，基本上是一名"宅老"，有闲。在岗时思考的"常规动作"没有停止，还增添了"自选动作"，有检讨和自省，看事情更理性、淡定，有些问题思虑得更深些，例如：什么是针灸（要素），什么是针灸学，针灸学是否是人学，如何研究针灸（学），怎样建设现代针灸学科，什么是穴位及其功能，经络循行图为什么说是示意图，刺灸穴位后外周血中生物活性物质能否用于临床，针刺穴位创伤与无创痛，未来针灸会发展成什么样，是否会被现代科技完全替代，针灸医师应具备什么治学理念和知识结构，以及什么是中医与免疫的关系等。

居然，上面列举的许多问题都可以被作为哲学命题来理解。很长时间里，从未理解到属于自然科学的针灸，会跟哲学社会科学扯上了关系。习近平总书记在哲学社会科学工作座谈会指出："一个国家的发展水平……也取决于哲学社会科学发展水平。"（2016年5月17日）我们要认真用哲学精神指导针灸学术和治学研究。所谓哲学精神，就是批判性思维，努力寻找本学科存在的问题，致力于突破、创造。

二、跨越老祖宗跨越自己——浅谈针灸学术的跨越发展（2002年）

2002年新年伊始，国家科技部明确提出，我国科技发展战略，必须加快实现从以跟踪模仿为主，向以自主创新和实现技术跨越发展为主的转变。新华社评论说，"跨越"首次成为我国科技发展的战略目标。无疑，对那些技术发展曾以跟踪模仿为主的领域，是适时的实践指南。针灸是我国古代原始性创新的一项科技，历来为外国所跟踪模仿。显然，这种特殊性绝不应当，也不能成为针灸学不必实现跨越发展的理由。任何有生命力的科技,都不能裹足不前。何况,如今它同"国球"(乒乓球)一样,也面临着"世界打中国",不少技术优势正在面临丧失的危险。

中国针灸学的跨越发展,就是要跨越老祖宗,跨越自己。研究成果居世界领先地位的针刺麻醉下施行手术和针刺镇痛原理研究,创造了新的学术传统和新的技术方法,充分体现了这种跨越发展。具有创新思路的"针灸血清"研究,就是为了学术跨越发展而进行的探索。历史有力地提示,针灸学术创新,不是靠本本,而靠实践,靠破除种种不合时宜的观念。我们的研究观念、思维、思路和方法,不仅要与时俱进,随着我国入世,针灸进一步走向世界,还要与"世"俱进。实践告诉我们,谁能正确处理创新和学术传统的关系,不人为地设置学术研究禁区,谁就能在针灸学跨越发展过程中,处于主动地位。

显然,跨越发展是有条件的,绝非随心所欲。只有充分继承前人的学术经验,才有可能站在老祖宗肩膀之上实现新的学术跨越。在这过程中,不排斥点石成金的机遇,但更应信奉"种豆得豆"的定理。

让我们一起温习裘沛然的要求:"中医特色,时代气息。"把继承性、探索性和创造性,有机地融合在推进针灸科技跨越发展的实践之中。

三、优势下的思考(1987年)

最近发生的两件事,对我们针灸界来说,是值得认真思考的。一件是我国科学工作者在举世瞩目的超导体研究角逐中取得领先地位。另一件是在第三十九届世界乒乓球锦标赛上中国健儿冲破重重阻拦,勇夺 6 项冠军。这两项成绩的取得,对针灸工作者们莫不是巨大的鼓舞。针灸学科是一项可能在世界学术领域中争得"单项冠军"的优势项目。只要我们具有同这些超导体研究者和乒乓健儿一样的精神,奋发图强,敢与强手拼搏,敢于在激烈的竞争中去夺取胜利。

超导体研究是我国学习外国然后赶超的。我国不是乒乓球运动发源地,但 20 多年来在此项运动项目上具有优势,长盛不衰。时至今日,形势已发生了变化,乒乓球运动竞争的程度日益激烈,中国选手的对手更多、更加强劲。中国乒乓球的优势已变得极其微弱。由于中国教练去外国任教,中国选手的战术已无秘密可言。现在,整个世界乒坛都在研究中国,形成了全世界打中国选手的格局。

中国针灸面临的竞争态势同乒坛十分相似。我国是针灸的故乡,从总体上说,目前我国针灸还拥有一定的优势。但由于北京、上海、南京三个国际针灸培训中心每年都接纳一大批外国学员,经常有各种类型讲学团组出国教授针灸学,这对中国针灸全球性传播无疑是一桩大好事,全世界学习、研究中国针灸,形成一股方兴未艾的热潮。同时,中国针灸领先世界的地位也受到越来越多的挑战,日本学者宣称要在3～5年内在中医药、针灸方面超过中国,就是典型的一个例证。

在第三十九届世界乒乓球锦标赛前,国内乒坛不少有识之士就告诫"狼来了"!这是国际性挑战的象征性比喻,是在优势下危机感的集中反映。中国针灸界也要看到领先形势下广泛的、强有力挑战的存在,绝不可以掉以轻心。而更重要的是要有实力的准备,在发展针灸学术上多下工夫。这是迎接挑战的坚实基础。

四、如何摆脱科学困惑(2015年)

针灸学是科学吗?科学界见仁见智。所谓"科学",既指精神层面的,也指技术层面的。在对事物运动考察、判断上,一般指同样条件控制下观察的结果,是相同的,能被复制。无疑,个体差异性给刺灸疗效评估兑现"科学"概念,带来不可控的变数,以致同类观察结果可比性不高。

在与个体差异现象博弈中,研究者在实验中用纯系动物为观察对象以应对。而在临床研究中,则移植现代医学的方法,实施统一的科研设计,执行多中心、大样本、随机和盲法或假针灸对照,努力使控制条件(诊断、纳入、排除标准及针灸穴位、术式和刺激参数以及人文关怀、心理暗示等)一致。在大样本环境中,个体差异干扰作用的总体显示率可被明显地"冲淡"。该方法的引入,似乎为克服个体差异对疗效评价的干扰找到一种可供借鉴的方法。但是,研究者为适应现代研究要求,把刺灸术式和穴位等统一了,也固化了,无奈地抛弃了中医临床诊疗的精髓——辨证论治,颇有"削足适履"之弊。因为,"履"是现代的"舶来品",而"足"是民族传统的,若欲相适应,或将"履"作相应变更,或痛楚地"削足"。怎奈源自物理学、居高临下的"科学"之"履"不肯屈尊迁就,而弱势的正热衷于科学化,急切要证明自身是"科学"的针灸学,不得不委曲求适于"科学"的"卖方市场"。

冷静观之,"科学"概念引领的方法,推动着严控条件下临床研究的进步,但对个性化治疗的效果评估,颇显得"水土不服",显然它并非为辨证施针灸设计的。现代科研方法与中医传统的个性化治疗原则该如何相处,以规避上述尴尬呢?目前的认识,两者相融合很难,但可相互启发乃至结合。西方医学科学的基本特征是量化描述,定律多以数学公式表达。而在中国经典哲学孕育下产生的中医学,是以观察为基础,推崇的是医患感受而非测量,往往无法言传只能意会。今后中西医临床研究方法能否互相适应,有待观察。

其实,是否"科学"不涉及针灸学建设的实质。质疑者不必拘泥于"科学"的概念,重要的要看针灸保健疗疾,如针刺麻醉原理研究那样,已获得大量科学实验的佐证。应当着眼于如何协助针灸科学研究深化和促进中西医结合。而针灸人则要冷静对待质疑,切不可一听异议就胸闷赌气,此乃弱者之心态。何况质疑者未必均为恶意。要敢于并善于与不同见解者在学术上用能相沟通的语言或文字平等地交流,解疑释惑,合理吸收有益的建议。更要紧的是要扎实地深入研究,致力于提高疗效、研究设计和观察能力,以及研究成果的转化。

五、对针灸学要有一颗敬畏之心(2015年)

临床思维乃中医药文化的一部分。文化在乎信仰,信仰靠敬畏支撑。笔者曾对学生说:"在中医针灸经络面前,持有一种敬畏感,十分重要。"有了敬畏,流淌在血液中的是对中医药的热爱,会特别尊重所从事的中医师职业。当好一名中医师,某种意义上比评为名中医更有价值。若缺失敬畏,贯通"十三科"的"理"就失却存在根基。我赞同京剧大家尚长荣的观点:"在传统面前,首先要有尊重和敬畏,然后努力跨越和发展。"对中医药,前者是保持中医学基因之保障,后者则为引领中医药学术先进的治学文化。有敬畏之心的中医师,在实践验证和经验积累之后,会对中医药以一副欣赏的诗性的目光审视、研究它。真诚的敬畏并非因中医药完美无瑕,也不必丢掉分析的态度,良莠不分,而是谨慎扬弃。国医大师裘沛然提醒:"因为研究中医学难度很高,同时其中也杂有一些臆测和粗糙的东西,所以要对中医理论作出深入、系统、精确的论证。"而上海中医学院首任院长程门雪(1902—1972年)提出:"在渊博的中医学术中,每一部分都有精有芜,只有多少之分,没有绝对的精芜。我们认为精华的精华中,就可能有糟粕存在;我们认为糟粕的糟粕中,亦可能有精华的发现。"他认为,究竟是精华还是糟粕,要以反复的实践来判定,如果对其内容未经深入研究,或者还没有了解而即随便加以否定,这是轻率的,不是科学的治学态度。

此外,裘沛然还主张"要打破中医学中一些人为的'清规戒律',要在中医学原有基础上深入发掘,有所创新突破"。这与他倡导的"中医特色,时代气息"一脉相承。

两位大师开明而高明,语重心长,对我们处理实践与理论,辨证与辨病关系以及增强中医临床思维能力等学术和治学问题,大有裨益。

六、针灸学进一步走向世界(1994 年)

众所周知,针灸已在 20 世纪 70 年代率先于中医药其他各科走向世界,这主要得益于我国针刺麻醉临床和针刺镇痛原理研究的重要成果公之于世,得到国际医学界的高度评价,从而使针灸学被承认为世界医学的组成部分。而针刺麻醉临床和针刺镇痛原理研究之所以能在针灸发展史上充当这个角色,则借助于传统针刺疗法同现代外科学、神经科学等临床和基础学科的相互结合。

不论是更好地适应社会的需求还是进一步走向世界,均是以针灸学术进步作为基础的,而同多学科相互结合则是推动学术发展重要途径之一。针灸已得到世界的承认,要进一步走向世界还必须被世界科学界进一步认同。卓越的疗效和重大的理论建树,是针灸学术自立于世界医学之林的根本条件,而同现代科学结合则明显有利于世界的进一步认同。在这一点上,若拘泥于"民族文化无须外国认同"的狭隘认识,那么讨论针灸走向世界的必要性也就没有意义了。同样,如果减弱乃至丧失针灸的传统性,失去了固有的特色,也就失去了走向世界的优势。

如今 120 多个国家或地区成千上万患者,每日同"绿色"的针灸疗法零距离对话,领受中国原创科技之润泽。这在几千年中国文明史上绝无先例。这是小小银针刺中"时代气穴""得气"的文化效应,是以中国针灸实力为背景的。

针灸学进一步面对世界,走出去传播自己的理论、学说和技术、经验,也请进来,学习世界同行长处和特点,在学术平台上平等地交流,寻求共同点,让外国同行了解我们同他们差别在什么地方。针灸(学)开放包容,将对实现针灸研究时代性、探索性和创造性的统一,具有重大的意义。

七、针道和针器(2004年)

"道者",规律也。与"道"相对者,"器"也。"器"指具体事物。刺灸技术及其相关疗法,属于"器"的范围,可总称为"针器"。在选定的腧穴上,以某种手法操控"针器"所诱发的调节作用以及相关诸因素之间相互关联的规律,即所谓"针道"(针灸之道),它从临床治疗和实验研究中探求,并在两者实践中应用和验证。

"针道"和"针器"是密切联系的,后者之"利"是前者之"善"的基础或前提。虽然,针灸学的主要任务是研究"针道"和"针器",但"针道"之研究,毕竟是针灸学的首位任务。"针道"乃针灸学术之灵魂,只有正确理解和把握"针道",才能合理、有效地利用"针器"。恰如深知为兵之道者,可以运筹帷幄之中而决胜于千里之外。任何对针灸作用规律理解的偏差,必然会阻碍针灸的研究和应用。

诚然,在"针器"改革或创新方面取得进展非轻而易举之事。但是,深刻的理解和把握"针道",更是十分不易的,这需要针灸医师和科学工作者艰苦探索,细心领悟。悟针灸之道,绝非坐而论道者所能企及的。

简而言之,针灸之道的核心,只有"调节"二字。《灵枢·根结》指出:"用针之要,在于知调阴与阳。"调节是针灸最本质的作用。从表面上看,这似乎很简单,实际上要阐明不同情况下针灸调节作用以及与此相关的种种问题,是极为艰难复杂的学术任务。

欲悟针灸之道,要有不断探秘,永远求新的观念和相应的正确方法。所以,对于"针道"的理解和把握,不能仅从学术上去认识,还应当有对治学精神和态度的要求。

"针道"研究之兴衰浮沉,也从一个侧面反映世道,世道旺则针灸兴。近50年来,尤其是改革开放以来的20年中,针灸事业取得显著成就,针灸学术获得巨大发展,已是不争的现实。这其中演变发展的最多最快的,当首推"针器"这一领域,这是继承传统的结果,也是引进现代科技,使不同技术有机组合乃至最终融合的产物,再次表明治(针灸)学观念的重要性。而"针道"研究,虽也产生不少关于针灸作用的新认识、新观念和新学说。但是,迄今除了针刺麻醉和针刺镇痛原理之外,尚未形成被学术界公认的"针道"研究重大成果。究其原因是多方面的,可能有观念的因素,也有学术方面的原因,因为要站在前人成就的基石上,作新的学术攀登,其难度之高也是不言而喻的。

八、没有创造就没有针灸学传统(2002年)

曾应南京中医药大学之约,就针灸学及其研究的若干问题,我发表九方面见解。事后获悉,其中关于"没有创造就没有针灸学的传统,只有创新才能建立新的学术传统"的认识,获得较多的共鸣,反映了年轻学者们对学术创新的高度重视。

历史已经反复证明,创新是一个民族的灵魂,当然也是针灸学延续、发展的原动力。针灸学在其发展历程中也有众多创造,在此基础上形成了宝贵的传统,建立了理论、方法和技术体系。这就是它在现代医学迅速发展的今天仍能同其并行发展,并在不少方面取得重要成就,稳步走向世界,产生针灸国际化效应的基本原因。古人的创造为针灸在现时代,尤其是数十年的存在和进一步发展、创新,打下坚实的基础。

在晚年,在学术生涯终点前,我在以下这一点上,比年轻时的认识更加清晰,即传统是一种有生命的,不断在自我发展和提炼中延续的东西。

九、经验医学、传统针灸学和现代针灸学(2015年)

针灸,这一中国原创的科技,缘起于对生命现象最原始的观察和不断探问。

针灸-生命科学探究远未终结。几千年后,皇甫谧的子孙们仍在好奇地追问,例如,为什么(耳)经穴可反映人体生理病理状态?为何针刺镇痛能支持外科手术实施?传统针灸学构建基于临床实践的诊疗体系,虽然以经验为临床思维依据的知识系统尚欠完备,但在未来仍是无可替代的。

现代医学科技界通常视传统针灸学为经验医学,对此我学界否认或默许。

一般,经验医学将感性经验作为诊治知识唯一源泉,强调或夸大其可靠性,而对它向理性认识能动地转化缺乏自觉性,习惯于把局部诊疗经验视为普遍规律。如果上述诠释合乎实际,或许对指认传统针灸学确具经验医学若干重要的特征,不应有太多的反感。经验医学是一个成熟医学体系发展历程中必经的阶段,其历史和现实的贡献不容低估,不宜简单地以优劣标准评价之。如果固守旧有理念,乃至盲目地以经验医学捍卫者自诩,那么,传统针灸学就不可能自觉地向现代针灸学过渡或转化。

2012年由中国针灸学会发布的《针灸学学科发展报告》指出,要努力实现

"传统针灸学上升为科学针灸学"的目标。这是一个引领未来发展的指向。该报告提示,现代针灸学是一个综合的医学知识体系,包括学科基础、临床和刺灸法等系列内容。倡导力推传统针灸学摆脱经验医学桎梏,有利于"既继承中国传统中医药学合理内核,保存其独特治疗手段,又符合现代科学理念"的现代针灸医学学科的建立。《"十二五"针灸发展规划纲要》强调,要借助针灸效应机制研究,实践中医药学与其他自然科学尤其是生命科学理念的沟通,在发展自身的同时,对生物医学、生命科学乃至整个现代科学的发展产生重大影响。这是因为"针灸学携带着生命科学的密码"。

我更愿意把科学针灸学称为现代针灸学。然而,建设现代针灸学是一项艰辛的探索。

十、怎么看"人的针灸"(2015年)

针灸是以患者为本,患者是诊疗的核心,所以说,针灸是"人的针灸"。多年前曾从报刊抄得一对联语,上联曰:"德不近佛者不可为医。"对照许多老一辈中医,我以往对医师和患者的定位均属"医学人""生物学人",而未回归"人",颇显"物化"了,疏漏了应有的人文情怀。另外,对如何调动患者与疾病抗争的主观能动性,进而增强穴位刺灸引发的生理效应,均未涉及。

针灸医学,乃自然和社会科学的综合体,辨证施刺灸术的医师,不应把诊治变成一项纯生物学的实践。何况针灸医学远非绝对的科学,也未发展到"针到病除"的水平,处于医患关系主导地位的医师体现适当的人文关怀,是完全顺理成章之举。如此则不致令患者对所刺入的"寒光闪闪"的银针产生冷冰冰的感觉,从而有利调动患者与医师合作跟病患作斗争的主观能动性。

医师的人文关怀,我以为可体现在以下方面。

(1) 以患者为本的理念为指引,把自己诊治经验凝练在诊治方案和刺灸施治之各环节;尽力尊重患者要求得到最适当治疗的权利,在细节上也注意保护其利益,如冬天刺灸治疗时给予必要保暖以防受寒感冒;重视保护患者个人隐私和尊严,避免女性患者在裸露治疗时尴尬地面对异性者。

(2) 增强患者战胜病痛的信心。诊疗中倾听、关注患者对病情的诉说,化解其焦虑等负面情绪,平等和善对待患者;展示规范的医护形象,提供个性化的心理疏导,适时而非教条式地宣传良好生活方式的重要性和中医养生理念和方法。

这些说明心理支持等人文关怀对调动患者与病痛抗争的主观能动性的重要意义。至于增强心理适应能力可产生增强刺灸疗效的生理学效应，可通过已建立的心理生理学予以解释。

"人的针灸"，要求不单纯地从物的角度，而着重从人的角度考察和对待针灸，这是对"什么是针灸"最正确的回答。为了让这个源于自然又高于自然农耕文明的结晶，更好地为保障正努力于实现中国梦社会公众的健康做进一步贡献，应继续在先进文化引领下，追随老一代针灸人崇尚的"大医精诚"目标，从学术、技艺和人文等方面着力锻造"人的针灸"，让扎在患者穴位上的每根银针都闪烁着暖色，传递着针灸人之浓浓暖意，构建着温情的医患关系。

十一、什么是针灸学？（2013年）

针灸学与针灸（疗法），在学术深度和广度上均不相同。不少人把针灸同针灸学科等同看待。欧美针灸界通常以"针刺"（acupuncture）代表"针灸"或"针灸学"。针灸与针灸学概念或任务混淆的事，首先不要责怪西方人士，我国针灸业界也未必都弄清了这个问题。

上海中医学院1960年编撰出版的《针灸学讲义》（上海科学技术出版社），在"针灸学的定义"中说："针灸学……这种医疗方法是产生于很古的石器时代。"江苏省中医学校的《针灸学》（江苏省人民出版社，1957年）也认为："针灸学即是外治类的一门科学，它的内容为针刺和艾灸两法。"

此后，全国高等医药院校试用教材《针灸学》，由南京中医学院主编，人民卫生出版社1961年出版，后经1964、1975、1979、1985和1997年分别修订，改由上海科学技术出版社出版发行，但对针灸学任务的认定却一以贯之。例如，1985年版《针灸学》指出："针灸学是以中医理论为指导，运用针刺和艾灸防治疾病的一门临床学科。"这是学界约定俗成被业界接受的主体认识，反映某种历史条件下学科的真实。笔者曾完全接受上述定义，也对学生"照本传薪"。

与其说这是给针灸学定义，不如说仅为针灸疗法，充其量是为针灸治疗学规定任务。以笔者当下的理解，把针灸学完全归属于临床医学，显欠准确。

随着实践和阅历的积累，笔者逐步对此习以为常的学术定位提出质疑。

鉴于对传统针灸学推陈出新问题的思索，我认为，针灸学任务是探索（与刺灸相关的）生命科学并（在临床）应用其成果（1996年），并提醒"这是一个十分重要但有待进一步强化的治学观念"。随后又提倡"要从生命科学高度思考针灸作用的研究",不赞成仅视针灸学为临床医学的习惯认识,并质疑固有的针灸学定义,深切认识到,把针灸学定位为临床医学分支很不明智,既未能反映本学科近60年中的发展,也难以在更高层面上引导针灸学术转轨研究,谋求更有效的进步。

2012年中国针灸学会发布《针灸学学科发展报告》,在其启示下,笔者把自己最初设计的针灸学定义作修订,即针灸学是一门在中医学理论和生物学理念指导下,应用传统和现代科学技术方法研究与刺灸、腧穴等相关的生命科学规律,并在临床应用其研究成果的中医学科。

十二、为什么传统针灸学要转型发展为现代针灸学(2014年)

(一)有利于提高疗效

古典理论指导,依赖经验积累,被证明是一条提高诊疗水平的成功之路,但走这途径让从刺灸疗法问世到针刺麻醉下手术成功的历史跨度十分漫长。因此,积累经验,注意发现临床新现象,提炼新经验并自觉地将它向理性认识转化之路,应加速开拓。把古人应用青蒿的经验转变为被世界广泛接受的抗疟药所提示的,正是发展现代针灸学所要借鉴的。同理,刺灸疗法的改善,也必须突破以经验为临床思维基础的治疗格局,才能实现。

(二)有利于确切"翻译"传统理论和诊疗方法

这个重任是传统针灸学难以承担的。中医针灸学乃世上仅存的具有理念、理论指导的传统医学体系,脏腑经络学说经典地阐释刺灸效应之所以然,但科技界对植根于中国文化的传统说理难以接受。加之古朴深奥的古典理论、经验式表达的刺灸效应以及因医者而异的穴位处方、手法操作等的某种随意性,令江湖术士和"科学卫士"有隙可乘滥售其奸,无辜的经络针灸屡背黑锅。针灸故事鲜活精彩,要讲好它,要努力对针灸学理论精髓进行现代诠释,赋予时代特征,构筑可与现代医学科学主流知识系统在同等层面交流的话语体系。杨永清主持的针刺抗哮喘实验显示,针刺抗哮喘作用涉及T细胞受体等多种信号传递通路调节的生物学过程,其中钙调蛋白S100A9是针刺抗哮喘特异性表达基因之一,其重组蛋白,在体内外模型中具有良好的剂量依赖的气道舒张作用。表达该研究成果的论文被美国《生化和生物物理学研究通讯》刊载。这是用"世界语"与国内外医学科学同行成功交流的实践。近年来此种交流逐步增多。

上述的针灸学转型发展如能实现,将是针灸学术更重要的升级发展。与时俱进的针灸学术才能顺应时代要求和公众的期盼。

十三、关于建设针灸学的议论(2014年)

关于如何建设针灸学,笔者的见解就是一个词"转变",转型研究和转化应用。

远古先人对针灸消减病痛现象反复观察和追问:这是为什么,催生了针灸疗法,随后演变为传统针灸学。这是针灸学史上最重要的学术转型。但历史条件滞留它在这个层面很长时间。

今天,历史为"传统针灸学上升为科学针灸学"提供了基本条件。鉴于"针灸学携带着生命科学的密码"的特性及世界医学科学界对转化医学(从基础发现到改善病人 from basic discovery to improved patient dare)理念的倡导,针灸学界逐步形成了不应继续停留在以防治疾病为目标的临床医学分支的地位,要努力向科学针灸学过渡的共识。

转化医学,着眼于实验室与临床间双向的知识转化。针灸学研究成果转化是以诊疗经验为前提,把经验与实验有机地串联起来,即临床-实验-临床。这有别于由基础医学支撑的西医学之转化,它把实验室的发现转化为临床技术,又通过实验研究回答临床中提出新问题,发现的新现象,即实验-临床-实验。传统针灸学向现代针灸学或科学针灸学,而非向实验医学转型,目标在于以中医学和生命科学理论为指导,以有效的针灸干预为中心,应用传统的和现代科学的原则和方法,按实验概念和规范,运用设计、测量、统计分析、解释和报告之程序,通过(临床和动物)实验探究针灸对病理生理状态的干预效果及其受相关因素制约的规律,再反哺临床,把反复验证提炼的诊治方案,如电针治疗腰椎间盘突出症、电针治疗急迫性尿失禁、隔药灸治疗溃疡性结肠炎等,向社会推荐,充分体现立足于临床经验,努力为患者服务的中医特色。

针灸,未来不因医学科学发展而遭替代的关键,是自身具有不可替代性。这全赖针灸疗法持续完善,学术不断进步和现代针灸学建设的顺利实现。

十四、为什么建设现代针灸学是一项艰辛的挑战(2014年)

使科研成果与诊治实践深度融合,把基于经验之上对重大疾病施治规律的新认识，尽快转化为临床新方法，为患者提供较先前更优的刺灸医疗服务，涉及治学文化理念、管理和人力资源等问题，情况错综，影响广泛而深刻。医师们须在熟悉的医疗老本行"规定动作"之外，了解乃至掌握陌生的原先与临床脱节的实验研究，有机地融合两者，造就一种崭新的临床格局。不难看出，临床和基础医学水平皆优，但有所侧重的人才难得。储备如此的"两栖人才"既是转型升级的保证，也是最大的难点，难期一蹴而就。显然，在足够投资之外应营造健康的学术生态环境和用人用钱机制。

针灸学术转型发展必须实施开放战略，与国内外医学中心合作，以重大项目为纽带开展联合转化医学研究，提高自主创新能力。上海市针灸经络研究所对此已有初步运作，经验待总结。

针灸学术进一步发展，不是孤立的学术事件，离不开与中西医学和生命科学的沟通、嫁接，要纳入"大针灸学"建设的框架。为此就要冲破经验医学桎梏下传统针灸学缺乏自我革故鼎新自觉之藩篱。

针灸学转型发展依赖于相当数量研究型专科医院或综合性医院内研究型针灸科的建设，这是一个艰难的探索实践，成功的历史经验很少。不同层次的专业研究所也要向真正的研究中心转变，不能满足于阐述疗效原理或机制的研究，或处于临床与基础研究"拼盘"的状态。

近几年，政府相关投资大增，不少重大项目研究成果获得大奖，令人鼓舞。同时也应了解一系列成绩背后真实的情况，清醒看到大量科研成果只是"橱窗里的蛋糕"的现实，防止被各种令人炫目的数据屏蔽下易忽视的问题，避免被获奖中标左右了对针灸学科发展应有的紧迫感，放松了对浮躁虚夸之风的警惕和防范。

以上与现代针灸学建设相关的文化理念、人才储备、战略视角、基地建设以及前进中的退思等均是有颇高难度的问题，必须努力逐步解决。

十五、如何认识实验研究的作用（2014年）

尽管传统针灸学并非向实验医学转化，但实验研究却是针灸学术转型升级的重要环节。把临床与实验科研有机地组合起来，互补而协调地为阐明刺灸作用、提高疗效，是建设现代针灸学科艰巨的任务。

目前，医师们对疗效"靠老鼠点头"的不当评价做法极端反感。对实验研究助推疗效提升的动议不少人不屑一顾,这归咎于初级阶段针灸学实验研究的不成熟。实践让临床医师信奉"疗效是硬道理"此一永不过时的医学圭臬,但这不应成为排斥实验研究介入的理由。实验与诊疗若结合得好,必相辅相成、相得益彰。当下两者互相分离的"两张皮"状态,令针灸学术发展失去了另一引擎的推动。

以下两点应当讲清楚。首先,并非动物实验涵盖了所有实验研究,临床试验更难但更接近实际,更有助于知其所以然,对催生诊疗新思维新技术,更具有前瞻引导作用。其次,不论临床或动物实验均有规范,要按特定目标进行实验设计,控制观察条件,排除干扰因素,利用相关设施,在合适条件下探索刺灸干预病理生理状态的规律。要防止片面追逐高精设备却忽略实验的理念和规范的偏向。随着转型研究的深化,必将提供越来越多被医师们接受、让诊疗受益的实验研究成果。能协同针刺镇痛效应的镇痛镇静药的筛选,显著提高针刺复合麻醉的效果,是实验研究促进临床诊疗的成功例子。

十六、恃吾有所不可攻——针灸(学)不会被替代(2014年)

尽管中国珠算已被现代电子计算器淘汰,但我判断针灸(学)不会被替代,因它具有以下重要特征及其所蕴涵的优势。

(一)主导性

针灸虽是我国独创的体表刺激疗法,但迄今140多个国家和地区正程度不同地开展的针灸学教育,多以我国编撰的针灸学为教材;世界针灸学会联合会标准化工作委员会办公室设在北京;以中国国家标准《经穴部位》为蓝本的《世界卫生组织西太区针灸经穴定位标准》于2006年发布;从砭石演变而成的松针形不锈钢毫针被世界模仿应用,"针灸针"作为首个中医药国际标准项目已公布。

(二)有用性

如同长城历经千年风雨仍屹立不倒一样,"在经受临床实践的检验之后,针灸借助与现代科技的结合,在保持固有传统特色的同时,获得了不少进步。"(《针灸·长城》)刺灸疗效正被越来越多的境外医务人员验证。

基于对照研究,美国国立卫生研究院(NIH)从20世纪末也认可刺灸的效果,同意推广若干疾病针灸的治疗方案;美国不少州出台的立法和保险规定都支持针灸行医,提示世界最强势的卫生体系已发出承认中国针灸医学的信号。刺灸疗法已逐渐在中国以外的五大洲扎下了根,成为许多国家和地区公众乐于接受的一种疗法。

(三)包容性

《中庸》指出:"万物并育而不相害,道并行而不相悖。"面对现代科技的挑战,古老的针灸(学)再一次施展柔韧的身段和闪转腾挪的舞步,对声光电磁核等"异己"科技迎而随之(即观察),继则选而化之,并最终融而合之,"洋为中用",从而化科技冲击于无形,创立电针、水针、激光针、电热针、磁极针、穴位埋线、针刀、腧穴低频声波输入疗法和针刺麻醉技术以及针刺手法记录仪等一批新的治疗方法和教学仪器,实现自身的进化,生动演绎了"土与洋"、传统与现代结合的针灸版《梁祝》协奏曲。

(四)自净性

即自我纠"错"能力。

追索针灸(学)嬗变的轨迹,人们不难发现,最要紧的变化是治学理念的更新,不然就无法挣脱"姓经络"与"姓神经"之无谓争论及其衍生陷阱的困扰,着力寻觅、建立适合针灸(学)特性和发展规律的现代科研方法;不然就不能在从结构上找(经络)线的研究陷入困境之后,认真总结经验教训,改变战略,确定符合实际的研究方向;不然也无法在因针刺麻醉成果公之于世,负载着要为国家争取科研单项世界冠军的针灸故事,被不恰当地描绘为神话之后,大彻大悟,毫不犹豫地走下"神坛",革除浮躁之"心魔",渐趋理性和淡定;不然对探索如何逐步摆脱经验医学的桎梏,建设现代针灸学的话题根本无法提起。

(五)传承性

针灸(学)正在全国范围内有组织有计划地传承着。

《孙子兵法·九变篇》云:"用兵之法……无恃其不攻,恃吾有所不可攻也。"老祖宗赋予针灸(学)以上几个重要特征,是其安身立命不被送进历史博物馆的主要条件。作为传承者的我们,关键是要学好用好发展好针灸(学),补好短板,发扬其文化精华,让其永久屹立于世界医学之林。

十七、"针灸科病"理念是一个误导(1994年)

神经系统疾病并非是针灸治疗唯一或最主要的适应证,不然就是一种误解,极不利于对一种片面认识即"针灸科病"理念的纠正。所谓"针灸科病",意指针灸疗法仅适宜于治疗神经、运动等系统疾病,到针灸科求治仅仅是痹证、痿证,以为治脏腑病非针灸之所长。这种认识不见之教材等正式书刊,但存在于民间甚至某些针灸医师头脑之中,其形成亦非一日之寒,其影响是相当消极的。多年来,同全国性针灸学术交流会议反映针灸可取效的病种颇为广泛的情况形成鲜明对比的,是日常临床上主动要求接受针灸治疗的病种明显太少,临床发展道路越走越窄,病种越来越单调,似乎无形之中形成了一种诊疗范围基本定势或格局。针灸界老前辈及其他有识之士对此早已忧心忡忡,期望采取有力而得当的措施,逐步改变上述的局面,并语重心长地指出,如不尽快纠正这种状况,长此以往必将使针灸疗法不能充分发挥其临床治疗上的优势,影响人才培养,限制学科发展以致学术萎缩。这种担忧并非杞人忧天。问题的严重性还在于积重难返,虽屡有呼吁但改变不大。究其成因虽有种种,笔者经几年体察,以为同上述"针灸科病"理念的束缚有较大的关系。同这一观念相关的另一值得认真思考的是"针灸科"牌子或建科体制问题。如何认识和解决这些问题是十分复杂的,应取积极而又慎重的态度。

不难看出"针灸科病"理念的形成和针灸临床工作的现实局面,实同针灸临床工作队伍组成、医师知识结构和社会、历史积淀等诸多因素,造成外部封闭或自我封闭不无密切关系。因此,针灸临床工作必须从指导方针、工作体制、队伍构成等方面进行改革,走开放之路。一方面要努力创造条件建立多种疾病,尤其是脏腑病的专科门诊或病房,认真总结已有专病专科的成功经验加以推广;另一方面,争取使针灸医师或技术向内、外、妇、儿、五官、骨伤、放射等各科门诊和病房渗透,通过在更广的病种范围内"供需"直接见面,从而有利于更新观念,开拓思路,发挥针灸治疗优势。

此外,针灸学术要创新,还要冲破习惯或满足于门诊观察的观念,要重视病房研究基地的建设,加强在病房基地开展临床和实验研究。门诊观察容易只见树木不见森林,不易排除某些技术性或非技术性因素的干扰,增加研究结果的不可重复性。开展在病房基地中的研究和多学科参与研究,是我国两大研究优势,是世界上绝大多数国家开展同类研究时所不能或不易做到的。我们应充分发挥这种优势。

当前,针灸临床和研究面临着巨大的挑战。但只要我们以新的视角认识、适应这种挑战,谋求自我发展,既能使固有的学术传统在新的实践中求得发展,开发传统治疗技术新的应用,又能创造出新的学术概念、学说,创立新的学术传统。

十八、"化脓灸"野蛮吗(2015年)

严华(1934—)传承了浙江平湖绵延七世的严氏灸疗精髓,以女性的坚韧和细腻,让此一中医针灸流派得以延续和发展。她既因对"化脓灸"应用研究的贡献名扬上海滩,又凭病家的口碑蜚声大江南北。

我与严医师曾合作指导研究生,以临床疗效和免疫功能为主要观察内容,对该疗法治哮喘若干有争议的问题进行分析,得出初步明确的结论,即灸疮化脓是大艾炷直接灸治哮喘获效最重要因素,灸治季节和施灸时局部疼痛未见明显影响,提示可在穴位局部麻醉后施灸以消除灼痛,利于被更多患者接受。此外,缓解期灸治哮喘的疗效优于发作期。化脓灸治哮喘是一宏大研究课题,尚有待深入探索。但存在某些阻碍,不知内情者,以为"化脓灸"很野蛮,就是其中之一。

不少人以为它很原始很野蛮,拒"化脓灸"于千里之外。"化脓灸",指大艾炷灼灸穴位皮肤产生灸疮形成的浅表溃疡面上,持续有少量淡黄色或乳白色稀稠不一的液体分泌,约月余创面愈合留有浅平的瘢痕。古云:"凡着艾得疮发所患即瘥;不得疮发其疾不愈。"此法给受灸者带来某种痛楚和不便,很"土"是事实,但斥之为野蛮,则是误解。试比之于现代外科手术之开膛破肚剖心切肝,似是文明多多。至于不少患者甘冒"野蛮"风险,以身试灸,关键是它对治疗世界医学难题之一的哮喘,确有不同程度的疗效,被治愈者绝非个别例子,怀善意者对此既不夸大更不有意贬低。我形容化脓灸"貌似伤人,实为救人"。

一切具创痛特征的刺灸疗法都如此,"良药苦口"也是表达此意。

十九、对若干针灸(学)新概念、理念的归纳(1999、2014年)

(1)科学针灸学。传统针灸学发展的目标(中国针灸学会,2012)。

(2)传统的经络循行图仅是一个模式图或示意图。经络是由已知结构及其功能、已知结构的未知功能和未知结构及其功能构成的。

(3)在刺灸相同腧穴施行相同术式的条件下,可对向相反方向偏离的功能产生反向性调节的作用。此即所谓双向性调节的作用。

(4)刺灸穴位具有多环节、多靶点作用。

(5)腧穴敏化状态。脏腑五官等异常变化时,相关的穴位可由沉寂态转向敏化态。

(6) 经穴药效学概念。腧穴对药物有强大的辨别力和反应性,药物对经络腧穴可起类化学性"探针"样的作用。

(7) 针灸治疗在某些情况下可依据效应鉴别功能性改变或器质性病变。

(8) 检测耳壳形态、色泽、痛觉或电特性的改变,可协助诊断疾病。

(9) 微针系统疗法的建立和应用。

(10) 择时施针灸理法的初步建立。主动选择针对不同病症最有利的治疗时机,即选择最适于针灸的功能状态。

(11) 热证可灸、宜灸。突破阳盛阴虚忌灸的传统认识。

(12) 热敏灸技术临床应用。

(13) 针刺穴位防痛作用(针刺麻醉下外科手术)。突破针刺止痛概念,是针刺预防疾病之代表。

(14) 传统辨证同辨病分型施针灸相结合治疗的方法。

(15) 实验针灸概念的建立。它结束了以往少实验研究和无实验教学的历史。实验动物穴位定位的初步规范化,减少穴位名异实同或名同实异以致取穴时指鹿为马的弊病。

(16) 刺灸腧穴可譬喻为"给药"。针灸治疗无药物参与,但针灸腧穴可在体内诱发一系列类药性作用过程,药理学方法是研究针灸作用规律重要的方法之一。

(17) "针灸血清"概念和方法的建立和探索。

(18) 针灸诊疗和教学仪器研制成为一个学术领域。

以上是我依据研究实践和文献阅读后的归纳,纯系个人见解。尽管上述归纳限于我的视角和理解力,不可能很全面或准确,并且不同的人由于学术价值取向的差异,可能作出不同的归纳。从总体上看,这些新的认识是片段的。但从中我们受到鼓舞,理出学者们多年辛勤研究的轨迹,也为今后进一步探索打下良好的基础。

二十、"十三科一理贯之"告诉针灸什么(2015年)

中医名言"十三科一理贯之",深刻道出诊疗和学科建设的重要道理。所谓"十三科",指元代和明代前期中医的分科。针灸是其中之一。历史上,刺灸疗法应用最早最多,但创痛特征及长期主流的文化环境,让中草药运用后来居上,主导了中医治疗领域。

现今中医分科已远远超过十三科，分科细化似乎成为趋势。中医药院校系科专业设置，疾病名称也是如此。在某些针灸学教科书里，原先的"腹痛"被细化为具体的急腹症，病因、病生、诊断和鉴别诊断都分别叙述。但是，目前学界在选穴组方、刺灸方法等方面的经验知识，并未能在阑尾炎与肠梗阻，胆囊炎与胆石症或胆道蛔虫症之间，分化出有实际意义的不同治疗方案。诸如此类试验均有待实践检验以回答。

"十三科一理贯之"出处不可考，据悉乃沪上石氏伤科奠基者，温习明代医家薛己（立斋）有关论述而悟出来的。薛氏以为："肢体损于外，则气血伤于内，营卫有所不贯，脏腑由之不和。"应补气活血治之，有力拓展了外伤内治法，奠定了整体辨证疗伤的法则。薛己还指出，"医有十三科，科自专门，各守师说，少能相通"。石氏伤科奉"十三科一理贯之"为流派圭臬，告诫从业者，切忌重蹈民间武师仅着眼局部理筋接骨，而淡忘疏调气血经络脏腑失调功能之覆辙。独领风骚的石氏伤科践行"十三科一理贯之"理念，深研大方脉，研制自家灵验方药，并在治疗中与手法、刺灸灵活并用，三者兼通，以内调气血，外疗损伤。

"十三科一理贯之"体现的是中医药学术和人体功能系统的整体性，告诉针灸医师，要以整体理念指导诊疗，切忌"头疼医头，足痛医足"。

道法自然的中医伤科和针灸，在"十三科一理贯之"理念引导下，提炼民间经验，逐步走出江湖，借助中华人民共和国中医政策，经专业医学平台的锤炼，"破茧化蝶"，实现历史性跨越，登上中医学术最高殿堂，开展医疗教育和研究。时代推着它们持续进步，插上科技翅膀后又跨上新的台阶。他们运用现代生命科学方法，揭示治疗某些病有效的规律，走上国际权威专业论坛，用"世界语"同国际同行对话。传统中医与边缘科学开展跨学科的研究，也可理解为"十三科一理贯之"的现代诠释。

中医伤科和针灸肩并肩从草莽中一路辛勤跋涉，它行进的轨迹彰显了海纳百川、追求卓越的时代性和不忘平民百姓的草根性。其实，这也是整个中医药的缩影。如能透视中医药千年沧桑的表象，洞悉几百年前长期在世界医药界独领风骚的内在道理，中医药学就不会简单地满足于提炼民间经验或在国际学术论坛上与洋医同台竞技，就会蓄势待发，致力于不断提高中医药防病治病能力，建立新的理论框架，赋予自己真正的国际影响力，在医学科学竞争中赢得主动权，从而彻底扔掉被强加头上的"辅助医学""桂冠"。

二十一、认识规律更要合理利用规律(1994年)

针灸学最重要的任务是研究刺灸调节作用的规律及其相关问题,如调节作用的机制和影响因素等。针灸时间治疗学,作为针灸治疗学正在建设中的分支学科,强调时间因素在针灸治疗疾病中的作用和地位,致力于时间因素影响针灸调节作用的规律和机制的探究。这是针灸时间治疗学研究,逐步引向深入的具体反映。它提示,在针灸调节作用研究中,不应忽视时间因素的作用,不能忽视生物节律对针灸作用的影响或制约;忽视包括时间因素在内的有关影响因素的分析或控制,是过去有些临床和实验研究结果,难以重复的重要原因。显而易见,如果仅仅把针灸学简单地当作针灸疗法加以认识和接受的话,那是无论如何承担不了这种学术任务的。

人们只能揭示而不能发明事物的规律。认识并科学地阐述规律固然重要,但更重要的是积极、合理地利用规律。针灸作用主要是调节,并受人体功能状态的制约。在不同时辰,功能状态也就不相同。针灸时间治疗学主张,把时间因素有意识地引入到治疗实践之中,正是要有机地利用功能状态制约针灸作用这一规律的。无疑,择时选穴刺灸较之按时选穴刺灸,是更主动的医疗行为,也更符合人体功能活动内在的规律。这提示了一个重要问题,即应当从相互关系的层次上研究针灸的作用,既要考虑刺灸(腧穴)对人体功能的调节性影响,又不忽略人体对刺灸诱发的信息识别和处理的作用及其过程。实际上,针灸作用的最终表达是这两方面相互影响的结果。在临床施治时,如果仅仅注意穴位选择和组合、刺灸质和量有关参数的确定,而忽视人体功能状态或时间因素的制约作用,是有失偏颇的,从而给治疗造成某种盲目性。

二十二、珍视民间民族针灸经验(2005年)

科学研究是为了揭示事物内在的规律,而探索规律是从观察分析事物的现象开始的。不少未见载于经典医籍的疗法,如第二掌骨内侧面针刺、腕踝针、电针、水针、埋线疗法等和许多新的针灸测试、诊治器具的问世,就是当代专家学者勤于观察,善于思考并努力探索治疗作用规律的结果。在针灸治疗中经常可以看见一些新的临床现象,但只有那些勤于观察、不满足于针灸疗法已有知识和技能并刻苦深究其奥秘的人，不沾沾自喜于某些神奇效果而能用理性的目光去冷静审视、总结的人，才能通过新现象揭示新规律，并在治疗上有所创新。

某报载，瓷器烧制时，因为胎釉的膨胀系数不同，会出现开裂成片的"窑病"。宋代的哥窑匠人对它善加利用，有意识地控制并强调了开片，使哥瓷上不规则的开片状如冰裂，或紧密或疏朗，形成强烈的个性特征，腐朽从而化为神奇，成为瓷中名品。显而易见，针灸治疗的过程，也伴有某些"腐朽"的成分，例如针灸造成的损伤如灸疮、组织出血，还有晕针等，能否化此类"腐朽"为神奇，别开生面地创出质优效高的新疗法，值得我们共同思考。

我生长于福建闽东乡村，家母虽胸无点墨，但有一手刮痧扭痧的技艺，每有乡亲来邀她治疗痧症（当地称"着痧"），那些脘腹疼痛难忍的发痧者，经她在胁背部扭、撮、掐或刮（多取用调羹蘸油施刮）之后，多数人症情迅速缓解或消除。她主要是在胁背部寻摸硬结或条索样物或敏感处，然后在局部施术，被撮扭时患者虽躲闪呼痛，但很快就平静下来。这些技艺在缺医少药的农村是相当管用的，不少情况下能解患者燃眉之急。家母有时也叫我去试探一下患者胁背部隆起的"硬块"，给当时幼小的我留下深刻的印象，不识字的母亲在我童年脑海中的形象是相当高大的。

许多针灸疗法起源于民间经验，经历代医家的消化、提炼或改造变成当今的疗法。尽管民间经验带着"土"气，我们的先辈从不轻视、排斥。实际上，不少先进的现代医学诊疗方法，最初也是"土"出身的。没有"土"也就没有"洋"。正确地对待民间经验并从中吸取有用的内容，无论在治学上还是在学术上均是对优良传统的继承。

二十三、关于"假针灸对照"（2003 年）

针灸临床研究至少应把握五个主要环节，即诊断标准、疗效评价标准、对照观察、统计学处理和远期疗效追踪。上述任何一环被疏漏，均会对研究质量造成不良影响。疗效评估标准制定的随意性，导致疗效评估结果过高，为多数人难以接受。远期疗效追踪对评估疗效十分重要，但目前这一环节普遍被忽视。还有，观察对象主要为门诊患者，疗效观察、评估和统计处理过程中忽视盲法的合理应用，也影响疗效评估结果的可信度和可重复性。

对照世界卫生组织制定的《针灸临床研究指南》（以下简称《指南》，1994 年 6

月)之要求,我国针灸临床研究存在的方法问题主要是随机对照观察不够严格,未能有效排除心理因素对针效的影响。

《指南》认为,在所有应用于研究的方法中,"随机临床试验被认为是最复杂精细的,所以从很多方面来说,成为现代临床研究中临床试验的金标准""可以用来回答有关临床问题的大多数疑问"。

随机对照临床试验观察,在疗法选择的比较评价时,是减少偏见的最有效方法。然而,这种方法也有某些明显的局限性,如花费较多,实施时较为麻烦、复杂,而又只能获得增量性的解答。当极为信仰针灸疗法的人,依据随机方法分配,而被列为非针灸治疗组时,就可能引起实际操作中的矛盾。

为了通过对照试验观察,排除心理因素对疗效评估的影响,《指南》提出假针灸对照的设想。假针灸对照组,是随机分配患者观察时必须设立的一个组。所谓假针灸,是对于所治疗病情不适宜的针灸方法,包括某些微针疗法、非经非穴针刺等。

针灸临床研究中排除心理暗示的设计是有意义的。客观地讲,心理因素对针效会产生不同程度的影响,但不能也不会因此而否定针灸疗效产生的客观性及其物质基础。我曾对其评价说:"在对照试验中的'假针灸对照'或'针灸安慰剂对照'的实施是难度极高的,因为迄今所谓的'假针灸'或'针灸安慰剂',在概念上并未达到可被普遍接受的地步,需要作专门的研究。"世界卫生组织的《指南》并未能提供实际可操作的明确的随机对照实验(randomized clinical trials, RCT)模型,它所建议的对照(假)针刺法,在中国针灸医师理解中,都属于真实的针刺方法。

二十四、"姓经络"与"姓神经"为什么不再争(1992年)

在当代针灸学研究过程中,曾出现"姓经络"与"姓神经"两种理念的激烈争辩,乃至以"民族虚无主义"或"保守落后"而互相指责。实际上是主张以传统视角或现代方法研究针灸学的矛盾。本是治学问题却无谓升级到意识形态层面,影响了团结,阻碍了学术探讨。这种争论在"文革"时达到高潮,但在20世纪50年代批评朱琏《新针灸学》(不以经络循行线划分穴位)时,已现端倪。"文革"后两者之争已趋缓和,20世纪90年代就息争了,从中体现出针灸学领域一种自我净化的能力。上述之争从肇始到结束,可以认为是当时中国社会政治生态环境在针灸学领域的反映。当然,"大学科"时代的出现,使针灸学人开始了冷静思考,逐步认识到,为了针灸学术进步,应当很好地理解并适应这个时代。

所谓科学研究进入"大学科"时代,提示一学科的发展不免要涉及其他学科,即需同其他学科横向联系而相互渗透。针灸刺激在体内引起类药性作用过程十分复杂,倘不借助现代技术深入探索,要揭示其调节作用的内在规律是不可能的。在针灸临床的实践经验中,在经络腧穴的理论里,在种种以中医学概念描述的生命现象中,蕴藏着极其丰富的科学内涵,尤其包含许多尚未为现代生物学知识揭示的特殊生命规律。可以认为,对经络腧穴与内在脏腑关系、针刺镇痛和针灸调节机制的研究,已初步在人体生命科学范围内开辟出新的探索途径,而这正依赖于多学科的协同研究。在中医药学的科研中,针灸临床或机制研究最先引进了声、光、电、磁、核等先进技术,是科研开放格局中最为活跃的领域。历史的经验启示我们,当今开展针灸学的研究,应尽可能多地引入现代生物学、现代医学及其相关学科在理论或技术上的成就。如果说对针灸学术的探讨也需解放思想的话,那么确立以科技进步为先导,就是其中的首要方面。

强调以科技进步为先导,并不排斥传统的研究方法。传统和现代方法,从本质上并无优劣之别,各需寻找适合的研究领域。他们都是针灸研究长程跋涉中渡过大河浅滩所要借助的桥和船。

二十五、"针灸血清"理念及其初步实验探索(1998年)

针灸治病和针刺镇痛研究的结果,迄今为止,基本上是通过在体实验获得的。对刺灸后人或动物血清中活性物质含量进行分析测定,是在体实验主要内容之一。我们研究小组曾通过检测血清中甲状腺抗体、促甲状腺激素受体抗体和甲状腺激素活性或含量,以评估针灸对格雷夫斯病或桥本甲状腺炎患者免疫和甲状腺功能的调节作用。许多其他观察结果也表明,刺灸腧穴可不同程度地导致血清中某些活性物质含量的变化,从而为阐述针灸调节功能作用提供某些实验的依据。这比仅以症状体征变化评估针灸治疗的作用,无论在观念或方法上都是一种重要的进步。

但是,应用上述血清检测方法不能对刺灸腧穴影响甲状腺细胞的作用进行直接的观察。同样,针灸治疗过敏性哮喘,虽可测定血清总 IgE、特异性 IgE 含量,结合临床进行疗效评估,但不能直接观察针灸对支气管组织动力学的影响。

这在针灸治疗细菌、病毒和寄生虫疾病的观察时,反映得更为突出。

针刺腧穴治菌痢的疗效已被反复验证,针刺治疗某种类型疟疾也有一定效果。但迄今对于针刺抑制或杀灭痢疾杆菌或疟原虫的作用,未能得到直接的实验依据。此外,由于治疗方法同药物显著有别,致使针灸延缓衰老的研究,无法利用果蝇模型进行直接而准确的寿命期观察。虽然甲皱微循环观测等在体形态学方法,可以进行直接观察,但是上述研究存在只能获得间接观察资料的局限性,这显然可归咎于以往偏重开展在体功能实验的实践。此外,尽管某些实验具有离体实验的形式,如在脉冲宽度调制刺激下外周血淋巴细胞产生甲状腺抗体能力的实验,实际上是在体实验的延续。

初步获得的实验资料已显示,"针灸血清"的研究和应用,有利于拓宽针灸研究领域,明显地弥补在体实验存在的不足,有力地推动针灸作用及其机制的研究,从而深化对针灸作用规律和特征的认识。

所谓"针灸血清",即刺灸后收集的血清,但它非作为显示系统以供检测,而作为效应物质起作用,如把它在体外同肿瘤浸润淋巴细胞孵育,然后再把淋巴细胞回输模型动物;或将它加入体外反应系统中,同离体器官、组织、细胞等靶物质一起培养,通过功能或形态学改变的观察,直接地评估针灸诱发的效应。

尽管对此研究仍存在争议,但是,"针灸血清"概念的提出和在治疗、实验中的试用,为某些难治性疾病的治疗提供了可资探索的新途径。

不用药而仅刺灸穴位,在多数情况下,可在体内引起不同的类药性作用。血清中含量或活性发生改变的生物活性物质,我曾将之称为"针灸药"。如今以杨永清领衔的同类研究正在新层面上深入进行,获得相关科研基金大力资助,取得许多新进展,开展了国内外合作。实际上,"针灸脑脊液"或"针灸脑脊髓匀浆"应包括在此研究范围内。至于刺灸腧穴如何导致血清中活性物质含量或活性的变化,以及是否有未知血清活性成分产生等,则涉及复杂的生命科学的问题,留待今后研究、讨论。

二十六、什么是针灸(疗法)(2002年)

什么是针灸、针灸疗法或针灸治疗,似乎是个极为简单易答的问题,实则不然,它是在十分朴素的外在形态和过程掩盖下,不易于从深层次上把握的一门学问。经过临床和研究,在多年思忖后,我试着对针灸作这样的描述:针灸是人类主动用体表刺激方式有序自我损伤以保健疗疾的方法，乃我国古人大智慧的结晶。许多同行对此界定不会完全认可。"体表刺激"，除针刺、艾灸外，还包括拔罐、刮痧、针刀、埋线、贴压和穴位药敷等，即所谓"大针灸疗法"。"主动""自我"，表明在"貌似伤人实为爱人"的针灸面前，只有人类才可能有的某种自觉。"有序"指有理论指引，穴位及其组合和手法采用是理性的有据的。"损伤"是针刺、拔罐疗法等最突出的外在特征，让一些患者望而却步不敢问津。上海市针灸经络研究所形态学观察显示，约70%针刺动物，"穴"下组织均存在不同程度出血，我猜测它可能是该疗法取效因素之一，待进一步研究。

针灸疗法要在中医学和现代生物学理论、理念引领下应用，是处理人与刺灸器材以及医师与患者之间关系的过程，主要包括三个要素，即医师、患者和针灸具。认识、处理这些相互关系的能力，是区别"上工"和"下工"的主要标志，提出了对医师学术素质的基本要求。

如果上述对针灸的理解，符合针灸作用的实际，则有助于进一步建立改善针灸疗法，提高疗效的思路，即：① 积极地吸收现代科技手段，努力发掘传统的、民间的、民族医学的宝藏，不断改善针灸器材。② 丰富、更新医师中西医学科学知识，增加经验，提高医疗技能。③ 充分应用传统的和医学科研新成果，主动调整受刺灸患者的功能状态，以利于针灸作用要素的最优组合。

针灸是中国奉献给世界的礼物，不仅是一种疗法，其中蕴藏着丰富的文化，不愧为中华民族文化名片之一。针灸于2011年被列入"世界非物质文化遗产名录"。

针灸是为了人，以患者为本，合理利用患者人体功能系统，此乃针灸非物质文化最重要的价值，是针灸的根本理念，针灸之哲学，也是针灸的传统。

对遗产要予保护，对内含的文化则须传承，如不其然，"非遗"针灸就可能像某些人调侃的那样，结局"非常遗憾"，步"非遗"珠算被封存于博物馆之后尘。

二十七、如何阅读"针灸关系学"（1995年）

乒乓球技术由速度、旋转、角度和落点等要素构成，运动员每一击球动作，就把这些要素组合在一起，球技水平高低，取决于这些要素及其组合的质量以及临场应变能力。相类似地，从针灸医师施行针灸治疗的那一刻起，许多相关因素就与刺灸组合起来，并产生不同的影响。也可以说，在治疗中，这些因素或分别或综合地同刺灸形成若干对或一对关系,其中的相互关系是十分错综复杂的。针灸治疗的研究,主要是探索与刺灸相关的一系列关系问题。换言之,针灸治疗学即针灸关系学。以下将医患双方心理状态等以外的影响因素作一简介。

(1) 功能状态(反应性):针灸对功能调整作用的结局,同机体当时所处的功能状态密切相关。

笔者等用隔附子饼灸治疗循环免疫复合物(CIC)含量高于正常值的桥本甲状腺炎患者,发现艾灸感传出现同CIC含量变化密切相关。艾灸感传可视为人体反应性表现形式之一,说明功能状态的差异对针灸效应有影响。这在实证和虚证的类风湿关节炎患者上也有体现。中枢神经的功能状态,同样能明显影响针灸作用。

不同反应性的机体或处于不同功能状态的同一机体,在接受相同腧穴相同量质刺灸的情况下,可产生不同的功能调节反应(参阅第二章第一节学术见解相关资料)。

(2) 针灸施术时机:这是一个同机体功能状态密切有关的问题。针灸的施行如何适应机体当时的功能状态,或者如何使针灸作用,同机体生理节律或病理导致的功能状态在治疗时联系起来,这对于寻求更佳的疗效是相当重要的。根据时间生物节律理论,不同时辰、季节,机体的功能状态也有差异。

(3) 不同腧穴功能:同时针灸不同穴位,各穴位间存在着作用的相互协同或拮抗的关系。

(4) 针刺操作:使针刺术式规范化或有关参数量化,是临床和实验研究中必须重视的问题。

(5) 艾灸术式和灸材:我所在研究小组,在治疗慢性乙型病毒性肝炎过程中,在相同穴位上施以麦粒灸或隔药饼灸,通过比较发现,对患者免疫功能异常状态的调整作用是同样有效的,未见明显差别。

(6) 针灸时间长短和次数:研究发现,电针刺激初期,脑内5-羟色胺、吗啡样物质和脊髓内去甲肾上腺素大量释放,产生镇痛效果。持续长时间电针,导致机体对自身释放的吗啡样物质和5-羟色胺产生耐受。针灸效应可因刺激量的累积而逐渐增强。但有资料表明,针刺效应的积累也是有限度的。

(7) 针灸并用药物。

上列是针灸临床基本要素,但一些认识不清楚,提示进一步探索很重要。

二十八、Bio-X模式是针灸学发展的重要途径(2002年)

近20年来,生物科学获得蓬勃的发展,许多重大课题的多学科综合研究日益受到重视。有人认为,如果把自然科学中所有以生命为研究对象或研究材料的学科和交叉学科集中起来,可统称为"大生物学"。针灸学显然是这个大生物学家族中的一员。20世纪60年代初以来,神经科学研究中的许多发现与见解,改写了过去对神经活动过程的认识,这中间就有针灸学研究的一份贡献。

生物科学的发展史提示,今后分子、细胞生物学同其他生物学科的交叉渗透,生物科学同物理、化学、数学、技术科学等学科的交叉渗透将大大加强。针灸学是在中医药学领域中,最先引进现代科技、最早同其他学科交叉渗透形成开放性研究格局的学科。开放和交叉渗透的结果,明显地推动了经络、针灸调节作用、针刺镇痛原理的研究,并在这种研究格局中形成了传统针灸同现代科学相结合的产物——实验针灸学。它从传统针灸学中分化出来,是针灸学术进步的重要标志。

我曾认为:"针灸学术的进步,是在由中医、西医、中西医结合和相关的现代科技所构成的多极医学世界的环境里,由不同观念影响而产生的不同研究思维、战略和实践的互相争鸣、碰撞和借鉴、结合的氛围中获得的。"当时已意识到,多学科的参与促进了中医学研究,但这里指的多学科,主要是生物学的分支学科。现在一种新的研究模式即Bio-X已诞生,它主张生命科学和非生命科学互相交叉渗透的研究,是由美国诺贝尔物理学奖获得者朱棣文提出的。象征非生命科学的"X",在所谓的多极医学世界中占据着十分重要的地位。Bio-X代表着当今生物科学发展的大趋势。

杨福家院士预测,现代物理学支撑的生命科学可能产生中国的诺贝尔奖。让我们冷静思考针灸学研究中的Bio-X模式(Acumox-X)的应用,并有信心地期待开创性的重大科研成果,将在21世纪出现于针灸学同包括"X"在内的多学科交叉的前沿。在这交叉研究过程中,既有否定,又有继承,更有相互嫁接;既延续传统,又突破传统。这是针灸学研究更高的境界,是一种创造。

二十九、与个体差异艰辛博弈的针刺麻醉研究者(2015年)

药理学家早就观察到因人而异的药物反应,即个体差异的现象。然而,直至

1985年该现象才在针刺麻醉手术研究中被正式提出讨论。

研究者观察到,当患者在病灶、病情、手术方式、穴位选用和辅助用药等大致相同的条件下,针刺麻醉手术效果经常因人而异。个体差异严重阻碍针刺麻醉手术的深入研究和临床推广应用。为克服它的负面影响,几代针灸科学工作者进行了艰苦的探索。20世纪六七十年代,针刺麻醉研究者从穴位筛选和改变针刺方法或电针刺激参数以及穴位与刺激方式不同组合入手,进行了数年大量的比较试验。与此同时,上海市针灸研究所金舒白老中医等,大胆尝试中药内服以改变拟施针刺麻醉手术者中医辨证类型,如将阴虚或肝气旺者(交感神经系统处于兴奋状态)改变为阳虚或脾胃虚寒型,以期其功能状态适合(在上海市第一结核病医院)接受针刺麻醉下肺叶切除术。

试验显示,自主性神经系统功能状态的测试,如术前试针刺后,呼吸和心率均匀平稳乃至减慢、指端脉搏波幅度增高、皮肤电反射幅度减小并趋于稳定者,预示针刺麻醉效果较好,相反者则差。研究者似乎触摸到个体差异现象某些特征。尽管如此,上述两类探索实践均未能突破个体差异制约,以克服镇痛不全的问题,以致不论在一般效果较好的针刺麻醉下头颅部、甲状腺手术,还是效果不稳定的腹部手术,均存在显著的效果个体差异。屡试无果,但研究仍继续着。在冷静分析既往经验教训和深入思索后,研究者颇显无奈地作出现实而理智的选择,顺势而为,利用术前预测选择患者的初步成果,在进一步实践的基础上,针刺麻醉术前预测患者相关功能以判断针刺麻醉效果的方法,应运而生,促进了针刺麻醉手术进一步的应用,并被动物实验所效仿,即选用针刺镇痛敏感者为观察对象,弃用不敏感动物。

与个体差异博弈之实践,最终在以人为本理念引领下,创立了迄今广泛应用的针药复合麻醉法。

三十、重视组合式针灸疗法革新(2004年)

我曾主张针灸疗法改革"结合·组合·融合"的模式,即在针灸同现代科技相互结合的观念引导下,通过不同治疗技术要素之间有机的组合,并最终融合起来,催生出新的针灸疗法。

当今针灸临床随时随地都演绎着"土"与"洋"、传统与现代的交织,电针、水针、激光穴位照射、穴位埋线疗法,以及针刺麻醉下施行手术等,让人形象地领略到,那些似乎对立、矛盾的治疗要素,已被有机地熔于中医学古老之炉中了。令人欣慰的是,如此兼容并未让针灸改变其神韵,不令人因不认识而拒绝接受治疗。实际上,针灸不怕"变异",从砭石发展至不锈钢毫针,这其中经历的演变难道还小!正如另一中华文化精华汉字一样,尽管从甲骨文演变至楷书,线条和结构发生了巨大的变化,但方块字形态未变,汉字之精魂犹存,且更易辨认而利普及。针灸疗法的发展全赖于对声、光、电、磁、核等异己知识和技术的开放和兼容。

融合,最形象的生物学例子是细胞融合,卵细胞同精细胞相互融合后,形成同时具有父体和母体遗传基因的受精卵。融合后的针灸疗法所含的各技术要素,均失去了各自的"自我",如电针疗法、水针疗法。穴位埋线疗法有机地组合穴位功能、埋线的创伤、穴下少量出血、肠线刺激和吸收等要素并融为一体的针灸疗法。它的问世,使人们改变对针灸治疗的习惯认识。针灸医学发展到今天,原始性创新变得愈来愈难,而组合式创新前景广阔。要催化更多更优的组合式针灸疗法,就要破除对针灸疗法研究的思维定式。因此,不仅应对穴位埋线法等继续深入研究,更要对造就该疗法的科学思维进行梳理、思考和总结,这对针灸疗法的推陈出新,将具有普遍的指导意义。

众所周知,成功地登上月球的阿波罗号飞行器,是举世公认的高科技产物,就飞行器总体而言是创新的。但是,制造它所应用的技术和材料,没有一项是新的,全部是已经成熟的科技成果,关键在于要在科学思维引导下,将现成的技术和材料,经过富有创意的有机的组合或集成。虽然针灸疗法的改革或创新,同阿波罗号航天飞行器的研制,是不同领域的研究实践,但内在的道理是共通的,即在科学研究中,原始创新是第一位的,同时,也要十分重视组合式或集成式创新。

三十一、关于针灸作用机制研究及对其的误解(2000年)

针灸作用机制的研究,显然是旨在对刺灸诱发的相关功能活动内在工作方式的阐明。要在研究工作假说的引导下,紧密地围绕着针灸调节某相关功能活动作用的有关因素、作用环节或途径,进行实验设计,制定研究技术路线并布置观察内容和指标,致力于它们间相互关系的揭示,从而阐明相关的针灸调节作用内在的工作方式,最终实现对所观察针灸调节作用本质的说明。正如为了解钟表运作的内在工作方式,就必须分析从捻发条到大小齿轮、轴承和杠杆的运转及其相互关系。实际上,"机制"一词的原意就是指机器的构造和动作原理的。

研究针灸作用的机制,势必同对有关理化指标的检测联系在一起的。迄今有许多研究合理地采用有关的实验指标,显示出研究的高水平,获得国内外行家的广泛认同。但是,也应看到,有不少研究论文虽冠之以机制研究,实际上仅仅是若干或几组实验指标结果的罗列,即使高精尖指标也说明不了指标间以及它们与所要研究的功能活动发生发展过程的内在联系。所以尽管投入大量的人力、物力、财力,仍然仅仅反映针灸作用的效应,只叙述除相关症状和体征变化(对治疗疾病而言)外,对有关功能活动的影响,其研究结果只能从效应(现象)层次上,说明针灸的作用,而不能在机制(本质)层次上进行阐述,即机制研究之名不符实,降低了研究的质量,造成资源的浪费,研究者预期的目标未能完全实现。这种情况,有的研究者,仅在进行研究成果鉴定或论文评审时,才恍然大悟,发现存在理解和处理上的偏差。这是十分可惜的。这主要由于研究设计者对"机制"的含义和针灸作用机制研究理解的片面性造成的。

当然,也存在另一种情况,即为了研究结果"上层次",表面上给人一种进行机制研究的印象,带有虚张声势的明显印迹。这从一个侧面反映某种浮躁心态对研究的干扰,是不可取的,应引以为戒。

三十二、加强临床疗效和治疗规律的研究(1999年)

1. 加强针灸治疗脏腑病的实践 重视总结针灸治疗心血管病、自身免疫性疾病的疗效及其机制的研究,或借鉴神经科学研究的新成果,进一步加强针灸防治神经精神性疾病的临床和机制研究,将对针灸临床起重要的推动作用。重视通过临床观察探讨规律,尤其是在总体科研设计下,应用现代科学方法进行临床研究,同时进一步重视临床诊断标准、疗效评估标准、远期疗效随访、对照组设计和统计学处理等重要环节,将提高研究质量。

2. 期求在恶性肿瘤治疗中起更大的作用 针灸对恶性肿瘤的治疗,迄今仍基本上处于辅助地位,主要体现为减轻症状,提高患者生活质量。

当前针灸在治癌领域中所处的地位,同针灸抗癌研究尚不多不深颇有关系。今后需进一步实践,反复验证,寻求规律,力争能发挥更大的作用,使之成为能被广泛接受的抗癌"主力军"。此外,必须很好地理解攻克癌症的战略理念——渐进和综合,以利于找准针灸的位置,充分发挥其治癌的特色和优势。

3. 重视针灸预防疾病的临床研究　从总体上考察,发掘针灸防病经验,并将其置于科学研究基础之上的问题,仍未受到应有的重视。开展针灸预防非传染性流行病,如动脉硬化所致的心脑血管病的临床研究,有重大的现实意义,并有利于针灸重治轻防基本格局的逐步改变。针刺麻醉是以针刺方法预防手术创伤所引起的疼痛,以及一系列术中生理扰乱效应。所以,针灸预防疾病的最重要实践,应首推针刺麻醉下手术。针刺麻醉手术的成功,为进一步开展针灸防病研究增强了信心。鉴于预防疾病作用需要较长时间的观察,能长时间使用的方法,如耳穴贴压、体穴药物敷贴等的应用,有利于在较广人群中观察或推广。针灸延缓衰老也属于预防疾病的范围,已有不少观察。

4. 注意对影响疗效因素作比较分析　不少临床医师已重视对有关影响针灸疗效的因素进行分析和控制,这是针灸临床研究逐步深化的一个体现,有利于增加疗效评估的可比性或研究结果的可重复性。在众多影响因素中,以往对腧穴、手法以外的因素研究甚少,限制了对针灸作用规律的全面认识。

5. 重视应用现代检测手段观察疗效　古人习惯用直观方法观察针灸效应。而当代医师运用现代检测技术协助观察,既提高了诊断的准确性,又增加了疗效评估的可信度。实际上这些技术手段是手、眼、耳和口的科学延伸,不应排斥,应合理地使用。

三十三、重视针灸疗法之研究(1999年)

1. 注意总结老中医的独特疗法　如北京贺普仁"针灸三通法"被有计划地总结继承,产生了积极的学术效果。

2. 加强腧穴临床应用的研究　为治疗服务的腧穴研究,主要围绕单穴的应用和腧穴的功能展开。今后要在单穴筛选的基础上进行组穴筛选的研究,要探讨两个或两个以上穴位同时刺灸时,相互影响的规律,研究应密切联系临床,并结合刺激参数的分析进行。

3. 针刺疗法更加多样,无创伤刺激更受重视　耳穴无创伤刺激方法颇受重视,如,耳穴液氮冷冻法治疗痤疮和耳穴贴膏治疗近视等,提示从有创伤到无创伤穴位刺激,是耳穴刺激疗法的积极演变。但两者各有其适应证,均须研究以发挥各自的特长,避免产生褒此贬彼的误导。进行针刺或其他刺激方法有关参数的确定和测量,以及最佳参数组合的研究,很有必要。

4. 灸法的应用和研究　灸法的应用和研究得到有力的倡导,应继续受到引导。

5. 针灸时间治疗学的应用和研究方兴未艾　针灸调节作用受人体功能状态的制约,在不同时辰,人体的功能状态也不相同。针灸时间治疗学,主张把时间因素有意识地引入到治疗实践之中,正是要有机地利用人体功能状态制约针灸作用这一规律。

6. 针灸与药物并用以提高疗效的实践出现可喜的苗头　针药结合不应被理解为针灸穴位作用同药物作用算术式的简单相加,也不是任何镇痛药同针刺结合应用,均能产生增强针刺镇痛的效应。

针灸通过整体和双向性调节作用,能减轻药物某些副作用,所以针药结合对于寻找攻克某些难治病症的方法,提供了一种值得尝试的思路。针药结合治疗的关键,是寻求结合的内在规律,期求的效果应是 $1+1>2$。

7. 民族民间经验的发掘为针灸发展注入新的活力　民间经验是针灸疗法产生发展的源头活水,有眼光的专家不应轻视排斥它们,而应进行科学的消化、提炼和再创造。没有"土"就没有"洋"。正确地对待民间经验并从中汲取有用的内容,无论在治学上还是学术上均是对中医药学优良传统的继承,关键是善于继承,勇于创新。

8. 针灸器材的研制已成为一个新的学科领域　针灸医学要发展,针灸器具要更新,各种新型针灸器具,需在临床实践中才能发展并作出客观的评估。至于应用新型治疗器同针灸学某些理论的关系,既保持传统特色又引进现代科技的研制思路和方法等问题,也需不断探讨。

三十四、耳穴治疗作用的研究(1993年)

耳穴刺激疗法已成为较为常用的防治疾病的一种方法。以往,施加刺激时以应用毫针或皮内针者居多,由于施术过程激起剧烈的疼痛和对施术局部有严格的消毒要求,在一定程度上限制了耳针疗法更广泛的应用。随后,出现了通过耳穴施药治疗的方法,所使用的药物,既有特异性的,也有非特异作用的;既有注射施药的,也有通过贴敷的。

耳穴刺激疗法从不用药到施用药物,从创伤性刺激到无创伤的贴压或贴敷,从两个侧面反映耳穴刺激疗法的演变或发展,尤其是无创伤性刺激方法的问世并逐步推广,无疑是该疗法发展过程中一个积极的、重要的动向,应引起足够的注意。

临床实践证明,在疗效相似的情况下,患者更乐于接受无创痛的治疗方法。通过临床观察和初步的实验研究,已经展现耳穴防治疾病的科学基础和发展前景,今后应继续加强观察研究。

(1) 重视对某些非传染性流行病,如心脑血管病、癌症等的一级预防研究。过去的研究重于治疗,疏于预防。耳穴贴压等方法简便经济易行,利于长期观察。

(2) 加强对脏腑病,尤其是对人类威胁严重的疾病的临床研究,如癌症、心脑血管病、肝炎、自身免疫病等,以扩大耳穴临床应用范围,探讨治疗规律,丰富针灸治疗学内容。

(3) 耳穴名称和定位的规范化亟待研究处理。一穴多名和新穴发表的失控,导致穴名及其定位的混乱,严重阻碍耳穴学术的发展。

(4) 加强耳穴功能的研究。运用形态和功能的多学科手段研究耳穴。耳穴治疗作用的体现是离不开施加其上的刺激方式,所以要研究各刺激方式及其有关参数间的关系,以利于最佳治疗方法的选择。

(5) 要摸索并确定不同刺激方法的适应范围和最佳适应证,尽量避免"包打天下"的偏向,这在当代针灸发展历程中,已有过深刻的教训,应予认真吸取。

(6) 视诊中耳郭阳性反应的客观记录,压痛(敏感)点寻找方法的规范化及剔除影响耳穴着色的因素等也应予重视。

(7) 重视对"相关群"概念的探讨。有人观察到,胆石症患者耳郭着色部位不仅在胆囊穴,提示每种病在耳郭上的反应,可能有一个特定的"相关群",按某种内在规律,在不同病理生理状态下,有特定的排列组合程序。

三十五、如何区分穴性与药性(2012 年)

当今针灸医案讨论的焦点之一,是如何准确地把握腧穴选择组合的依据。以往它主要依据经脉循行路径和穴位主治病症。

20 世纪 60 年代初,产生了一种类似"药性"的腧穴"穴性"概念。1962 年 8 月由人民卫生出版社出版的《针灸学》(上海中医学院编),在所介绍的 366 穴中,有"穴性"表述的达 153 穴。如足三里穴"穴性"为理脾胃、调中气、和肠胃消滞、疏风化湿、通调经络气血。关元穴"穴性"为培肾固本、补气回阳、温调血室精宫、祛除寒湿阴冷、分清别浊、调元散邪。内关穴"穴性"则为清包络、疏三焦、宁神和胃、宽胸理气。天突穴"穴性"为宣肺化痰、利咽开音。这一别开生面的"穴性"问世，被学界评价为理解腧穴性能本质和刺灸作用规律新的里程碑。我曾也认同此一见解，认为它不失为一种理解和表述穴位功能的方法，是腧穴功能研究的重要进展(1989年)。有人以为，"穴性"研究有利于开拓腧穴主治范围、辨证论治和选穴配方；另外，有学者判断，"穴性"的应用将丰富治法治则的表达和穴位处方义的解释。不少专业参考书和教材纷纷仿效。

"穴性"，即腧穴性能，被学界认同的腧穴功能是客观存在的，关键是如何认识和合理表述。随着临床和实验研究实践的积累，笔者与某些同行逐渐质疑把"穴性"与中药性能简单类比的处理方法。因为，穴位受刺灸后人体产生效应的方向和程度均受被刺灸当时功能状态的制约而呈明显差别。提示刺灸穴位与中药内服在体内诱发效应的作用途径、原理或机制显著有别。同理，所谓刺灸若违背了补虚泻实的经典规定，就会犯"虚虚实实"之戒，造成"补泻反则病益笃"不良后果的经验性归纳，似也需重新审视。

有学者甚至担忧，"穴性"概念的建立及其后续连锁效应，似乎暗示某些针灸学者存在全面移植中药性能知识的强烈冲动。而中药学知识对针灸学术广泛但不完全符合规律的渗透，在指导理念和实践上，均不利于从穴位功能本质上探索刺灸作用的规律。

显然，腧穴学术还涉及功能特异性、经穴药效(适宜的药物小剂量注射某些穴位后诱生的效应，如放大作用效应等)以及穴位热敏感效应等。

三十六、针灸(学)研究中的药理学方法(1991年)

针灸学是研究腧穴刺灸同人体相互作用，并引起生理效应的学科。其中，新近兴起的针灸-免疫研究，即针灸调节免疫功能的研究，是应用针灸学、现代免疫学理论和多学科技术，研究针灸施于腧穴后对免疫系统的影响及其机制。此方向的研究正受到越来越多的关注，已成为继针刺镇痛临床和机制研究之后，针灸学同现代医学科学相互嫁接的又一个活跃的领域，并已开始步入较系统研究的阶段。鉴于现代药理学是研究化学作用物质(药物)同机体相互作用的科学，而刺灸穴位对体内免疫分子、激素和神经递质等生物活性物质的量或活性进行不同程度干预,产生类药性作用,诱发相关的生理效应。据此,似乎有理由把针灸譬喻为"施药",从而药理学也成为针灸(学)研究采用的方法之一。但过去的针灸-免疫研究,基本上多限于药效学的范围,即从整体、器官、细胞或分子水平上,观察针灸影响免疫功能各种效应的"量效关系"。迄今,尚很少见针灸(学)研究开展时效关系的观察。

药动学(药物代谢动力学),是药理学研究另一主要的内容,旨在探究机体对药物处理(吸收、分布、代谢和排泄)的动态规律。诚然,机体对针灸刺激的处理不会像对待药物一样,但针灸作用于人体所产生的,并赖以调节内环境的生物活性物质,在体内必然有其合成、分泌、分布、代谢和排泄这些类似于药动学所研究的过程。对它的研究应是针灸-免疫,乃至整个针灸(学)研究十分重要的内容。

借鉴药理学的某些研究方法,并结合针灸学研究的特点,将可能是推进此项研究的重要途径之一。

三十七、纪念学习皇甫谧(1983年)

皇甫谧是晋代杰出的学者,也是我国古代名医之一。他在医学、文学、史学等方面都有很高的造诣。他不顾战乱和当时社会腐败风气的干扰,不顾疾病的折磨,刻苦学习,顽强奋斗,积26年之功,总结了晋代以前的中医针灸理论,在《素问》《灵枢》和《明堂孔穴针灸治要》三部著作的基础上,结合自己的实践经验,完成了在我国针灸学史上具有划时代意义的学术巨著——《黄帝三部针灸甲乙经》,为针灸学专科化、系统化奠定了基础,创立了中国针灸学学科,为发展我国医学事业做出了伟大的贡献。皇甫谧的著作经历1 700年的实践考验,仍然有着旺盛的生命力,国内外医学家至今还继续从中吸取有益的学术思想和医疗技术。

皇甫谧的伟大人品和高尚医德是中医药事业宝贵的财富。在中华医学史上,许多有着伟大学术成就的人,同时又有着伟大的人品。中国古代的大医学家,无一不重视思想品德的修养,甚至把医德看得比医术更重要。事实说明技艺是德行的精华。皇甫谧等古代医学家的优秀品德和他们走过的成功之路,也是中医学遗产重要组成部分,值得后人永远学习。

皇甫谧不仅是甘肃人民的光荣,也是中华民族的骄傲。我们今天纪念皇甫谧,要学习他学术思想、治学精神和高尚医德,发挥我国在针灸方面的优势,进一步开展针灸临床研究和基础研究,使它更好地为四化建设服务,并造福于全人类。

古今伟大学者在精神上有许多共同之处。

我国杰出数学家,大智若愚的陈景润院士(1933—1996),是我中学母校福建师范大学附中(原福州英华中学)校友,他的治学精神和道德品格,也属于整个中华民族。

三十八、关于针灸医师知识结构的设想(1995年、2015年)

开放性是21世纪针灸学的重要特征,要真正体现开放这一特征,需要许多主客观方面的条件。由治病、"试管"和外语三项能力组成的针灸医师知识结构,就是应当具备的重要的主观条件。

所谓治病,是指在中医学或针灸学理论指导下,合理地、熟练地应用刺灸技术方法,有效地治疗或预防疾病的技能和经验。"试管",是实验研究能力的象征性表述,泛指运用现代科学的知识和手段开展研究工作的科学思维和能力。

长期以来,在同世界医学界交流方面,中医学/针灸学界碰到的困难莫过于语言障碍,一直存在依靠"拐杖"(翻译)走向世界的尴尬局面,大大延缓本学科走向世界的步伐,广大同道深以此为憾事。

近年来,针灸专业队伍增添不少新生力量,尤其是一批硕士博士的加入,使这支富有传统特色队伍的构成发生了积极的变化,他们之中不少人已达到或接近上述知识结构的要求。以往,一部分大学毕业的医师经过培训和实践锻炼之后,也可以同时具备上述两种乃至三种能力,即使在师授带徒出身的医师中也不乏此类人才。事实表明,刻苦自学,在职培训和实践锻炼的作用,是不容忽视的。

具备这样知识结构的人员或队伍,有利于建立以科技进步为依托发展针灸学术的观念,力争以更多的科学知识和方法,更强的科学精神武装自己,更深刻、更全面地认识针灸学科、现代医学和现代科技,并让公众更好地了解针灸学和针灸(疗法);有利于借鉴、吸收现代科技、现代医学或针灸学研究的新成就,开拓思路,进行学科交叉,并从探索生命科学的视角,开展针灸学的多学科研究,更有效地推动针灸学术的发展。

如果着眼于高水平专业人才的造就,除了上述要求外,还需要具大师境界、工匠精神,在精通本专业业务外,还应具备较好的内科或大方脉功底,以及"十三科"病症诊治知识。这有利于参与国际的学术竞争,保持我国在世界针灸学术领域的领先地位。造就这样一支队伍是刻不容缓的,但也不是指日可待的,需要逐步创造条件,需要有个过程。

应当指出,对外语技能的强调,并不意味着可以忽视对医古文能力的要求。提出上述知识结构的设想,也不表明它就是唯一的人才模式。医疗技能的培养应当跟学习、继承老中医临床经验的实践密切结合起来。

让我们为建设一支知识结构合理,医德医风优良的针灸医师队伍而共同努力。

三十九、针药结合治疗不是简单的"拼盘作业"(1999年)

20世纪60年代中期,作为针灸大家朱汝功助手,我赴国际和平妇幼保健院(上海)从事针刺麻醉下妇科手术研究。鉴于多年筛选穴位和改进针刺刺激方法探索仍未能解决针刺麻醉的镇痛不全问题,为减轻患者痛苦,保证手术顺利进行,在20世纪80年代,有学者提出了针刺复合麻醉的概念。所谓针刺复合麻醉,即针刺合并应用小剂量麻醉药,例如针刺麻醉与麻醉辅助药、局部麻醉药复合,针刺麻醉与硬脊膜外小剂量用药复合,针刺麻醉与全身浅麻醉复合等。这种方法既保持针刺麻醉的特点,又汲取药物麻醉的长处,明显地提高了麻醉的效果,可应用于病灶复杂、手术大、镇痛要求高,或耐针力低、经预测针刺麻醉效果不佳的病例,在很大程度上扩大了针刺麻醉的适应证,也体现了"以人为本"的先进理念。

常用的针刺复合麻醉方法有:针刺-硬膜外阻滞复合麻醉、针刺-气体复合麻醉和针刺-局部麻醉复合麻醉等。

在针刺与麻醉辅助药结合的研究中,观察到药物对针刺镇痛效应的影响表现为多样性。如在家兔皮肤痛和内脏痛的模型上,以静脉注射给药,观察24种临床常用药对电针镇痛的影响,结果分为三类,一是增效药,有芬太尼等16种;二是无影响药,有舒必利等3种;三是减效药,有氯胺酮等5种。又如从中枢神经递质角度,探讨药物对针刺镇痛的影响效应,结果有利于针刺镇痛的递质有阿片受体激动剂等,不利于针刺镇痛的递质有多巴胺等。据此阿片受体激动剂、5-羟色胺受体激动剂、多巴受体阻断剂、胆碱受体激动剂等,都是可选用的加强针刺镇痛效应的药物。此外,体内存在着两类对针刺镇痛发挥不同作用的神经肽，一类为利于针刺镇痛的，另一类为不利于针刺镇痛的神经肽。

针刺复合麻醉研究表明，针刺不能同任何镇静镇痛药产生协同作用，提高痛阈。这对于其他类型针药结合的理解和应用，具有普遍启示作用，即"结合"绝不应被理解为简单的"拼盘作业"，合理的结合应是有机和有序的。

四十、针灸没有药吗(2006年)

民谚云：立冬到，忙熬膏。现今，熬膏已可由药店代劳，但服食中医膏滋保健仍为社会人群的一种时尚，关于寻医开膏方的盛况，时常见诸报端。许多亚健康和体弱多病患者从中受益。

针灸是我国原创的医学科技，但不是所有国人都了解它，一些似是而非的评价，诸如"针灸没有药"等，时能耳闻。说"针灸没有药"，主要是指针灸只刺(灸)穴道，不能补。于是在寻求医学干预时，针灸很难被首选，药物疗法俨然是"一号种子"的象征，这不能不归咎于人们崇药尚补的保健文化，总以为"一补治百病""冬令进补春天打虎"。外观上，刺灸时确无药物进入体内，但借助于人体自身"天然药库"的潜力，刺灸穴位确能诱生类药的效果，无药之形却有药之实的刺灸穴位可譬喻为"给药"。尽管中药引起严重毒副作用时有所闻，但毕竟是零星个案。不过，以为中药无毒副作用，则绝对是一种认识误区。中西医结合专家匡调元指出，中药"是作为化学物质进入人体参与代谢的"，何况它们"大多是复方，其化学成分少则几十种，多则几百种……"从此一视角看，说"中药的副作用不亚于西药"，也不能被斥之为夸张。

针灸具有扶正祛邪、疏通经络和协调阴阳的功能，其最基本的作用是调节，通过调整人体失衡的功能而治疗疾病。尽管不用药，但刺灸穴位可在体内诱发类药性的过程，既可纠正异常的功能，又不会干扰正常的人体功能，所以对干预亚健康，纠正身心失调，是针灸的优势所在，它在调节功能这一环节上，发挥着比药物更符合生理规律的作用。显而易见，针灸也能进补，并且，它不用药的干预，绝不会引致毒副作用，一年四季均可施行。从这一侧面看，如果说"立冬到，忙针灸"也是顺理成章的。

针灸和中药补虚泻实的共同原理，是重建人体内环境的稳态，但两者具体的作用途径或方式是显著有别的。实际上，凡能重建人体生理稳态的就有补的效能。显然，针灸也能"补"，而非药之"补"，是绝无引致毒副作用之虞的"绿色"进补。大量研究已提示,刺灸腧穴后的血清中所含的,并可以调节内环境的生物活性物质的量或质和量均可因针灸而改变。

如果社会公众认识到上述的道理,针灸也就蜕变成一只人见人爱的"白天鹅",从容地飞进医学科学竞技的"中心球场",就可为公众养生保健提供更多的非药医学干预手段。

四十一、针灸与药物调节功能之异同(1995年)

通过调节内环境,重建生理稳态,是针灸和药物治疗疾病获效的共同原理。但针灸对内环境的调节机制显然有别于药物,尤其是化学合成药物。绝大多数药物需进入消化道、静脉,通过吸收后而起作用,均系干扰或参与人体内各种生理、生化过程或是通过改变理化条件;或在作用部位(内环境)达到一定浓度,参与或干扰细胞物质代谢过程;或通过对酶的抑制或促进作用;或通过作用于细胞膜,借助于细胞膜受体或酶的作用影响生化过程、离子通道而发生作用;或通过改变生理递质的释放或激素的分泌等,引起细胞功能的变化,从而导致器官功能兴奋或抑制,酶活动的加剧或减弱,干扰病原体的代谢而产生疗效。

与药物作用不同的是,刺灸腧穴则是感知性的,它首先影响穴位感受装置和外周神经传入途径,刺灸信号同病理信号(包括痛信号)在中枢神经系统各级水平(脊髓、脑干、丘脑、边缘系统和大脑皮质)相会并发生相互作用,经过整合作用过程,传出信号,影响中枢神经递质系统,对效应细胞、组织、器官,对内环境理化状态进行调节。诚然,内环境也可以反馈性地对针灸引起的中枢递质神经元和内分泌、免疫系统功能活动的变化进行调控。这样形成的调节环链,共同调节或维持人体的生理稳态。

总而言之,中枢神经系统各级水平的许多结构及其所代表的功能活动,参与针灸作用过程,神经递质、内分泌和免疫活性因子等,构成针灸诱导的类药作用过程重要的物质基础。而药物作用的物质基础是其结构和成分。某些中药在治疗中显示有双向作用,也是由于其有双重成分或人体内药物受体活性的不同等造成的。同时还可看出,药物对人体内环境的影响,偏重于直接的参与或干扰,直接针对致病因子或病变组织。由于血脑屏障的存在,使许多药物被排斥在中枢神经系统之外,中枢神经系统的调控对许多药效产生过程不起直接的作用。而针灸作用倾向于间接的干预,不直接针对致病因子或病变组织。可以认为,除了直接在局部产生作用,如电锓针插入皮肤肿瘤施行治疗外,旨在调节功能的针灸诱发的刺激信号,一般均依赖于中枢神经系统的过滤、分析和整合作用,从而使传出的信号有利于产生整体性和双向性调节,重建自身主动的生理性调节反应能力。

由于体内存在着一种为维持内环境理化性质相对恒定的复杂机制,由神经、内分泌和免疫等调节系统组成,能对各种影响内环境稳定的因素作出主动的调节反应,针灸正是通过在不同程度上激发或诱导体内调节系统的作用,协助体内固有的调节潜力,使异常功能趋向正常。针灸治疗在调节功能这一重要环节上发挥着比药物更符合生理规律的作用。

尽管针刺和艾灸的作用途径不完全相同,并且迄今关于中枢神经系统对针灸信号整合过程的了解尚不深。但是,中枢神经系统的调控作用,无疑是针灸作用机制中十分重要的,明显有别于药物的,并能对上述问题作出初步回答的最关键的环节。

四十二、腧穴与药物关系研究之启示(1989年)

临床上应用的水针疗法,又称药物穴位注射疗法,是腧穴与药物产生关系最客观的体现。该疗法是针刺疗法之演变,以化学性药物代替了物理性刺激。

腧穴与药物关系的基础研究也曾积极开展,给我印象深刻的有两个方面。

(1)江苏南通医学院(今南通大学医学院)药理学教授刘祖舜领衔的研究小组,在20多年腧穴对药物反应性的研究中,观察到等量药物注射于不同穴位,其药效强度迥异,且与各穴所在部位的肌肉丰厚度及血管分布密度并不相关,它的作用同传统给药途径相比有显著特点,除个别药物外,药理或毒理作用的出现均比药物皮下、肌内注射快速而强大,作用潜伏时间显著缩短,经同静脉注射的5种药物相比,穴位作用出现时间和强度与之相当甚至超过。同时,实验表明,微量元素注入"足三里""内关"穴,可产生不同的效应,提示不同穴位对同一药物的反应性不同,可能与不同穴位的离子构成或类半导体属性的不同有关。

"穴位药效"的研究提示,适当的穴位对某些药物的药效有放大、增益的作用,穴位不同药效强弱有别,穴位药效有经穴功能的参与。小剂量药物穴位注射疗法的问世,正是利用了腧穴作用某些特性的结果。

刘氏的实验还提示,腧穴对药物有辨别性强大的反应性,药物或其他化学品可作为化学性"探针"应用于经络腧穴的研究。穴位药效的循经性表明,不同腧穴和经脉对药物刺激的反应性不同。研究结果中有许多不符合现代药理学的基本原理，提示药理学中尚有未知的领域。刘氏主张开展"经穴药理学"的研究，以求回答穴位药效同现代药理学原理相矛盾的问题，并对药理学发展做出贡献。

上述研究成果曾于20世纪末获国家中医药管理局级科技进步三等奖，我曾赴南通医学院专门考察学习该项研究经验。

"经穴药理学"概念和研究实践颇有新意。"经穴药理学"研究的深入，可能会推动现代药理学研究的发展，这也再次提示针灸学研究是生命科学研究的组成部分之一。

（2）针刺穴位与穴位药物注射协同作用观察。如果向人体一侧足三里穴注射伤寒副伤寒疫苗，同时在另一侧足三里穴施行针刺，结果穴位注射组血中溶菌素效价，在第三周时比皮下注射组显著增高，持续时间长，疫苗用量却仅为皮下注射量的1/7。这提示针刺腧穴同进入穴内的药物或生物制品之间具有某种协同作用。

揭示产生协同作用效应的奥秘，会更有利于我们利用腧穴的这一特性，提高针灸治疗效果，也对阐明经络实质，乃至解开某些生命科学之谜均具有重要意义。问题是对这方面的研究还太少，并且缺乏验证，尤其是其他研究小组的证实。我把"经穴药效学"概念作为近60年来针灸（学）重要的新学术概念之一，可作为重要的研究领域。只要我们不断探索其内在规律，定会大大有利针灸学术的发展。

四十三、闲话针灸治学（1993—2017年）

（一）给弟子赠言

1. 善待生命　1993年5月，在吴焕淦、赵加增、张岚博士学位论文完稿时，我在每份论文封面内页上写下如下同样的一段文字：

> 每年4月7日是世界卫生日，今年卫生日的主题是善待生命，这是人类共同的祈求，许多人为之探索、奋斗了十几个世纪。让我们在"善待生命"理念的引领下，继续努力探索，以期针灸医学为治疗难治性疾病，减轻患者痛苦和提高生命质量，做出新贡献。愿我们两代人互勉，"丈夫为志，穷当益坚，老当益壮"（马援）。

这三位研究生均来自浙江台州金华地区,现今他们各自东西谋生谋业,身心劳碌自不待言。如今,他们中有人取得引同行注目的阶段性成绩,可能"善待生命"的责任感,变成激励他(她)努力奋斗的动力。

2. 千里之路不可直以绳　这是我给1994届博士生李石良在毕业前写的一封信,其中说道:

> 你在学院、针灸研究所从事硕士、博士两个阶段的学习和研究,历经5个寒暑,个中之甘苦,"春江水暖鸭先知"。但是,你漫长而艰苦的学术生涯远未终结,当须"迈步从头越"。切记"哀莫大于心死",千万不可随波逐流。
>
> 我赞赏先知冷暖的鸭子,它靠的是努力划动双蹼而抵达彼岸。我信奉种瓜得瓜、种豆得豆的道理,也不排斥点石成金的机遇。一个人的成功取决于勤奋、天赋和机遇,然而只有那些根基扎实,对新鲜事物敏感的人们,才能及时察觉那稍纵即逝、可遇而不可求的机会,并牢牢抓住它。
>
> 上海滩历来是人文荟萃之地,通过人文杂交,优势互补,产生了许多海派的艺术文化。我以为,海派的特征应是不拘一格,兼收并蓄,其核心是实事求是,立足于探索,着眼于发展。中西医结合,以现代科技进步为先导推动中医药学术发展,是中医药海派风格在现代化建设阶段一个侧面的具体表达。你的论文从针灸研究的观念、思路和方法等方面,体现了海派的风格。以海派的独特视角,既借鉴四大发明和传统优秀文化,又从当代先进的文明成果中汲取新鲜养料,你我这些在针灸学之河中竞渡的老少"鸭子",会变得更聪明、更敏锐些。
>
> 海派风格是在上海滩形成的,但现在已不是上海人的专利,早已冲破了地域的局限。今后我们将天南海北,但是,一个共识,即邓小平建设中国特色社会主义的理论同样是指导针灸学继承和发扬工作的强大思想武器,会把我们联系在一起的。让我们解放思想,实事求是,在针灸学研究中走自己的路,以期为实现针灸学研究传承性、时代性、探索性和创造性的统一,为揭示针灸"黑箱"作更多更有效的努力。某外国学者指出,针灸研究需要哥白尼。如果这个认识是合理的,我以为"针灸哥白尼"应当出在中国,出在你们当中(1993年7月14日)。

当杨永清博士在《上海针灸杂志》发表《针灸效应物质基础研究》一文,表明他主持的研究取得重要进展后,我也对他说,让我们一起记住"千里之路不可直以绳"古训。须知,浮躁是原始创新的大敌。针灸学人今后要耐心、静心、坚韧地走好曲折的学术之路,这是摘取《管子·宙合》中的警句所要表达的意思(2006年10月)。

3. 治学如治军　这是我阅毕1997届博士研究生黄诚提请答辩的学位论文后写的临别赠言:

在你开拓新的学术生涯之际,特赠《孙子兵法》一段文字并互勉:"水因地而制流,兵因地而制胜。故兵无常势,水无常形,能因敌变化而取胜者谓之神。善出奇者,无穷如天地,不竭如江河。"

治学如治军。期望审时度势思维活跃地领会、处理针灸学研究碰见的问题(1997年1月)。

当学生步入新的生活,走向有些浮躁的医界学术界时,给他(们)如上的叮嘱,不是多余,也非古板。

2002年春,我随上海市针灸学会众理事赴泰州考察。一位潜心于无烟灸研制翟姓厂长向我索句,由于"治学如治军"理念的驱动,就把20世纪70年代初从姚雪垠名著《李自成》中学得的一副对联抄给了他:柳营春试马,虎帐夜谈兵。

其时我正在北非执行医疗援外任务,受到"春试马""夜谈兵"勤奋精神的感染,印象颇深,故多年后还记得这副对联。

4. 包容"正""奇"　以下是我写在1997届博士生裴建提交博士学位论文准备答辩之际的勉励文字,旨在让青年中医师们理解包容的重要性。

"用正为根基,用奇为变着,不拘一格,出奇制胜。"(金庸《飞狐外传》)

金庸先生的导示,虽仅就武学而言,但对思考、实践针灸学继承传统、推陈出新这一重大的学术和治学问题,也是可借鉴的。因为两者均为中华文化大家族的重要成员,在理解自然、社会和人体方面,虽各有独特之点,也有许多共通之处。

愿裴建(们)具务实之精神,显包容之气度,从医从教,继续从事针灸抗癌研究，寻求规律，反复验证，为争取针灸在抗癌领域占有一席之地而努力（1997年春节后）。

包容，指包容"异端"。中西医结合的起跑线是两者相互包容；针刺麻醉下手术是传统针刺与现代外科学、麻醉学相互包纳的产物；为世人所熟悉的太极图可视为包容异己的代表。没有对"异端"的包容，就不可能有人类及其生活的世界。

"正"（如中医经典要义）与"奇"（如民族民间疗法），互为"异端"，只有包容才能"出奇制胜"，而包容的认识基础是建立在"不拘一格"之上的。

综观宏大的中华文库，武侠小说历来被定格为茶余饭后之读物，不登大雅之堂的"奇"文学。从金庸小说中获取学问，这不该被视为"猎奇"，倒恰是包容的一种生动体现。

5. **学我者生，像我者死**　1998年，某博士研究生毕业时，我以"至重唯生命，最难乃针道"，作为互勉之赠言。此研究生即现在龙华医院工作的孙德利。

强调"最难乃针道"，是极而言之，旨在批评那种轻视针灸学科，一切医疗活动独尊药物的倾向。

关键是怎么教怎么学？

欲悟针灸之道，要有不断探秘、永远求新的观念和相应的正确方法。所以，对于"针道"的理解和把握，不能仅从学术上去认识，还应当有对治学精神和态度的要求。国画巨匠齐白石告诫人们要努力创新，"学我者生，像我者死"。画坛大师徐悲鸿也指出："古法之佳者守之，垂绝者继之，不佳者改之，未足者增之，西方绘画之可采者融之。"这些对于"针道"的研究，乃至于针灸学的继承和创新，都是可以借鉴的。

（二）从弟子研究成果中提炼治学理念

1. **善谋者谋于势**　20世纪80年代初，上海市针灸经络研究所就建立针灸与免疫关系的研究方向，并在它引导下观察针灸治疗桥本甲状腺炎、哮喘和慢性非特异性溃疡性结肠炎等8种免疫性疾病以及延缓衰老、抗癌等的疗效和原理。20年中，围绕此方向研究，培养出一批硕、博士，获得多项省部级科技成果奖和专利，发表数百篇学术论文和文章，从一个侧面推动针灸学科建设和学术进步。我们的实践再次表明，坚持一个稳定的研究方向多么重要。坚持方向就是坚持研究理念和特色，需要排除干扰或诱惑，如同围棋对弈中的"弃子"（与"吃子"相对而言的一种围棋战术)一样。兵法云：善谋者谋于势,不善谋者谋于子。所谓"势",大局也。一个适宜的研究方向,就是有经验的学者所要谋的"势",犹如"弃子"形成的"厚势"或保全的大局。

我国先贤还说,"不谋万世者不足以谋一时,不谋全局者不足以谋一域。"让我们向先贤讨教,向历史求智慧,站高望远,圆好针灸梦,实现中国梦。

2. 谋事在人,成事在天　针刺穴位可从哮喘大鼠血清中检测出特异的蛋白,全赖于针刺可"诱生"特异蛋白的客观效应,此前因受思路和技术条件的限制而视之不见,并非它不存在。基于(与中国科学院上海药物研究所)联合实验室的工作,今后不仅可从调节相关活性因子量的方面,还能从"诱生"特异蛋白的方面,诠释针刺治疗哮喘的效果。

针灸血清恰如一锅蕴藏着针灸学精华的"千年老汤"。必须努力探索它的奥秘,但只有当此种努力符合客观规律时,才能走向成功,此即所谓"谋事在人,成事在天(规律)"。只凭勇气和勤勉而不按规律行事,容易导致蛮干,我们应从针灸学研究的此类事件中,吸取历史的教训,为今后以针灸为基础的创新药物等的研究,扫除治学方面的障碍。

3. 从月亮上看地球　这是说要改变思维定式,建立观察问题新的视野。有人讲,21世纪是视野的竞争,仅靠"术"是不够的。若按照惯常的"从地球看地球"的视野,所谓"建立和发展以针灸为基础的生物医药工程"的设想,不啻痴人说梦。我在代表中国针灸学会实验针灸委员会向全国会员代表会议作工作报告时(1999年8月,昆明)提出,要正确理解、处理"昨天的理论、今天的技术、明天的产品"这个科技发展规律所提示的理论-技术-产品的关系,发展"针灸产品"。这是"从月亮看地球"的一种尝试。转换视野后的学者可能觉察到,作为科技组成一部分的针灸,转化为生产力的潜力是存在的,关键在于战略思维和实践。杨永清等的研究成果,让人们看到这个梦想成真的一缕曙光。

4. 创新研究比童话需要想象力

(1) 创新研究涉及面广而复杂多样并且必须接受实践的检验。显然,童话中所使用的想象,并非艺术创作的专利,在以创新为主要特征的知识经济时代,想象力已成为创新的基石。"促使针灸高科技产业的试启动",即为针灸科研想象的一种体现。也只有在想象力的支撑下,才能有从"针灸血清"中寻找抗哮喘"药"的探索性实践。

爱因斯坦说过,"想象力比知识更重要"。缺乏想象力的针灸医师只能是"针灸匠"。我鼓励研究生选读高品位的武侠小说,以培植想象力,活跃"柳暗花明又一村"的思维。

"创造想象"是人类改造世界一切创造性活动的构成部分。对针灸学而言,既要敢于想象,又要当它与传统概念、理论或习惯见解产生冲突时,善于对待"创新想象"。在一个创意引领的时代,我们面临着创意的挑战和机遇。针灸学研究期待新的战略思维,需要创新的观念和善待想象的慧眼以及"摸着石子过河"的务实学风。

(2) 同艺术一样,科学的进步也需要想象力。诺贝尔奖获得者希尔认为,从事创新性研究必须有足够的思考空间。X线、青霉素等的重大发明,都源自超常规的想象,"针灸血清"的问世,是我国实验针灸工作者,在创新思维引导下合理想象的结晶。有活跃的想象,才能产生科学假想,才能建立起相关的研究思路。科研思路对创新研究的重要性是显而易见的。实践科研思路,是为了抵达科学的彼岸,就要像长途跋涉一样,渡过许多河,这需要借助船或桥,科学研究中的技术方法,就譬如船或桥。可见,有正确的适合的方法,才能实施研究思路,验证假想的合理性。李瑞午等的研究结果再一次提示,"针灸血清"方法,很有潜力成为协助针灸作用规律研究"过河"的一种适宜的"船"或"桥"。

5. 学者当自信

(1) 首先要规范地处理从实验设计到各种技术环节,使实验数据经得起重复,结论耐得住质疑;尽力使用规范英文撰写论文;投递论文时心无怯意,但不惧暴露弱点;认真直面审稿反馈意见,逐条地解答之,经若干轮往返沟通,争取在论文的科学标准上达成共识。作为研究室原成员,一旁欣赏科技"风景"的我,在杨永清实验室与国际核心期刊成功沟通后,饶有兴趣地作了如上的归纳,以供同行借鉴。

中外科学家建立顺畅的交流渠道最重要的条件,是在学术平台上平等地尊重科学。基于此,刊方不对针灸机构以'灰色眼光'看待,青年学子培植开放心态,在治学气质上跃上新的台阶。失却科学精神支持的自信是盲目的,保守的。一些同仁到老都捅不破这层"窗户纸"。科学为后盾的针灸学可以传播得更久更远。无视历史教训的学科必然缺乏生命力。

(2) 国内那些玩弄科学辞藻,无端责难中医针灸的"科学卫士",显得何等肤浅。而刻意追求外来科学标杆支撑的业界人士之善意,也嫌多余。只有自信,才能淡定地对待肯定或怀疑针灸的种种报道,才会持"和而不同"理念,面对可能不以经络学说为指导、不采纳经典穴位系统或只推崇电针刺激的"美国针灸学"问世。文化有别则思维各异,实践也就不同,使用同样的面粉、蔬菜和肉,中国人做出来的是菜包,而欧美人则拿出汉堡包来。

6. **无边落木萧萧下,不尽长江滚滚来** 这是唐代诗人杜甫著名诗句,也提示人事有代谢。现在每年杨永清的研究生毕业,都邀请我做答辩委员。许多博士或硕士生,都叫我师爷。他们现在学术论文,我不一定完全看得懂。我认为这是好事,这是学术进步的一种具体体现。不然,说明他们没有进步,不值得提倡。国家花这么多物力人力,要求中医药针灸学术发展,这是一代一代人的事业,杨永清以及他的学生们的东西看不全懂,我一点也不纠结,这符合规律。

(三)关于人才的思考

1. **"青蓝"双赢** "青蓝",指师生两代人。指导研究生乃是我 1984—2002 年主要学术任务之一,曾把知识的单向传播转变为师生对话作为努力的方向,为师者授业传道,也接受年青人的创意及他师的经验,并领会来自农家"青"们的愿望和困难。"青出于蓝而胜于蓝",是人才培养的内在需求,而"青蓝双赢"的关键在于"青胜于蓝"。迄今,不少"青"也已为人师,栽培出一批尊我为"师爷"的硕士博士,并在一些方面超过了我,预示"针灸哥白尼"的诞生,将是可以期待的。

"青蓝"双赢是师生合作可见的果实,然而"学衔并非道德文章天然的象征""'青蓝'关系绝非老板与伙计的翻版"等共识,更值得时常予以反刍。"青"有时显得青涩,不足为怪,但少数人显露的"混"和"浮"的倾向,倒不可掉以轻心。为师者仅是"小蓝",切忌以中华文化、中医药学"大蓝"的代表自居。

社会需要非自封的大师,笔者争取来世成为大师。但今生,作为从田埂走出来的一个"蓝",或许能为未来针灸学大师的问世,做一点架桥铺路的前期准备。

2. **做个"国画式"中医师** 参阅"经典医话"章"如何看待'国画式'中医"内容。

3. **做一个业余哲学家** 人类如果想要前进,就要不断超越自己,而只有拥抱哲学,才能达到这个境界。什么是哲学精神?哲学是一种批判性思维,是一种创造性思维,是我们人类得以不断前进、不断突破、不断超越根本的内在动力。所谓批判,就是找出存在的问题。只有这样,科学才能颠覆或批判前人的想法而前进。一位化学诺奖得主说:"中国同行最大的问题是什么? 他们不会批判,既不批判自己也不批判别人……你的工作怎么能突破。"这是复旦大学哲学教授张汝伦 2016 年在一次演讲时说的。

中医药针灸学十分需要哲学。19 世纪 30 年代之前,西方只有"哲学家"而没有"科学家"。让针灸学更好地拥抱哲学,以哲学精神、批判思维指引针灸学术研究和发展。

国医大师裘沛然在 1958 年被聘到上海中医学院时,仅是一名普通教师。这位来自浙江慈溪的年轻中医,独闯上海滩,没有家族背景,更没有裙带关系,通过几十年持续努力,最终攀上中医学术领域最高峰,除了中医药学专业以外,他靠的是他的"诗外功夫",其中重要的支撑就是根基扎实的文史哲。

4. 不盲目排斥企业家精神　如何对待学者的企业家精神? 事实证明,自视清高,排斥企业家精神,是一种陈旧的观念。支持学者的企业家精神或少数学者向企业家转化,有利于给学术以必要的物质支撑,有利于学术成果的转化,也有利于学界营造尊重差异、包容多元的治学氛围。要清除与此有关的种种认识误区,以免压抑潜在的此种精神萌芽。

要探索临床研究如何与社会主义市场经济相适应的问题。此外,要注意观察分析收费标准对研究影响的两面性。如果治疗收费是以针刺穴位的多少为依据,则一些重要的治疗理念就可能被丢弃了。

5. 不从众,方出众　这是从报刊抄来的句子,因它言简意赅,说得很有道理。2014 年秋,我应邀将它抄赠给浙江中医药大学针灸学领域某学科带头人,以示对他有创新意识,在学术上不人云亦云,走自己的路,做出重要成绩的高度肯定。

6. 多动脑勤思考,做有心人　在第一章"名医之路"已提及,我爱阅读,"对感觉有意思的,尽管风马牛不相及,也爱与自己从事之研究相联系,掩卷沉思,有时举一反三,触类旁通,获得'柳暗花明又一村'的效果"。这里试举例说明。

(1) 从乒乓球想到针灸:众所周知,针灸疗效同许多因素密切相关,如穴位及其组合,针刺手法或电针刺激参数,艾灸术式、壮数和艾炷重量,运针、留针时间,治疗次数,治疗时机或时间窗,并用的药物和电、光、磁等,患者的功能状态、心理状态以及医师的心理暗示等。

乒乓球技术由速度、旋转、角度和落点等要素构成,运动员每一击球动作,就把这些要素组合在一起,球技水平高低,取决于这些要素及其组合的质量以及临场应变能力。相类似的,从针灸医师施行刺灸治疗的那一刻始,许多因素就与刺灸组合起来,并产生不同的影响。也可以说,在治疗中,上述因素或分别或综合地同刺灸形成若干对或一对关系。其中的相互关系是十分错综复杂的。针灸治疗的研究,主要是探索与刺灸相关的一系列关系问题。

(2) 从足球看针灸学术:这是我看电视转播巴西世界杯后的一点体会。吸纳世界球星的英超联赛,在保持力量和速度传统的基础上,主动引入拉丁派技术风格,所以被锻造成了全球最有观赏性的赛事。荷兰队大胜上届在决赛中打败它的冠军,归功于不拘泥于全攻全守传统,针对西班牙队整体精准传控的特点,不惜冒被讥打"丑陋足球"的风险,毅然借鉴稳守反击,成功地书写足坛新的历史。这仅是既坚持自身风格又开放的理念,给某些世界强队注入新活力的几个例子,它与针灸学术发展的内在道理是一致的。

(3) 杜撰"多极医学世界"的概念:我在《关于针灸作用机制的研究》(2000年)一文中,提出要客观面对现实的多极医学世界的看法。所谓"多极医学世界",指由中医、西医、中西医结合和越来越多参与研究和治疗的现代科技(如声、光、电、磁、核)构成的。近50年来,针灸学术的进步,是在这个多极医学世界的环境里,由不同观念影响而产生的不同研究思维、战略和实践的互相争鸣、碰撞和借鉴,结合的氛围中获得的。21世纪,针灸学研究的观念、思维、战略和实践,仍将受其制约。

"多极医学世界",是我在20世纪末读报看电视时,因经常看到听到我国领导人用"政治多极化,经济全球化"等描述当代国际大势的主要特征而启发杜撰的。国际政治多极化,世界大国(中、美、欧盟、俄和日本)关系,较冷战时期美苏争霸时更稳定,世界和平更有保障,较像五行学说所述那样,各要素间相生相克、亢害承制。我以为在"多极医学世界"生态环境中,针灸学如能处理好相关关系,较有利自身发展。这个杜撰的概念,纯系个人见解,仅供同行讨论评议。

(4) 从非中医传统知识中获得启迪:所谓非中医传统知识,这里指现代解剖学、手科学、神经科学等现代生物、医学以及非生物、医学科学,乃至人文科学知识。传统与非传统之谓是相对的。发展针灸学,除了要致力于传统的理论和经验的发掘、继承外,还要有意识地从广泛的非传统知识中吸取有益的学术养料。

这除了学术上考虑之外,也涉及治学方面的问题。借鉴于手外科专家顾玉东对手与脑密切关系的介绍,我曾产生从手穴治疗脑病的针灸临床思路和若干具体建议。

时代进步至今,古老传统中医药学的薪火传承,不能仅依赖于静态的保护,还要通过对话交流和创新,才会给它当今的发展,注入新的学术活力。期待针灸学在积极地同非传统知识的对话中,取得持续发展。

(5)《梁祝》成功的启示:1959年在上海首演的小提琴协奏曲《梁祝》,获得巨大成功,蜚声中外。这是当年上海音乐学院学生何占豪、陈钢,为探索小提琴民族化而作的探索。他们采用民间传说,以浙江地方戏越剧为素材,大胆运用西方协奏曲形式创作而成。经半个多世纪实践检验,被誉为中国风格交响乐创作的代表作之一。我爱听《梁祝》,百听不厌。其首演者俞丽拿是我同龄人。1959年我与《梁祝》作曲者何占豪(入学前为浙江嵊县某越剧团二胡琴师)曾一起出席位于江西中路青年宫举办的大学生学哲学交流会,听过他的发言,留下深刻记忆,故我数次以《梁祝》协助阐述文化、学术包容的理念。如:"在时代发展、新科技冲击面前,阻挡或回避无济于事。面对现代科技的挑战,古老针灸学需迎而随之,细致观察,继则择而化之,终则融而合之。'洋为中用',化科技冲击于无形,实现自身进化,演绎'土'与'洋'、传统与现代结合针灸版的《梁祝》,如电针、水针和适合针灸学的临床和实验方法。"

(6)阿波罗航天飞行器的启示:成功登上月球的阿波罗号飞行器,就飞行器总体而言是创新的。但是,制造它所应用的技术和材料,全部是已经成熟的科技成果。关键在于要在科学思维引导下,将现成的技术和材料,经过富有创意的有机组合或集成。这启发我要重视针灸疗法组合式创新研究,如针刀疗法、激光穴位照射疗法、针刺麻醉下外科手术,因为针灸医学发展至今天,原始性创新变得困难。关键是要破除针灸疗法研究的思维定式。我向同行推荐陆氏(陆健)穴位埋线疗法,它有机地融合穴位功能、埋线时创伤、穴下出血以及肠线刺激和吸收等要素为一体,梳理造就埋线疗法的研究思维,将对针灸疗法推陈出新,具有普遍的启迪。

7. 不搞无谓的治学争论　曾经出现的指导针灸学研究理念或方法"姓经络"与"姓神经"的激烈争论,在队伍建设和学术探讨上,产生过十分消极的影响。它盛行于"文革",肇始于20世纪50年代批判朱琏《新针灸学》时。理念或方法是否适合针灸学特点和自身发展规律,我以为应允许多元并存,各自探讨,取长补短,为学术进步发挥不同的作用。

8. 具"化腐朽为神奇"之气质　针灸学研究者应有"化腐朽为神奇"的气度、眼光和能力。宋代哥窑匠人为我们提供了很好的经验。他们把原应被废弃的冰裂样瓷品的产生条件,成功地加以控制,制成瓷中名品。创痛性的针刺方法、导致化脓性灸疮的着肤灸疗法和苦口中药的发明,也可视为一种"化腐朽为神奇"的医学实践。"以病治病"已成为国际医学界认同的治疗学概念,它同"兵无常势水无常形,能因敌变化而取胜者谓之神"(《孙子兵法》)的思想,不谋而合。这从一个侧面提示,针灸学研究者要学习唯物辩证法,要多一点用辩证法指导研究的意识。

9. 敢于迎战现代科技浪潮冲击　在新一波科技浪潮冲击下,中医药常碰上先辈们不曾经验过的事。如今互联网和中医人工智能机器人,正在或即将来到我们面前,其挑战性可以大致想象到的。是"危"还是"机",需预作设想应对。历史显示,在时代发展、新科技冲击面前,阻挡或回避无济于事。古云:"万物并育而不相害,道并行而不相悖。"面对现代科技的挑战,古老中医学需"洋为中用",化科技冲击于无形,实现自身进化。作为中医针灸学者,也要善解科学,摆脱科学困惑。不要因"科学人士"指摘中医不科学,就为努力证明我们的科学性,而轻易丢却中医学辨证论治、个性化治疗的精华。也不必刻意追求外来的科学标杆支撑。更不能一谈科学,就只有技术,而忘记尊重客观,遵循规律,实事求是的科学精神。

10. 有"诗外功夫"　古代多指琴棋书画,当下大约包含更广的内容。先听名人和报刊上怎么讲:"中国文人画家崇尚,四分读书,三分写字,三分画画;行万里路,读万卷书,识人无数。""界内学技,成一匠之功,依法依规,但终难成趣。只有在广阔的界外,下足功夫,方能攀登艺术之高峰。何谓界外?眼光、心胸、感情、品性和德行等,诸如此类,是一根根无形之线,牵引着艺人朝着光明而去。"

我也写过一些探讨性文字,抄录如下,请予评论。

(1) 2009年秋,享誉海内外的杰出科学家钱学森辞世了,但他给我们留下了一系列意味深远的治学名言,如:"难道搞科学的人只需要数据和公式吗?""我认为今天科技不仅仅是自然科学和工程技术,而是认识客观世界、改造客观世界的整个的知识体系。""一个有科学创新能力的人,不但要有科学知识,还要有文化艺术修养。"我以为这是钱先生为解决"老是冒不出杰出的人才"这个"很大的问题"而开的把科学与(深、浅层)文化结合起来的"处方",其中涉及"诗外功夫"的问题。

(2) 某西方人士惊叹,围棋似乎是几千年前外星人留在中国大地上的文化,太富有想象力! 如果善于从中借鉴,必有启迪,对针灸学继承传统,推陈出新,必有所裨益。诺贝尔物理学奖获得者李政道认为,"科学与艺术有许多共通点,两者应当进行对话"。我以为具备联想、推理或想象能力,在扎实的专业功夫外,有较多的文科、边缘科学知识,并对科技发展史有较广泛的了解是很重要的。所谓"功夫在诗外",大概说的就是这个道理。

(3) 奥地利医师奥恩布鲁格就是借鉴其父(酒商)用手指叩击木桶盖的声音判断桶内酒量的经验,经反复验证而发明了叩诊法。对针灸学研究者而言,为了增强创新思维能力,就应当夯实医学科学基本功,积累较丰富的科研或临床经验,增加对边缘学科和诗文知识、科技和医学发展史的了解。

(4) 邵经明已故,李鼎现在也已九十了,他身后,能找出类似知识结构和人品行为的一个群体吗? 这是我现在觉得比较担忧的……现在我们人才知识结构当中,欠缺的是诗文基础,传统文化积累,能够作诗,拿起毛笔能写漂亮书法的功夫……当然,我也不主张年轻人完全去拷贝老一代的,因为时代不一样了。我的老师国医大师裘沛然,他生前给我写过八个字:"中医特色,时代气息。"中医要有中医学特色,但是21世纪跟张仲景时代不一样,21世纪跟19世纪、20世纪也不一样,科技迅速发展了。

(5) 我相信,总体上,针灸人一代更比一代强,年轻一代更聪明,受教育更多更容易。新一代中医有他们的"诗外功夫",如外语、互联网应用,对现代科技、现代生命科学,更贴近更了解,这对针灸学的研究发展会从不同侧面产生积极的作用。然而,针灸学毕竟深深植根于中国传统文化之中,对传统文化的亲近和积淀,岂能疏忽。

(6) 中医学术精华不唯是"看得见",可背诵记忆而获取的知识技艺,更是蕴藏在中医传统和由中华文化支撑的理念之中"看不见"的东西。正是此二者的综合,塑造了优秀中医人既能满足职业要求,又适应科学发展长远需要的本领。中医师的"诗外功夫"可能就包含在"看不见"的东西之中。

（四）关于治学文化的议论

1. **先进文化引领** 我认同中国科学院院士、"两弹一星"功勋专家宋健定义的先进文化，即致力于探未知，不管前人有多大成就，不高山仰止，总是设法超越。我以为在针灸治学理念中，这一条最重要，是统管全局的。

2. **中华文化有许多共通之处** 针灸有道，然有道者不唯针灸。在中华民族辉煌文化中，同中医药（含针灸）相近者甚多，如中国画、民族音乐、围棋、中国象棋、京剧和太极拳等。国画有画道，民乐有乐道，弈棋有棋道，京戏有戏道，习武有武道。它们虽各有其道，但均以独特的思维、深邃的理念、简单的工具手段，来表达对自然界和社会的理解，并探讨这些事物的变化发展，提示某些共同的内在规律。某些武侠小说中，精通剑道的高明剑士，手中无剑，剑在胸中，摘花采叶皆可为剑。此种描述虽属于戏说性质，但说明凡精通于某道者，必先深刻地把握其事物的内在规律，才能达到术由心发，自如发挥的境界。

3. **摸石问路** 问路，旨在摸索现代条件下针灸学研究之路。其艰难在于既要寻找适合针灸学特点和发展规律的现代科研方法，又要不时应对无谓的争论（如"姓经络"还是"姓神经"等）及其衍生的"陷阱"。试想，若宛如攀珠峰那样时时如履薄冰，岂能催化创新思维和实践！

玄奘法师取经的成功经验——"路在脚下"的深层内涵在于对外来文化的包容。包容，是针对"异端"而言的。针灸学若无包容声光电磁核等"非己"的胸襟，何来头针、耳针、电针、水针、激光针和穴位埋线等诸多新疗法和针刺麻醉下手术？如何造就近50余年针灸临床领域的繁荣和进步？让我们努力处理好坚持传承与尊重差异的关系，鼓励多元创新，包容"异端思维"，以期传统的历久弥新，新生的独具特色。

4. **无球跑动** 这是指绿茵赛场上不持球的足球队员，主动与带球向对方球门实施攻击的同伴进行有战术意义的无球跑动配合，以扯开对方防守阵线，协助队友成功攻门，是甘当配角之行为。但这一般不被看热闹的外行球迷所理解，却让懂门道的内行，如教练、资深球迷所重视。"有球"与"无球"默契所演绎的整体水平，反映一支球队的战术素养。治学文化在中医药学术发展过程中之地位，类似于"无球跑动"，虽起引领作用，但也易被忽视。让我们从绿茵场博弈的秘籍中受到启迪，以进一步发挥先进文化引领中医药学术研究的作用。

第五章
名医工作室团队心得体会集萃

上善若水,上师如父——
陈汉平名老中医工作室学习体会

(一) 师与父——跟师偶感

古人认为,能够传道、授业、解惑的人,都可以称之为老师,而老师又无处不在,哪怕"三人之行"中,都有老师的身影。而现实中,好学生常有,好老师却难觅。

在我的人生生涯中,遇到过无数的老师,有些犹如过眼云烟,不再有任何印象,而有些却刻骨铭心,永生难忘。从我大学毕业到医院工作以来,曾经遇到过不少的老师,有些经过拜师,有正式的名分,有些则属于"三人之行"中人。他们中的很多人都在工作、学习、待人接物等方面给我不少指点。例如:我第一个正式拜师的老师陈作霖,我跟他3年余,一直到他去世。他是属于技术型的老师,向我言传身教了很多针灸临床治疗的思路和方法、针刺技巧等,使我在应对临床的各类疾病时,不再手足无措。直到今天,这些思路、技能都还让我受益匪浅。第二位老师是上海中医药大学附属市中医医院(简称上海市中医医院)的陈安福,原本和陈老师并无交结,虽然他是属于"三人之行"中人,但在我奥地利4年工作期间,有幸和他身处同一国家,得到了他的很多帮助和教诲,使我在工作、生活中得到了很多便利,思想上感悟了很多人生之理。第三位老师,就是陈汉平教授,他是我第二个正式跟师的老师,他更像是一位精神上的导师,他没有直接教我们任何一个治病取穴之法,但是他以独特学术见解和治学理念,从珠算、山水画、足球等另一个视角,以物比物,思考针灸学及其发展,拓展了我们的思路,更开阔了我们的视野。

古人又云：一日为师，终身为父。原来只以为，要像善待父亲一样善待老师，现在看来，其中的含义远非如此肤浅。记得刚走上工作岗位时，个人欲望膨胀，信心满满，听不进父亲的一些善意的提醒和规劝，结果碰了钉子，吃了亏以后，才领悟父亲的预见。

好的老师，犹如父亲一般，他那份永远比孩子看远一步的本领，给你带来一份安心、坦然的感觉，让你受益无穷，我想，这才是师与父的共同点。

(二) 以变应变，病变我变——读《绿色的中医膏方》后感

俗话说：冬令进补，春天打虎。中药膏方作为一种补虚之品，有着悠久的历史并深受欢迎，对人体起到扶正祛邪、调和阴阳的作用，其临床疗效也已经被证实。但膏方的开具，是医生根据患者就诊当日的身体情况进行辨证施治的，无法预测人体未来的发展和变化。也就是说，对未来只能起个预估。我们经常会听到医生的叮嘱，感冒时要停服膏方，究其原因，原来感冒时服用膏方，不但无法起到补益身体的功效，反而会加重病情。正是由于医生也无法判断患者未来的身体状况，只能把可能发生的情况预先进行告知。而天有不测风云，人有不测疾患。感冒尚且容易对付，如果遇到其他未测疾病呢？中药膏方的服用，从冬至（12月22日）到立春（2月4日），历时两个半月，谁又能保证人体在这期间还能一直保持当初开膏方时的状态呢？

那么，有什么办法能够根据患者的即时身体状态来灵活开具膏方呢？针灸，一种被称为绿色的中医膏方，可以很好地解决这个问题，虽然陈汉平《绿色的中医膏方》一文的本意是阐述刺灸穴位调动人体自身"天然药库"的潜力，在体内诱发类药性的过程，既可纠正人体异常的功能，又不会干扰正常的人体功能，没有药物的毒副作用。

除此之外，我认为对疾病的治疗，必须采取"以变应变，病变我变"的原则，到什么山唱什么歌，根据患者的即时状态灵活采用针灸疗法，"虚则补之，实则泻之，宛陈则除之，陷下则灸之"，这比中药常规7剂的固定处方更加科学合理。记得有不少患者曾经问我某种疾病的疗程该怎么算，我的回答很直接，人与人不同，病和病各异，很难用疗程一概而论，治疗到你认为合适的阶段为止。

针灸进补前，也要进行"望、闻、问、切四诊合参"，辨明阴阳虚实，才能决定进补方案，即使患者出现感冒等症状，也可以通过改变腧穴和刺激量，以变应变。

或许有人会说，这样多麻烦，不如中医处方，一次开7剂，每周来一次就行，不像针灸，每周要来2～3次。我认为，要追求疗效，就不能嫌麻烦，对人体虚实把握不准，对未来预估错误，就难以有好的疗效。况且，从哲学角度看，物质的变是绝对而永恒的，而不变只是相对和暂时的。

所以，我认为，以变应变，病变我变，才是针灸能够成为绿色中医膏方的精髓所在。

（三）中医药大学有必要设立针灸系吗（工作室讨论题目）

针灸的历史，可以追溯到新石器时代，早于中医中药，可谓源远而流长，《内经》分为《灵枢》和《素问》，《灵枢》又被称为《针经》，可见在当时，针灸占有半壁江山的地位。但后世针灸的发展远远不及中医和中药，除了明代《针灸大成》外，很少再能见到类似集大成的典籍。而灸法除了在孙思邈、葛洪等的书中见到一些记载外，很少再有。针灸发展了几千年，除了针具、灸具有改进外，整个经络、腧穴理论体系，几乎没有被突破。我们还是在吃老祖宗的饭，其中一个原因，可能是受到儒家思想的影响。有道是："君子动口不动手。"但凡上层人士，大都动口，例如中医内科，一张桌子一支笔，一个脉枕一页纸，就能处方开药，而针灸，毕竟需要"动手动脚"，相比于中医内科，显得层次低了。

针灸治疗技术上的守旧，导致自己擅长的治疗领域不断被其他专科蚕食，究其原因，既有世道的残酷，也有自身的不足和同道的无为。

如果说：最好的防守是进攻，那么，最好的保护就是发展。因此，我认为针灸人才的培养，可以借鉴西方社会医学生的培养模式（医学生先要完成理工科大学的学习，然后再学医），针灸学生应该先进行全方位中西医的学习，然后再接受针灸专业的培养。如此培养出来的学生，才会具有全方位的理念，而不只是片段化的思维；这样才能站得更高而看得更远，更早地把针灸从信仰变成现实，从而把针灸事业做得更好。

记得我们在大学针灸系学习时，就没有完整地阅读过《内经》，也没有完整地阅读过其他经典著作。教科书中读到的，都是编委们从中医古籍中摘录的自认为重要的内容，也就是说，没有看见过整头的牛，只看见凑在一起的肉和骨头。我在感激编委们良苦用心的同时，也在反思，长此以往，我们的思维必然会像盲人摸象那样，被自己边缘化、局域化。而更可悲的是，我们还觉得自己看到了事物的全部，别人都是错的。

正是由于针灸系的设立,才有了针灸的相关研究机构——上海市针灸经络研究所,使得针灸有了较大的发展,长足的进步。如果没有针灸系,一些针灸人才就会流失。设立针灸系是一把双刃剑,一方面可以吸引和留住优秀的专科人才,而另一方面,课程设置的不合理,使得一些优秀人才在针灸界逐步被埋没。

我的观点:大学一定要设立针灸系,但是要进行大幅度的改革。

(四)针灸发展现状和未来设想之我见(工作室讨论题目)

针灸经过几千年的发展和沉淀,使得针灸的内涵从最初的砭石拓展到现在的针刺、艾灸、火罐、刮痧、电针、水针、火针、穴位敷贴等多种治疗方法,各种治疗方法既可以独立操作,也能够联合运用。

在那医学落后、缺医少药的年代,针灸为维护民族的生存和健康,发挥了很大的作用。随着社会的不断进步,西方医学的引进和冲击,加之一批技术精湛的针灸名家相继故去,针灸技术未能得到很好的传承、延续和发展,针灸治疗范围逐步被蚕食,已经辉煌不在。

针灸作为一种手工操作技能,不同针灸医师对同一种疾病的辨证、处方、针刺深度、角度、手法刺激强度、行针频率、留针时间尚无法做到完全一致。即使是同一个针灸医师,对于同一患者,也无法做到前后治疗完全相同,也就是说,无法做到完全的量化。因此,对针灸技术的学习和继承,主要还是靠学习者的六感和悟性。

近年来,西方国家从针灸治疗中获得了很多益处,因而针灸在西方逐步合法化。而在中国,取消中医甚至针灸的叫嚣一直存在。从某种角度说,并非针灸不行,而是针灸的疗效与人们的期望值存在一定的距离,这非针灸之错,也非针灸医师之过。

业内流传着这样一种说法:"中医将亡于中药,针灸将亡于收费。"道地药材的减少和退化,因追求产量而大量使用转基因技术、生长素、化肥、农药等,使得中药的疗效降低而毒副作用增加,直接影响到中医的治疗。而官方对针灸的定价也左右了公立医院针灸医生对针灸疗法的取舍,如:普通针刺30元,拔罐20元,刮痧20元,灸法26元,收费不及美容中心(院)的零头。所以走罐、刮痧、艾灸等耗时、费力、利润低的疗法在公立医院几乎绝迹,而不受政府定价约束的私人医院和美容中心(院)等则开展得红红火火。长此以往,这些疗效好,颇受人们欢迎的传统疗法将逐步淡出医院。

由于针灸专科医师对中医针灸理论、腧穴特性、定位和操作技能掌握得更加扎实,所以临床疗效也更好,因此,放任自流是一种失策。

个人观点,针灸要选择临床疗效公认的疾病,而疗效不太好甚至疗效不肯定的疾病则交给研究人员进行研究。

(倪卫民)

流水不腐,传承创新——
陈汉平名医工作室学习体会

我作为上海市中医药领军人才,有幸参加陈汉平工作室的针灸临床、教学、科研等各项活动。对陈汉平教授的学术精神、临床及科研造诣都有所吸收,颇有体会。

坚持创造和创新是陈汉平教授最突出的学术思想,他曾反复强调"没有创造就没有中医针灸学的传统,只有创新才能建立新的学术传统"。在医疗快速发展的当代,今天的创造就是明天的传统。他认为要以新的视点认识针灸学,创造出新的学术概念、学说,创立新的学术传统。流水不腐,我们既要传承又要创新。在科研和临床工作中陈教授也一直是这么去践行这种创新与创造精神的。

挑战权威的意识是创新的关键因素。针灸科学工作者要敢于创新,敢于提出有悖于传统认识的新假说;针灸学的创造,需要遵循中医发展的基本规律,继承而不泥古,思索而不唯书,尊重权威又不失创新的锐气,利用规律并致力于发现新的科学规律。陈教授认为针灸的基本作用是调节,调节失衡的功能,增强防卫能力或纠正异常的功能状态,而双向性是针灸的重要特征之一,故对"阴虚阳盛证不宜灸""针刺补泻不当可致虚虚实实不良后果"的传统认识持质疑态度,他认为针灸可对偏离、失衡的功能产生反向性调节,调节内环境,重建生理稳态,从而治疗疾病,对热证亦是如此。在对耳诊的认识中,陈教授提到:此法和舌诊、脉诊一样同属察外审内法,通过观察人体外在表象,分析判断内在的病理生理变化。已积累的临床经验和实验结果已初步显示其实用价值,但目前的研究尚不能完全阐明耳穴等微针穴位系统的功能,深刻把握它反映生理病理变化的规律,且运用时存在一定程度的假阳性和假阴性率,尚未能排除有关影响因素的干扰,故还应在足够大样本的人群中进行严格的对照验证,通过反复的验证,总结规律，不断提炼。陈教授这种不泥古、不盲从、严谨创新的学术态度，正是值得我们后辈学习和坚持的。

陈汉平教授长年致力于针灸-免疫研究，曾发现针灸对格雷夫斯病或桥本甲状腺炎患者血清中的甲状腺抗体、促甲状腺激素受体抗体和甲状腺激素的活性或含量有调节作用，认为血清是针灸作用信息的良好载体，大胆猜测"针灸血清"能够携带针灸的作用，通过注射"针灸血清"可达到同针刺腧穴一样的治疗效果，并通过动物实验初步证实了这一想法。实验中，对过敏性哮喘的大鼠予以"针灸血清"注射，达到了与针刺穴位一样的抗哮喘作用。陈教授经过积累和提炼，首次从治疗角度对"针灸血清"的概念和研究方法等进行了归纳，为针灸学研究方法提供了全新的思路。

陈教授认为，比思路更重要的是研究思维。研究思路是思维过程的结局。思维，是理性认识的过程，包括逻辑思维和形象思维。创造性思维是引领科技进步的必备条件。在创造性思维中，科学家对现象进行观察、体验和分析，对所获的信息进行选择、提炼和加工，形成研究工作假说（或推断），并引导出相应的研究思路，才能进一步实施设计。陈教授将创造性思维在研究中加以运用，提出了"皮植灸"治疗实验性肝癌的试验。陈教授认为皮植（在选定区域上植入同种动物皮片）与癌肿虽为不同的病理生理过程，却都与瘀血相关。癌肿可视为瘀血的一种特殊形态，同种皮片排异反应引起被植皮片内广泛性血栓形成，与瘀血形成有共同性。反治法是中医的治疗方法之一，陈教授从塞因塞用联想到瘀因瘀用，设计在荷癌动物上人为造成瘀血，以干扰癌肿的发展过程，以期利用人为的免疫病理过程干扰癌的免疫病理状态，以瘀治癌。结果表明，此法的确能在一定程度上延长荷肝癌小鼠生存期，有效地抑制癌细胞生长。实为肿瘤治疗的新思路、新发现。

从古至今，创造性思维是医学产生、发展的重要条件。远古时期，人类在生活中偶然刺伤、灼伤却反而使病痛缓解的经验通过积累、升华造就了针灸疗法，这也是得益于创造性思维的发挥。针具从最原始的砭石演变为不锈钢毫针的过程，也离不开创造性想象的作用。现代针刺麻醉的出现，更是具有划时代意义，是创造性思维的典型体现。古代并无针刺麻醉，但针刺对于痛证的疗效是明确而显著的，由此现代医学家们成功地将之拓展运用到手术镇痛，从而产生了针刺麻醉。针刺麻醉将穴位针刺与外科、麻醉术有机地结合到一起，减少了术中麻醉药物的用量、减轻了术中患者疼痛与重要脏器的损伤、预防了术后创口的疼痛及生理功能的紊乱,在技术方法和学术概念上进行了大大的创新,不得不说是建立了前所未有的针灸学传统。

本人以针刺麻醉的效应机制为主要研究方向,曾先后承担"肺切除术针刺(复合)麻醉规范化方案及机制研究""针刺复合麻醉中针刺对脏腑的保护作用研究""针药复合麻醉模式创新与应用研究"等多项课题的研究工作。在针刺麻醉方面与陈教授曾有诸多探讨。现将其回顾总结,分享如下。

(一)针刺麻醉研究现况

针刺麻醉作为我国原创性医学成就之一,其临床和科研都受到国家的重视,临床医生及科研学者对其研究也颇为广泛。较为深入的主要研究有:① 针刺麻醉的规范化研究。② 药物加强针刺镇痛的临床应用和机制研究。③ 对若干影响针刺镇痛的因素作系统的分析。④ 针刺麻醉思路和方法移植到其他镇痛领域和治疗海洛因戒断症状。⑤ 某些高难度外科手术的针刺麻醉。⑥ 针药复合麻醉优选方案及临床疗效评价研究等。

1. 针刺麻醉的主要优势

(1)术中患者呈清醒状态:运用针刺麻醉进行的手术其操作过程中,患者可保持清醒状态,该特点有利于术中患者与医生的配合,使患者能够协助手术进行。

(2)安全性高,适用范围广:针刺麻醉可以减少吸入麻醉 10%～20% 的用药量。针刺合并药物麻醉,可使麻醉药用量减少 40%～50%。对心、肺、肝、肾等功能不良或年老体弱、休克等不宜采用药物麻醉的患者尤为适合。

(3)减轻生理扰乱:针刺有调节人体各种功能的作用。针刺麻醉可使患者术中血压、脉搏、呼吸保持平稳,减少术后并发症的发生,减轻术后伤口痛,促进术后恢复。例如在开颅手术中,患者容易被唤醒而避免了不必要的脑区神经损伤;在新喉再造术中,针刺麻醉优良率达到 95%,发音功能、吞咽功能的成功率达 100%。

(4)简便、经济:针刺麻醉使用的工具比较简单,不需要复杂的麻醉器械,操作较易掌握。而减少麻醉药用量、促进术后恢复也为患者直接节约了经济成本。例如在开胸手术中,因为针刺麻醉的使用,患者保持清醒状态而不再使用气管插管,从而大大减少了麻醉药、抗生素的用量,减少了术后的并发症,缩短了患者在重症监护室(ICU)监护的时间和住院日数,从而大大降低了患者的住院费用。

(5) 促进术后恢复:术后康复坚持针刺治疗,针刺效果有助于伤口更快愈合。

2. 临床问题及解决方案　尽管针刺麻醉在手术应用中具备上述诸多优点,但长期临床发现,针刺麻醉在手术运用中仍存在不足,如针刺作用本身尚不足以完全消除手术创伤引起的疼痛;与药物麻醉比较,针刺麻醉下肌肉的松弛程度仍不够满意;针刺麻醉下内脏牵拉反应较药物麻醉为轻,但仍不能完全控制;针刺麻醉作用存在较大的个体差异等。上述问题严重限制了针刺麻醉的运用与发展,故我们对于提高针刺麻醉的效果有以下几点建议。

(1) 充分掌握适应证:针刺麻醉选择至少应考虑病灶和手术的复杂程度,患者的生理特点和功能状态,以及心理因素的影响三个方面。一般说来,针刺麻醉效果在头面部和颈部手术较好;在腹部手术较差,尤其是难度较高的上腹部手术。限于针刺麻醉镇痛不全,对某些病灶复杂、粘连多,需做广泛探查的手术,因镇痛和肌肉松弛要求较高,针刺麻醉效果往往不佳。针刺麻醉是通过针刺动员机体内在的调整功能而实现其效应的,因此针刺麻醉效果还受到患者的生理特点和当时功能状态的制约。陈教授也曾提出能对针灸产生相应反应,对针灸信息进行识别和整合的患者是针灸治疗的基本要素之一,他强调,在影响针灸作用的诸因素中,虽然医师是首要的能动因素,但人体对针灸的反应性极为重要,因而患者也是十分重要的能动因素。研究表明,术前对患者进行试针刺,并行自主性神经系统功能测试,如呼吸、心率均匀平稳甚至减慢,指端脉搏波幅度增高,皮肤电反射幅度减小趋于稳定者,针刺麻醉效果好;反之则针刺麻醉效果差。相关研究发现,中医辨证分型属阳虚的患者针刺麻醉效果较好。

此外,在针刺麻醉手术中,患者处于完全清醒状态,除痛觉迟钝外,其他绝大多数感觉和运动功能都保持基本正常,这就使心理因素成为影响针刺麻醉效果的重要因素。所以术前进行心理诱导,帮助患者建立积极、乐观、稳定的情绪,建立对麻醉和手术的信心有助于充分发挥机体内在的调整功能,从而获得较好的针刺麻醉效果。

(2) 针药复合麻醉是针刺麻醉的新特征:镇痛不全、肌肉不松和内脏牵拉反应难以消除是针刺麻醉难以解决的三大问题。针刺麻醉要发展就必须寻找办法扬长避短,不能自设壁垒,作茧自缚。临床研究已经越来越认可针药复合麻醉的优势,针刺复合少量麻醉药既保留了针刺麻醉的优势,又解决了针刺麻醉镇痛不全等难题,起到1+1＞2的效果。关于针药复合麻醉中辅助药的使用,许绍芬等在家兔皮肤痛和内脏痛的模型上观察了24种临床常用药对电针镇痛的影响,发现芬太尼、罗通定、布桂嗪等16种可以起到增效作用;舒必利、阿托品、硫必利3种对针刺镇痛效果无影响;氯胺酮、地西泮、异丙嗪、氯丙嗪、氯普噻吨则降低针刺麻醉效应。已知的经验值得推广应用,而更多辅助用药对针刺镇痛效果的影响还有待观察研究。当然,除了辅助用药品种的选择,药物的使用时机、用量等也是优化方案不可缺少的部分。

(3) 针刺麻醉下手术操作的改进:针刺麻醉运用于手术是针灸与麻醉科、外科相结合的结果,多年的临床实践证明,针刺麻醉下手术操作的稳、准、轻、快是保证良好针刺麻醉效果必不可少的条件。所以需要外科医师在临床过程中注意总结手术经验,以配合针刺麻醉的顺利进行。如在甲状腺腺癌根治术或颈大块切除术时,因手术面积大、时间长、术中镇痛要求高,为克服这类手术后针刺麻醉出现镇痛不全的问题,复旦大学附属肿瘤医院的经验是先分离后皮瓣,在胸锁乳突肌后上1/3处切断耳大神经。且在解剖颈后三角时,先切断锁骨上神经在锁骨上的几个分枝,解剖颈后三角后,再推前筋膜浅层由后下向内上翻起,切除组织用利刀切断第四、第三、第二颈神经根,如此可确保针刺麻醉发挥较好的镇痛作用。

(二) 针刺麻醉前景展望

针药复合麻醉良好的社会经济效益正不断被人们所认知,为了针刺麻醉更好的发展,除却解决临床运用的技术难题,解除来自人、财、物多方面的制约也是打开针刺麻醉在临床广泛应用通路的必要环节。

1. 管理层的重视与政策的鼓励支持　针刺麻醉技术的发展始终是与管理层的重视程度及相关政策的出台紧密相关的。补偿机制的不健全、收费标准的缺失大大地影响了医疗机构和医生的积极性。因此,要推动针药复合麻醉的临床应用,首先要引起管理层的足够重视。一是要形成经济补偿机制,针对针药复合麻醉减少患者医疗费用造成的科室和医院经济效益的损失,政府应在社会经济效益和医院经济效益间寻求平衡点,制订相应的经济补偿机制。二是要充分运用当前正逐步推广的绩效考核制度,以"加分项"纳入绩效考核范畴,在一定程度上平衡对业务收入考核的不利影响。三是要建立与针药复合麻醉的价值相匹配、能体现劳务价值的,既高于现有针灸治疗费标准又能被患者接受的收费标准。

2. 规范化、标准化操作方案的建立及疗效评价体系的形成　大量的实验研究已经证明了针药复合麻醉的临床意义。但是不同的研究者、不同的研究条件、不同的研究方法造成研究成果在实际的临床应用中无据可依,且造成针药复合麻醉的效果不稳定,进而影响到对麻醉方式的选择。因此,要在总结以往临床和实验研究成果的基础上,通过对针药复合麻醉操作过程中的各项影响因素综合分析,建立基于不同手术的针药复合麻醉规范化、标准化操作方案,并进一步形成系统的疗效评价体系。

3. 人才队伍建设要先行　针药复合麻醉技术自身具有的高风险特性及其所要求的多学科协作要求,决定了其对施针医生的要求要远远高于普通的针灸医生。因此,一方面,针灸科自身要通过师带徒形式,以理论教学和现场教学相结合的方式加强现有人员的技术培训;另一方面,要积极开展成立针刺麻醉专科的探索,形成一支稳定、专业的队伍,专职针刺麻醉技术,并注重搭建完善的老、中、青人才梯队,实现可持续发展。

4. 加强社会宣传　对麻醉方式的选择,医生只有建议权,真正的决定权掌握在患者及其家属手中,而患者及其家属在做出某种选择时极易受到舆论导向和其自身认知度的影响。因此,一方面要注重通过新闻媒体把针药复合麻醉的作用机制、临床疗效及经济学特性向社会大众广泛宣传,使市民们不仅通过成功案例对针药复合麻醉有直观的认识,而且通过详细的作用机制、技术特性的理论阐述,对针药复合麻醉有系统的了解,从而削弱民众因知之不详而产生的疑虑心理。另一方面,在针药复合麻醉开展相对成熟的医院,院方自身要在医院加大宣传,这种宣传既要针对患者及其家属,也要针对医生。不断提高的认知度势必会在相当程度上推动针药复合麻醉的临床应用。

对于针灸学研究的思路与方法,陈汉平教授一贯主张"创造性思维是创新研究的保障",只有不断地创造性思考才能构建出理论传统与学术创造之间的虹桥。以针刺麻醉为例,是针刺镇痛原理研究的成功推动了针灸学术的发展,让人们发现:① 传统的针灸技术是可以与现代科学相融合的,只要选准研究切入点,针灸学的实践经验和观点是可以被现代科学所认识的。② 传统针灸学所蕴含的对生命活动及疾病治疗规律性的认识,可以给研究者以独到的启示;挖掘、整理及揭示传统针灸学的科学内涵,是针灸学发展的必由之路。在科技日新月异,医学迅速发展的今天,我们既要习古、继承,又要创新、发展,才能流水不腐,不断地推陈出新,柳暗花明。

(沈卫东)

开放包容,兼收并蓄——陈汉平现代针灸学研究学术思想总结

本人为陈汉平工作室第一期、第二期学术经验继承人,陆氏针灸流派学术继承人,有幸跟随陈汉平教授学习,深受教诲,获益匪浅,现总结跟师心得体会如下。

陈汉平教授致力于中西医汇通,专攻针灸。在治学上,追求海派学术风格,主张兼收并蓄、广采博纳,在继承中医、针灸学传统的基础上,以先进科技为依托,努力争取把传统针灸学同现代生物学、医学有机地互相渗透和结合,乃至最终互相融合。倡导并建立针灸-免疫研究方向,归纳了针灸调节免疫功能的特征、规律和原理,提炼出针灸治疗免疫性疾病及其研究的若干思路和方法。提出针灸血清研究方向,开创了针灸效应物质基础研究。

陈汉平教授倡导以从月亮上看地球的方式开展针灸学基础与临床研究,他对针灸学的沉思遐想带给针灸学者的丰富想象力,无疑是现代针灸学研究思维大师,是针灸学界的引路人,是从更高境界,对针灸学进行洞察与创作,具备创造性特质的针灸学杰出代表。

(一)正确认识针灸学、把握针灸发展脉络

陈汉平教授认为,针灸学是包括基础与临床的一门科学。针灸疗法、针灸学、科学针灸、针灸科学是不同的概念,理清这四个概念,是正确认识针灸学、把握针灸发展脉络的前提。

针灸疗法(针灸治疗)可简称为针灸,是处理人与针灸器材以及医师与患者之间关系的过程。针灸疗法的研究,主要是要探索与刺灸相关的一系列关系问题。影响针灸疗效的三个要素包括:① 刺灸器材。② 具有医学科学知识、临床经验和操控针灸器材的技能或技巧,并能把握同治疗相关的一系列关系的医师。③ 能对针灸刺激产生相应的反应,对针灸信息进行识别和整合的患者(功能系

统)。具体因素包括：选穴配伍、针灸时机、针刺补泻手法、针刺深浅、留针时间、艾灸术式与灸材、疗程，还有患者的功能、精神状态及病程、病期等。

　　针灸学是研究刺灸技术及其相关疗法施加于腧穴后产生作用的内在规律以及与此作用相关的诸因素及其互相关系，并在临床上应用和验证其研究成果的科学，包括基础与临床两个方面。尽管迄今有关研究尚不很深入，但现有的成果已允许对针灸的作用特征和规律作初步的归纳。如果把针灸学仅看作是临床医学一个部分的认识是不全面的。

　　针灸学同针灸，无论广度还是深度均是不相同的。陈汉平教授指出，在现实的学术活动中，有许多人把针灸(或针灸疗法)同针灸学科等同看待。如在欧美国家，往往以"acupuncture"(针刺)代表"针灸"或"针灸学"，这除了表明对灸法的忽视外，还从一个侧面反映了西方医学界是把针灸学仅视为一种具体的疗法予以理解、接受的。这就造成概念上的误解，从而人为地导致针灸学科研究任务的缩减或目标的偏离。另有一些人则简单地认为，针灸疗法无非是把毫针扎进若干常用穴位，对号入座地进行头痛医头、足痛医足的治疗方法。这种认识上的偏差降低了对针灸学工作者的学术要求，以致在临床治疗与教学中采取简单化的有违针灸学学术发展规律的做法，对此不能掉以轻心。总之，以针灸(或针灸疗法)代表针灸学科，或用简单化的态度对待针灸疗法，是非科学的。

　　"科学针灸"是陈汉平教授1986年5月应邀出席在伦敦举行的第二届世界科学针灸大会时听到的一个概念。指用现代科学的理论和方法研究针灸，是推动针灸学术发展的必然途径。科学针灸的前提和基础是针灸科学，即确实地把针灸学看作一门学问。科学针灸支撑针灸现代化的发展，针灸现代化的主要标志应是既保持中医学理论体系，又充满现代科学内涵的现代针灸学的形成。不应把针灸现代化的任务仅仅局限在理论的研究，更应致力于规范的针灸临床研究。他指出，在世界针灸界，存在着一个所谓的"科学针灸"派，他们仅把"科学针灸"作为口号，以此来排斥传统针灸，是同"科学针灸"的主张背道而驰。

　　针灸科学指针灸学不仅是一门科学，更是生命科学的组成部分之一。针灸临床和基础研究的成果已经并将继续为充实生命科学提供客观资料，为进一步探索生命科学开辟新的思路。陈汉平教授指出，针灸学的任务是探索生命科学并在临床上应用其研究成果。前者探索得越深入，越有利于针灸疗效的提高；后者经验的积累、临床新现象的发现，则促进前者研究思路与方法的开发。21世纪将是针灸医学在理论和实践上取得重大进展,并对医学乃至生命科学产生重大影响的时代。

陈汉平教授借鉴转化医学理念和模式,提出"实现传统针灸学(具有经验医学特征)向科学针灸学的转型研究",寻求针灸学的新发展。认为科学针灸学的任务应该是把实验室研究与临床治疗相统一,把实验室研究成果转化为临床实践。传统针灸学理论与临床诊疗方案是以医生个人经验为基础,通过医者个人实验、归纳、总结针灸学理论与诊疗方法。而科学针灸学是以科学实验为基础,用科学实验结果指导针灸学理论与临床诊疗。陈汉平教授大力提倡针灸转化医学模式的研究。针灸转化医学模式可概括为三种模式形式:① 针灸临床器械:如韩式电针仪的发明与应用,就是将实验成果转化成针灸临床器械。② 针灸临床疗法与组穴的优化:如天津中医药大学将针灸治疗中风患者的治疗频次由常规的1日1次优化为1日2次治疗。③ 生物药物:如上海杨永清课题组在针灸血清研究的工作基础之上,以针灸效应物质基础为靶标,筛选化合物,用于临床治疗。针灸转化医学概念的提出,进一步明确了针灸科研的目的,引导科研方向与科研成果向临床转化。

(二)开放性是现代针灸学的重要特性

陈汉平教授认为开放性是现代针灸学的重要特性。现代针灸学的研究应当引入交叉学科的参与。多样性是针灸学术的载体,现代针灸学术的发展需要更广泛的包容性。

海纳百川,有容乃大。当代科学已发展到"大学科"时代,一个学科的发展必须同其他学科相互交叉、相互渗透、相互结合,而其共同的前提是相互开放。陈汉平教授指出,随着新兴交叉学科的不断产生,传统的学科界线正在消失,这已为许多实例所证实,针灸学科也不例外。传统针灸同现代科技的结合,促进了众多新疗法的诞生。当今临床颇为常用的电针疗法,无疑是针刺疗法同电学结合的成果,其他的如水针疗法、穴位埋线疗法、激光穴位照射疗法等的问世也是如此。显然,为了自身的发展,针灸要向多学科开放,神经科学仅是其中之一。从学术进步的视角考察,强调针灸学同现代神经科学相互渗透,是企求在更高层次上认识针灸调节作用的规律。

陈汉平教授指出,紧跟时代脚步,把握时代脉搏,针灸学应当积极有效地投入当代世界性生物学学术潮流中去,通过跟踪、借鉴或吸收现代科学研究的成果,尤其是神经科学研究成果,将大大有利于开放性这一重要特征的培植,进而使在针灸学传统构架上能更好地嫁接上现代科学的枝芽,加速针灸学术进步的进程。

陈教授认为,针灸器械的发展,就体现了针灸学科的开放性与包容性。针具起源于石器时代的砭石,随后出现骨针,商周时期出现玉石针具,在青铜器时代,出现青铜针了,随着冶炼技术的发展,逐步出现了金针、银针、铁针,直到近现代出现了钢针。随着电子技术的发展,现代又出现了电针、激光针等。灸材同样也是不断发展,从艾草到无烟艾灸、电子灸等,呈现了针灸随着生产力的发展而与时俱进的发展态势,反映了针灸学的开放性与包容性。没有对现代科技的开放与包容,就没有针灸器械的发展。

在传承与发展问题上,陈教授认为:针灸学有系统的经络腧穴理论,有独特的治疗方法,有丰富的临床经验。面对如此辉煌的传统不应当因循守旧,而应该从传统中吸取养料,进一步创造。没有创造就没有传统,通过一代又一代的创造才培植成今天枝叶繁茂的中医学之树。今天的传统是前人的创造,未来的传统则要赖今天的创造去丰富。在祖先留下的伟大文明传统面前,光是自豪是不够的,也不要把传统所代表的成就视为不可逾越的高峰,而应当激励我们去努力创造一些可被后代接受为传统的东西。倡导并实践"开放的针灸"将有益于在继承传统学术经验基础上的创造,引导针灸走向更加辉煌的未来。

基于针灸学科的开放性,陈教授对现代针灸医师应具备的知识结构也提出了三项基本要求,即治病、试管、外语。所谓治病,即指在中医学针灸学理论指导下,合理地、熟练地应用刺灸方法与技术有效地治疗或预防疾病的技能与经验;试管泛指运用现代科学的知识与手段开展研究工作的能力、科学思维与有关知识;外语即指具有进行国际交流的能力。具备这样知识结构的人员或队伍,将有利于建立以科技进步为依托发展针灸学术的观念,力争更多的科学知识与方法,更强的科学精神武装自己,更深刻更全面地认识针灸学科、现代医学和现代科技,并让公众更好地了解针灸学与针灸(疗法);有利于借鉴、吸收世界科技、现代医学或针灸学研究的新成就,开拓思路,进行学科交叉,并从探讨生命科学的视角去开展针灸学的多学科研究,更有效地推动针灸学术的发展。

此外,陈教授的学术观点还涉及,针灸治疗的基本要素、刺灸与人体的关系具有两面性、主动改变人体反应性可提高针灸疗效、调节是针灸基本的作用、注重分析影响疗效的因素、耳诊——另一有中医学特色的诊断法、针灸与药物并用是一种提高疗效的方法、免疫力不等同于正气等方面。

（三）创造性是针灸学的灵魂

创造性是针灸学的灵魂,针灸学发展需要原创性研究。陈教授的至理名言是:"没有创造就没有针灸学的传统,只有创新才能建立新的学术传统。"他对创造性的理解是,以新的视点认识针灸学,创造出新的学术概念、学说,创立新的学术传统——今天的创造就是明天的传统。

针灸学创新需要原创性,针灸学发展需要跨越式。在世界医学领域中,针灸是我国古代原始性创新的一项科技,历来为外国所跟踪模仿。显然,这种特殊性绝不应当,也不能成为针灸学不必实现跨越发展的理由。针灸学的跨越发展,就是要跨越老祖宗,跨越自己。谁能正确处理创新与学术传统的关系,不人为地设置学术研究禁区,谁就能在针灸科技跨越发展过程中,处于主动的地位。在原创发展的过程中不排斥点石成金的机遇,但更应信奉"种豆得豆"的定理。要把继承性、探索性、创造性,有机地融合在推进针灸科技跨越发展的实践之中。

创造性的来源始自文化理念的引领。陈教授认为自尊自强,开放包容,挑战自我是针灸学创造性发展的动力源泉。

挑战权威的意识是创新的关键因素。针灸科学工作者,既要敢于创新,敢于提出有悖于传统认识的新假说,又要善于思维,善于从风马牛不相及的现象中进行联想、推理,不拘一格,出奇制胜。针灸学的创造,就是遵循中医发展的基本规律,继承而不泥古,思索而不唯书,尊重权威又不失创新的锐气,利用规律并致力于发现新的科学规律,必将引领中医学术不断推陈出新。

中医针灸学术的发展,虽需要科技的支撑,更离不开人文精神和知识的滋养。发展针灸学,需要开放、包容的胸襟。针灸学能表达出兼容异己科技的从容和宽厚,也是基于自信,而信心源于底气。这底气有赖于中医学理论体系指导下确实的临床效果,以及100多个国家、地区用世界语言讲述多彩的中国针灸科学的故事及其所显示的未来的发展态势。

针灸学者要致力于探未知,不管前人有多大成就,不高山仰止,总是设法超越。只有创新,中医药针灸学才有可持续发展的前景,永久屹立于世界医学之林,成为中国能够影响世界的因素之一。创新往往因其反潮流的特征,起初多不为众人所认同。如果更多的人怀有齐白石先生"像我者死,学我者生"那样的胸襟,就会为年轻人留下更宽松的创新环境。

(四)把创造性思维引入针灸学研究之中

对于针灸学研究的思路与方法,陈教授一贯主张把创造性思维引入针灸学研究之中,"创造性思维是创新研究的保障,严谨的实践是创新研究的必备条件"。

针灸,从唐代开始就是我国原创的出口技术。如今,有人担心我国针灸可能逐步失去在世界的领先地位,因为它的研究创新力似有弱化的趋势,并主要归咎于创新研究思路的缺如。但比思路更为关键的是研究思维。

思维,指理性认识的过程,包括逻辑和形象思维。创造性思维是同"双百"方针、学术环境和科技队伍一样,构成攀登科技高峰的必备条件。例如,针刺麻醉下手术是医学家在针刺止痛经验的启示下,逐步发展起来的。随之,在阐明针刺麻醉引致内源性阿片样物质的释放,是其镇痛的物质基础之后,医学家又将针刺麻醉方法移植到戒毒的实践之中,并获得成功。从针刺止痛到针刺防痛,再到针刺戒毒研究思路成功的转移,均明白地体现医学家一系列的创造性思维。陈教授曾提出"皮植灸"(在选定穴区上植入同种皮片)的概念,并用于治疗实验性肝癌的试验。皮植与癌肿这两个不同的病理生理过程,均同瘀血相关,癌肿可视为瘀血的一种特殊形态。同种皮片排异反应引起被植皮片内广泛性血栓形成,同血瘀形成有共同性。利用中医反治法顺从疾病证候的特征,把两者联系起来,从塞因塞用联想到瘀因瘀用,乃至以瘀治癌,从而设计在荷癌动物人工地造成瘀血,以干扰癌肿发展过程,以期利用人为的免疫病理过程干扰癌的免疫病理状态。结果表明"皮植灸"能在一定程度上延长荷肝癌小鼠生存期,有效地抑制癌细胞生长。因此,创造思维对针灸疗法的诞生、发展和针灸学术的进步,是十分重要的"软件"因素。

研究思路是思维过程的结局。在创造性思维中,科学家对现象进行观察、体验和分析,并对所获材料进行选择、提炼和加工,形成研究工作假说,并引导出相应的研究思路,进而实施设计。即研究思维与思路之间,存在一个重要的环节——研究工作假说(推断)的建立。科学思维是建立合理的工作假说的前提,在假说的引导下才能形成相应的研究思路。工作假说建立是以客观事实和科学理论作为基础的,这是它同无事实依据的瞎说的本质区别。正确地提出工作假说是研究者扎实基础能力的体现。类比、归纳和演绎推理等形式逻辑推理方法,都是建立科学假说的重要方法。类比推论也是科学思维过程常用的方法之一,要求在广阔的范围内把两个不同事物进行合理、有依据的联系,异中求同,同中求异,既借助于原有的知识,又不受原有知识的过分束缚,从而使科学从旧的知识领域中脱颖而出,过渡到新的知识领域。例如,将古人调摄冲任的保胎方药能防止流产的经验,与抗排异进行联想,推断保胎方药用于抗移植肾排异也能有效。经过反复探索,最终创立了中药抗移植肾排异的研究思路和方法。把中药天花粉从在引产上的应用,扩用于治疗同绒毛膜有关的疾病,如葡萄胎以及抗早孕等,也是成功地应用类推法的例子。

陈教授主张针灸学的研究应当引入交叉学科的参与。针灸学是在中医药学领域中,最先引进现代科技、最早同其他学科交叉渗透形成开放性研究格局的学科。针灸学术的进步,是在由中医、西医、中西医结合和相关的现代科技所构成的多极医学世界的环境里,由不同观念影响而产生的不同研究思维、战略和实践的互相争鸣、碰撞和借鉴、结合的氛围中获得的。多学科的参与促进了中医学研究,但这里指的多学科,主要是生物学的分支学科。陈教授提出了针灸学研究的Bio-X模式,并有信心地期待,开创性的重大科研成果将在21世纪出现于针灸学以及包括"X"在内的多学科交叉的前沿。在这交叉研究过程中,既有否定,又有继承,更有相互嫁接,既延续传统,又突破传统。这是针灸学研究更高的境界,是一种创造。

针灸学的临床研究同样存在思维和行为方式的问题。陈教授认为,针灸与药物并用是一种提高疗效的方法。这里指的药物主要是中药,施用方式一般为穴位注射或敷贴等。针灸与药物并用,为探求攻克某些难治性病症,提供一种思路和方法。他譬喻某些中药方剂研末敷贴神阙穴(脐窝)为"针灸的膏方","绿色的膏方"。但他强调这种并用不应被理解为刺灸穴位与药物两种作用算术式的简单相加;不是任何药物同刺灸结合应用,均能产生增强或协同的效应以及克服或减轻某些药物副作用的;刺灸与药物并用应是有机和有序的,其关键是寻求并用的内在规律,期求的效果是 $1+1>2$。

此外,陈教授认为,针灸临床应注重对脏腑病的治疗和研究,切忌把针灸科变成"疯(风)科",不要盲目宣扬所谓的"针灸科病"的观念。要发挥针灸"治未病"的特点和潜力。重视临床"假针灸"和针灸临床对照研究。要冲破习惯于或满足于门诊观察的观念,重视针灸病房研究基地的建设。今后的针灸临床研究,应当加强针灸治病规律的探索,重视针灸传统特色的保持和发扬,加强同其他学科结合,丰富治疗手段。

(五)创立针灸-免疫学研究方向,倡导针灸血清研究方法

创立针灸-免疫学研究方向,倡导针灸血清研究方法,是陈教授最具代表性学术成就。

陈教授自1981年从法国第五大学Necker医院肾病中心(INSERM U-25)免疫实验室留学回国之后,就一直致力于针灸学与免疫学关系的研究,并创立了针灸-免疫学研究方向。针灸-免疫研究,是应用针灸学、现代免疫学理论和多学科方法或技术,研究针灸施于腧穴后对机体免疫系统的影响及其机制。此方向的研究正受到越来越多的关注,已成为继针刺镇痛临床与机制研究之后,针灸学同现代医学科学相互嫁接的又一个活跃的领域。针灸-免疫研究已经证明,针灸治疗免疫相关性疾病,具有抗感染、抗自身免疫病理、抗过敏反应、抗癌和抗痛的作用。针灸作用主要是通过调节体内失衡的神经-内分泌-免疫机制发挥作用。针灸的免疫调节作用普遍具有整体性、双向性等特征,是一种良性的调节作用。针灸-免疫研究可用于开展不同穴位(包括耳穴)间、不同针刺或艾灸法间,乃至穴位同针灸方法间交互作用的探讨,进而研究它们间最佳组合的规律与方法,促进治疗方法的改进。提出针灸-免疫研究,可以借鉴药理学方法,开展针灸药理学研究。

"针灸血清"研究是陈教授1998年率先倡导的又一研究方向,是在针灸-免疫研究的工作基础之上,由针灸药理学的概念,结合中药血清药理学的研究发展而来。所谓"针灸血清"即刺灸腧穴后获取的人或动物血清,与作为显示系统以供检测的刺灸后采集的血清,来源一致,但在实验中的角色不同。针灸血清是作为效应物质加入一个体外反应系统中,同离体器官、组织、细胞或分子等靶目标接触,通过它们功能或形态学的改变,直接地观察针灸血清产生的效应,以评价针灸的作用。"针灸血清"是具有原创意义的研究方法,为针灸机制研究打开了广阔空间。近20年来,有关"针灸血清"的研究文献达上百篇,相关国家级课题20余项。相关实验研究可分为针灸血清活性验证与成分分析两大类,其中根据受试对象的不同,针灸血清活性验证又可分为在体实验与离体实验两类。根据

针灸治疗刺激方法的不同,可把"针灸血清"分为"针刺血清"与"艾灸血清"两大类。因这一研究领域刚刚起步,到目前为止,还停留在动物实验阶段,尚未涉及人体、临床实验。

目前针灸血清的概念已经不仅仅限于血清,而是刺灸腧穴后获取的人或动物血清、组织液或组织匀浆液等任何的针灸效应载体。并已经在针灸血清研究基础上,深化、发展出了针灸效应物质基础研究。刺灸穴位激活的生物活性物质是针灸效应的基础,针刺效应同针刺"诱生"的特异蛋白密切相关。如果能证明"刺灸诱生特异蛋白"是一种普遍的针灸学现象,这将是针灸学研究划时代的发现。在针灸效应物质基础研究有所效应验证的前提下,已经深入开展的相关靶标研究,这也为针灸转化医学提供了一个发展形式的典范。

(六)倡导以先进文化引领中医针灸学术

陈教授非常注重文化的重要作用,倡导以先进文化引领中医针灸学术发展。文化无处不在,文化软实力竞争。

陈教授将中医人才培养分成三类模式:"相片式"中医、"国画式"中医、"漫画式"中医。"相片式"中医的特点是分毫不差的像,犹如照相一样传承老师或流派的中医师,这种中医是几乎不存在。企图克隆张仲景、皇甫谧学术模型的成功率几近于零,旨在塑造此种模型的中医少年班的创办,代表了那种模仿古人的文化追求。"国画式"中医把握中医学的神韵和特征,如文化理念、基本理论、辨证论治以及独特的诊疗方法、技术体系等。反映出对象的神韵,这是根本的,不全像的则是具体细貌,多数中医属于此类型。"漫画式"中医则少之又少。

陈教授认为,中医治学文化有两种文化取向:其一,"学生必须相信老师,对教科书上的东西不能置疑,古训不可悖,权威不能怠,已有的科学定律不准讨论或修改"(宋健);其二,致力于探未知,对前人成就不高山仰止,努力设法超越。前者唯古、唯书、迷信权威、崇尚模仿(落后文化),其治学后果是惯于承袭思维,满足于仿效前(古)人,妨碍创新思维开发,延缓中医学术与时俱进的步伐,是落后的文化;后者模式鼓励创造,不断进取,尊重科学和中医发展的规律,继而不泥古,思索而不唯书,尊重权威但不失创新的锐气,利用规律但不忘发现新科学规律,是先进文化,将引领中医学不断推陈出新,跨越前进。在继承的基础上有所创新,是中医治学、人才培养的先进文化理念。

关于海派文化,陈教授认为:"上海滩历来是人文荟萃之地,通过人文杂交,优势互补,产生了许多海派的艺术文化。我以为,海派的特征是不拘一格,兼收并蓄,其核心则是实事求是,立足于探索,着眼于发展。"

中医学传统是前人的创造,只有创新才能建立新的学术传统。创新就是先进文化的特点,其支撑点包括科技与人文精神(开放、包容、自信等)。中医针灸学术的发展需要科技的支撑,也离不开人文精神和人文修养的滋养。只有发展,中医针灸学才有持久的影响力,永久屹立于世界医学之林!

(七)结语

自上海1843年开埠至1949年中华人民共和国成立,中西汇通,上海名医荟萃、流派纷纭、学术争鸣,形成了海派中医文化,并呈现了"开放、兼容、吸纳、创新"的海派中医文化特征。陆氏针灸流派,正是最具有海派中医文化特色的一枝奇葩。陆氏针灸流派至今已有100多年历史,是我国近现代在国内外影响最大的针灸流派之一,为复兴与发展我国近现代针灸医学做出了重要的贡献。在陆氏针灸流派的形成与发展过程中,李培卿、陆瘦燕、朱汝功等均做出了卓越贡献,其中代表人物陆瘦燕更是起到了至关重要的作用。

陆氏针灸流派精研针法,尊古创新。陈教授身为陆氏针灸流派传承导师,在治学上,追求海派陆氏针灸学术风格,主张兼收并蓄、广采博纳,在继承中医针灸学传统的基础上,以科技进步为依托,努力争取把传统针灸学同现代生物学、医学有机地互相渗透和结合,乃至最终互相融合。陈教授在中医针灸理论与临床研究方面有很深造诣,尤其在针灸与免疫、神经、内分泌相关性方面,陈教授倡导并建立了针灸-免疫研究方向,提炼了针灸治疗免疫性疾病及其研究的若干思路和方法。经过系统的研究,陈教授在国内建立了针灸免疫学概念及领域,为针灸学的发展提供了崭新的前景。

陈教授不仅在学术上积极引进现代科学技术,将现代科学技术与传统针灸学融合,开展创新研究。在教学上,也注重应用现代先进教学理念和先进的文化思想,同时将不同文化中积极的思想和元素应用到教学中来。他针对学生的不同基础、不同素质,通过自身言行、谆谆教诲、悉心指导,以带教、讨论、文字交流等不同方式引导学生在吸收先进文化,并与中医针灸相结合的过程中,不断提高,不断创新。同时,陈教授治学严谨,他不仅要求学生要有严谨的科学态度,在对科学的表述方面也对学生要求严格,一丝不苟。

陈汉平以一位思想者的智慧,开放包容的治学精神,兼收并蓄,在针灸学理论传统与学术创新之间架起了一座亮丽的虹桥,引领针灸研究后继者不断前进探索。

(王 宇)

岂有名家不读书——
陈汉平教授治学和学术思想杂谈

我 1990 年有幸成为陈汉平老师第一批针灸临床博士研究生,毕业后就职于陈老师时任所长的上海市针灸经络研究所,一直从事针灸临床和科研工作至今。2004 年起成为陈汉平名中医学术继承人之一,先后参加了"上海市陈汉平名中医工作室"Ⅰ、Ⅱ期,"上海中医药大学附属岳阳中西医结合医院陈汉平名中医工作室"Ⅰ~Ⅲ期的建设。光阴如梭!在陈老师身边学习和工作已逾二十九载!对陈老师的认识,经历了从初识到再认识,由敬重到敬佩的心理历程,以下是我多年来有感于陈老师一些治学方法和学术思想的体会和体验。

(一)读书的方法

曾经有一次,我被陈汉平老师问起"读书的方法",很是诧异。我从小学起,一直到博士研究生毕业,应该说书是读得够多的了。虽说算不上很优秀,读书的方法对我来说应该不是个问题吧。再一想,老师的问题不会这么单纯的。"学生愚鲁,还请老师赐示。""读烂一本书",陈老师说道,我忽然犹如醍醐灌顶! 是啊,书从厚读到薄,才会有悟有所得。

由于我读大学时恰逢针推伤分系,针灸系的学生是不学中医四大经典的,因此当我初次阅读《伤寒论》时,那真是痛苦。尤其是白天有门诊的日子,感觉这书真是厚啊,何时是个头! 最终我是断断续续地,差不多花了一年半的时间才"啃"完。读经典给了我乐趣,也给我临床带来了意想不到的收获。此后,我又反复多次地阅读《伤寒论》,每次都有新的感悟,感觉书也越来越薄了,同时也为我后来阅读《金匮要略》奠定了良好的基础。我由此深深体会到了中医前辈们"日理临床夜读书"的乐趣。

(二)谈"学经典,拜名师,做临床"

自 2004 进入陈汉平名中医工作室以来,我利用业余时间阅读了一些现代专业书籍以及一些与中医相关的阴阳术数之类的书籍,也做了大量的阅读笔记。

这些对我的临床诊疗有很大的帮助，同时也激起了我自学《伤寒论》的热情。但由于心存畏惧，加上白天门诊的劳累，一直断断续续地学习，但最终我还是坚持了下来。在学习的同时，我深深感悟中医学理论的博大精深，为中华民族文化的源远流长而自豪，也由此更加热爱自己的这份职业。

我曾经跟陈老师讨论过，经典要不要读？陈老师认为，经典书要读，而且是必须读好！我临床曾经有个自闭症患儿，家住崇明，每周来诊一次，有时会因哮喘发作而不能保证针刺治疗。他母亲为这患儿的哮喘病跑遍了上海各大医院，也寻访过名医，然患儿的哮喘却是越发越频繁，直至2016年的暑期，他母亲与我商量，在自闭症治疗的同时进行哮喘治疗。我详询了患儿发作时的症状，结合他临床的一些表现，考虑这病与《金匮要略》中的肺痿相似，因此按照肺痿给予配穴治疗。经过暑期一个半月的治疗，患儿哮喘的发作频率显著减少。开学后，我又以麦门冬汤加味治疗。一个学期下来，患儿由原来每周发作2～3次减少到一学期仅发作2次。这就是经典的魅力！

读了经典之后，尚不能运用自如，这时就需要有个老师带教了，当然最好是名师了。看老师是怎么运用经方、时方。临床跟师，还要学习老师的个人经验。如在跟随陈老师门诊时，陈老师提出机体对针灸的反应性（即机体的功能状态）是针灸作用影响因素之一，因此在临床治疗一些原发病前，可使用穴位注射以提高患者对刺灸反应性，使疗效得以提升，这为我临床治疗虚病提供了思路；在跟随胡建华老师门诊抄方期间，我见识了他运用生半夏、生南星治疗神经系统疾病，其加味甘麦大枣汤更是治疗精神疾患的绝妙良方，使我临床治疗精神疾患又多了一种选择；在跟随王采文老师门诊抄方期间，我见识了她对保胎患者活血药物的应用，这启发了我临床治疗不孕症患者以及保胎患者养血活血穴位配伍的应用。老师们的这些经验都是对经典的诠释和发展。

随着疾病谱的变化，古方似乎对这些疾病已无作用可言。其实不然，古方完全能医今病，只是我们尚未捕获现有疾病的中医病机，就好比有些疾病西医的病因病理不清，以致现今尚无有效的治疗方法。如果能够辨别今病的中医病机，那中医是完全有用武之地的。中医治病以辨机为依据，只要辨证准确，则治无禁忌，按照有是证则用是法，往往都能取得意想不到的效果，我时常为前辈们用经方治疗急性病的神效而钦佩不已。对于疾病病机的捕捉往往需要一定量的临床医疗实践以及阅读（包括读经典和名医医案）的积累，正如吴鞠通所说的"瑭进与病谋,退与心谋,十阅春秋,然后有得"(《温病条辨·自序》)。作为一名临床医师,"与病谋"和"与心谋"应该是人生之两翼。

经典书要读,我们现代该怎样读经典?如何跨越老祖宗?陈汉平老师对此提出:经典要学,但我们不能过度地强调。陈老师认为"学经典,拜名师,做临床"这条路并不是唯一的!中医发展的问题,首先是治学的问题,要引导青年人往前看,而不是往后看;要成为"国画式"(把握中医学神韵和基本特征),甚至是"漫画式"(夸张变形但不失中医学神韵和基本特征)中医,而不是"相片式"(拷贝克隆)中医。我们在继承和吸收经典理论的基础上,更多的是要考虑如何创新、超越的问题,以此推动中医学的发展,否则我们只能像蜗牛那样慢慢地爬行。

(三)治学的方法

"治学"语出鲁迅的《书信集·致台静农》,治乃是严谨研究学问,温故知新;治学就是探究知识研究学问。陈老师有着很好的学习习惯、严谨的治学态度,他的发散性思维更是令我钦佩不已。他从国内外袋泡茶的外包装盒,可以引出先进与落后国家之间文化差异的思考;从赵立平调整肠道菌群减肥一事引发针灸与肠道菌群相关的课题讨论;从国画与照片区别的讨论中,指出中医学习"学我者生,像我者死",提倡"国画式"甚至"漫画式"中医;受"血清药理学"的启发,首提并倡导"针灸血清"的研究和应用;由珠算申遗想到针灸学的未来发展,提出了针灸不可攻所"恃"的四个要素;最绝的当是观看世界杯足球赛,世界杯赛居然还有文化!陈老师认为看足球就是看人生、看文化……陈老师就是这样善于从各领域,尤其是非医学领域的"无用"知识中捕获针灸学研究的灵感和启示,思考着针灸学术的发展和未来。提倡"功夫在诗外",主张广采博纳,兼收并蓄,中西合参,这就是陈老师的治学方法,下面分享 2 例我们工作室活动时讨论的主要内容。

如《有没有"中国马夸特"》一文引出陈汉平老师对中医针灸学发展的一些思考。陈老师指出:中医的进步较之西医慢得多,其重要原因就是探索性少,不敢怀疑,不敢闯新路。中国的孩子们习惯于相信教条,不带任何问号,更不要说有敢于质疑权威的勇气以及勤于创新思考的素质了。科学总是在怀疑中进步的,针灸学也是从偶然发现砭石可以止痛这一现象逐步探索、总结、创新发展而来的。针刺麻醉就是一个很好的探索实例!中国古人仅发现针刺可以止痛这一现象,现代人则已发现针刺不仅可以减轻或消除疼痛,还可以预防疼痛,而且还发现针刺镇痛是有物质基础的。又如文章《中国为什么没有肯德基》引发他对针灸学创新发展的思考。在现实生活中,我们往往对传统有着虔诚的固守,因而使得我们不愿意变化,甚至不愿意去尝试一下就本能地抗拒变异。而西方人在传统方法上取得哪怕一点点突破,都会喜不自胜,他们迫切渴望使用任何的技术去改变传统,让事情变得简单。正是这种差别,这种对简捷的追求,催生了西方的快餐食品。陈老师指出:就针灸学而言,从古到今,其创新大多在器的层面,如中华人民共和国成立后针灸器材的发展层出不穷,还有不同的刺灸方法等,而对针灸学理论来说,创新发展的步伐则慢得多了。也许是它原本就已达巅峰,只是我们尚未领悟和掌握它的运用技巧。

在日常生活和工作中,陈老师的这种发散性思维比比皆是。学习就是要提倡"多做些无用功"亦即"功夫在诗外",因此陈老师经常教导我们要多学些"无用"的知识,比如人文、艺术、社会科学之类的学科,这些无用的知识往往一时看不出其有用,但对于个人能力的提升、潜力的发展和成功却能起到重要的,甚至是催化剂的效能。如同足球场上的无球跑动,这些跑动虽然不能直接进球,但有时对进球却起到了重要的,甚至是关键的作用。

(四)谈合格的针灸医师

陈老师曾在指出开放性是21世纪针灸学的重要特征时,提出针灸医师的知识结构应该是"治病·试管·外语"。所谓"治病",是指在中医学或针灸学理论指导下,合理地、熟练地应用刺灸技术方法,有效地治疗或预防疾病的技能和经验。"试管",是实验研究能力的象征性表述,泛指运用现代科学的知识和手段开展研究工作的能力、科学思维和有关知识。"外语"则是破解中医学或针灸学界依靠"拐杖"(翻译)走向世界尴尬局面的工具。

陈老师又曾形象地提出针灸治疗三要素,即能识别并整合刺灸信息的患者(良田)、合格的医师(良种)、合乎要求的针灸器材(良法)。三要素中,起主导作用的应该是医师,是具有中医学知识、临诊经验和操控刺灸器材技能,并能把握同治疗相关的一系列关系的医师。陈老师还形象地将针灸医师比拟为"电话总机接线员"(疏通经络为针灸治疗作用之一)。因此,陈老师对我们临床如何做个合格的针灸医师提出了一些要求。其一是专业知识要求,这是最基本的要求。除熟悉乃至精通本专业业务外,还应具备较好地内科和大方脉功底,对其他"十三科"病症诊治知识,也要尽可能掌握。临诊时须以患者为本,把自己诊治经验凝练在诊治方案和刺灸施治之各环节,正如刘立功老师说的"我们是要帮患者解决问题的"。其二是要多学些"无用"的知识。"世人皆知有用之用,而莫知无用之用。"(《庄子》)"无用"是相对于立竿见影式的有用而言的,短期无用的知识可能是长期有用的知识。试想若不是乔布斯当初学习"无用"的美术字课,应该就没有后来有用的苹果电脑那漂亮的字体。当然并不是所有无用知识最终都是以有用而表现的。从小学到中学甚至是大学,我们都学习数理化知识,然而现实生活中,有些知识我们根本用不到,如几何、因式分解等,但我们为什么还要学呢?陈老师说,有些知识虽然在生活中没有用上,但我们还是要学,因为这是一种思维训练,学习的过程就是我们逻辑思维、分析、归纳能力的训练。学习就是要提倡"多做些无用功"。对于现在大学学习内容和毕业后工作的方向大相径庭这一现象,陈老师又有了大学教育有没有用之问! 答案是肯定的,尽管大学学习的知识在以后的工作中不一定会用上,甚至是落后的,但大学对个人在学习方法、思维、能力等方面的发展是不容忽视的。中医师学院模式的培养和带徒模式的培养,就有很大的差别,这种差别在初期是不明显的,甚至落后于带徒模式,尤其是在临诊上。但随着时间的积淀,两者的差别就会很明显。无论是在思维还是个人发展的能力,学院培养的中医师会有较高的层次,因为大学教育的信息来源、丰富的资源和精英人员等都是带徒模式所不可比拟的。这些"诗外的功夫"不仅对个人能力的提升、潜力的发展有着很大的作用,而且也是未来人才竞争的筹码。

陈老师20多年前对针灸医师"治病·试管·外语"的能力要求,在今天看来,仍未过时。进入21世纪后,陈老师也与时俱进对我们提出了更高的要求,即工匠精神(专业知识)、大师境界和善于借鉴现代科技("无用"知识)。"技巧为匠""境界成师""针灸的话语权,关键还是要看实力!"因此我们不能仅仅满足于成为一名熟练的针灸匠,还要善于汲取支撑中医传统的中华文化理念,多学一些人文学科的知识,成为能把握中医学神韵和技术体系的"国画式"甚至"漫画式"中医师,继承、创新和发展针灸之所"恃",使针灸成为不可攻的"珠算",并能应用现代"话"向世界讲好我们的针灸故事。

(五)谈养生

养,即调养、保养;生,即生命、生存。养生就是保养生命。裘老的"死生小事不须惊""世情看淡即天书""处处施仁寿有权""益寿金丹非药石""我命由吾不在天",既显露其不循常法之性,又彰显他恬淡虚无之情,因而被陈汉平老师尊为不刻意养生之养生家。

朱汝功先生曾经受民族灾难和家庭惨变之双重打击，却以105岁的高龄谢世。与裘老随心所欲不逾矩的生活方式不同，合理饮食、适当运动、戒烟限酒、平衡心理是朱老的养生秘籍，尤其是她坚强、乐观的性格和良好的心态。

陈老师还从自身患病的经历，指出养生方法没有最好的，贵在寻找适合自己的方法并能够持之以恒。陈老师自2003年患病之后，历经了手术—化疗—中药—穴位保健等阶段，在其抗病疗疾的过程中，体会到最重要也最难的是心理调适，指出养生就是仰仗生活方式选择，养生无常法，适合即最优。

生命之声的本质是和谐！"心者君主之官""主明则下安，以此养生则寿""主不明则十二官危，以此养生则殃"（《内经》）。心性的因素可直接影响到心，影响到君主之官，影响到神明。内心豁达，心态平和，阴阳平衡，就能减缓机体功能衰退，起到延年益寿的作用。这也是世界卫生组织将心理健康纳入健康四大基石的原因所在吧！

目前养生或治病独尊药物，尤其是亚非国家，无药不养生观念已深入社会人群。过去是"立冬到，忙熬膏"，现在膏方则已成为夏冬两季养生之品，甚至有人提出一年四季都可服用膏方。因此陈老师就养生文化提出养生未必靠外来药物，他将无药之形却有药之实的刺灸穴位譬喻为"给药"，指出针灸作为绿色的疗法，应在养生中占有一席之地，它是开启人体自身"天然药库"的金钥匙，正如裘老所言"益寿金丹非药石"。

（六）谈针灸疗法

基辛格博士曾说过："谁会想到把一根针刺入身体能治病呢？全球没有其他文明能想出这一招。"作为一种非药物疗法，仅仅通过刺灸腧穴，而非直接针对西医所说的致病因子就能治病，尤其是某些急性病、难治病，其神奇作用不仅超出了现代医学的理解力，也超出了患者的想象力。临床上经常有患者大惊小怪道，针灸还能治疗这个或那个病！在药害肆虐的当下，针灸疗法的有效性和安全性已越来越受国内外人们的瞩目，虽然其"经络"的科学内涵和价值，我们迄今尚未得其要领。

针灸治疗具有扶正祛邪、疏通经络和协调阴阳三大功能，其最本质的作用是调节，这种调节作用具有整体性和双向性的特征。整体性表现为针灸对机体正常或异常功能的脏器和系统具有多靶点、多水平的调节作用，但对正常功能的调节,仅限于生理值范围。双相性表现为针灸对机体异常功能的反向性调节作用。针灸治疗的这种调节作用,既可纠正异常的功能状态,又不会干扰正常的生理功能,是一种良性的调节作用。正是这种调节功能,使得机体在接受穴位刺灸后,人体自身"天然药库"得以唤醒和激活,出现类药性的效应,这种反应发挥着比药物更符合生理规律的作用,因而陈老师称针灸为"绿色的疗法",并将此疗法定义为"人类主动用体表刺激方式有序自我损伤以保健疗疾的方法"。受腧穴作用的特异性、针灸术式、施术时机,尤其是机体功能状态等多种因素的影响,陈老师又客观地指出针灸的调节作用是有限的。

陈老师认为,现有针灸疗法的改革、发展或完善,还是一个远未完结的过程。针灸疗法多样而独特,但仍要重视针灸疗法的应用和研究,如重视无创伤刺激、灸法和针灸时间治疗学的应用和研究、针灸与药物并用、民族民间经验的发掘以及新型针灸器材的研制等,以及如何以现代科技进步为依托,将针灸疗法合理、有效地同现代科技融合,催生出新的针灸疗法。在当今药物毒副作用,尤其是滥用抗生素的危害下,针灸疗法已逐渐为更多的人所接受,其良性调节作用的优越性,也越来越受人们的追捧。随着老年人口的增加,各种老年病、慢性病的发病率也逐年增多,并有年轻化的趋势,因而寻求针灸疗法结合西药的综合治疗方法或将成为一种新的趋向。这些都是对传统另一种形式的传承。

西班牙哲学家格拉西安曾说道:"许多引起痛苦的事物原本可以引起愉悦——如果你能注意到它们的积极性的话。"如同绍兴菜中的"三霉三臭"实为腐烂中有生命的部分。陈老师从宋代的哥窑匠人善加利用瓷器烧制时出现的"窑病",提出是否也能将针灸治疗过程中的"腐朽"成分如灸疮、组织内出血、晕针等化为神奇,别开生面地创出质优效高的新疗法?正如陈老师对我们提出的治学要求那样,针灸疗法的研究不但要从技术"硬件"层次着眼,还应重视文化"软件"制约的作用。因此,我们要不断地学习和思考,不断开拓针灸治病、防病保健等这一特色疗法的新领域,使得针灸这一"绿色疗法"的优越性得以充分发挥。

(肖 达)

医术重要,医德更重要

我于 2013 年进入陈汉平工作室团队,跟随陈教授学习。陈教授的言传身教,使我对针灸、对临床有了切身体会,陈教授全心全意为患者、深入基层的作风也打开了我的临床眼界。白天面对各种疑难杂症,迫使我晚上认真钻研,勤奋多思,为针灸临床打下了良好的基础。在陈汉平工作室团队工作和学习的过程中,学习到的不仅是陈教授精湛的医术,其医德更让人钦佩。

关于医德,古人认为"医乃仁术",也就是说医生应当富有对患者的关怀、爱护和同情之心。陈教授最喜欢孙思邈《备急千金要方·大医精诚》所说:"凡大医治病,必当安神定志,无欲无求,先发大慈恻隐之心,誓愿普救含灵之苦。若有疾厄来求救者,不得问其贵贱贫富,长幼妍媸,怨亲善友,华夷智愚,普同一等,皆如至亲之想;亦不得瞻前顾后,自虑吉凶,护惜身命。见彼苦恼,若己有之,深心凄怆,勿避险巇、昼夜、寒暑、饥渴、疲劳,一心赴救,无作功夫形迹之心,如此可为苍生大医,反此则是含灵巨贼……其有患疮痍、下痢,臭秽不可瞻视,人所恶见者,但发惭愧、凄怜、忧恤之意,不得起一念蒂芥之心,是吾之志也。"医生,担负着"上以疗君亲之疾,下以救贫贱之厄"之重任,古往今来,在社会生活中担任着重要的角色。而新时代中,我们面临的是更为复杂的现实。当代科学对某些疾病的局限性和患者期望值之间的矛盾,以及整个社会保障体系和患者要求之间的矛盾,把医生推到了"风口浪尖",一些医疗纠纷层出不穷。面对这种情况,陈教授总是告诉我们说,在我们刚刚步入神圣医学殿堂的那一刻,"医学生誓言"早已给了我们答案:"我志愿献身医学,热爱祖国……救死扶伤,不辞辛苦,执着追求……"这亦是当代对"大医精诚"的诠释。我们曾庄严宣誓:"救死扶伤,死而后已。"我们要做的是履行诺言,要铭记的是"性命相托"的重任。医患关系紧张归结为医疗体制的不完善和医德医风问题,随着医疗体制的不断完善,医德医风建设则成为我们要认真学习、体会的首要工作。

关于医术,作为一名医生需要有精湛的临床技术,才能更好地为患者服务。陈教授常说,高超的医术来自人的聪颖和勤奋,但更重要的是来自高尚的品格和情操。要提高自身的医术,首先要掌握扎实的医学基础知识,对于疾病要有整体的了解,问诊尤为重要,给出明确的诊断;还须熟练掌握针灸专业技术。应当把医术当作一门艺术,要以钻研艺术的苦心来钻研医术,学习知识,运用技术,提高水平,升华心境,不断进步。

辨证论治乃中医治疗基本法则。治病必先诊断,诊断明确,针药中的,方能救病扶危,在治疗上取得相应的疗效。陈教授根据针灸治疗特点,按照经络学说理论指导，结合辨证论治法则，使针灸临床疗效更为突出。他指出，由于针灸治病是用针或灸的方法作用于腧穴，通过经络内连脏腑、外络肢节的统一关系，从而发挥调经气、通气血、温阳起陷、补虚泻实的作用，所以在论治时必须明辨病在何部，属于何脏何经，才能处方配穴。这种以经络学说为主体的治疗方法，是针灸治疗的特点，同时能更好地发挥腧穴的作用，更全面正确地处方配穴，治疗疾病。

陈教授谨遵针灸治疗的基本原则。《灵枢·经脉》说："盛则泻之，虚则补之，热则疾之，寒则留之，陷下则灸之，不盛不虚以经取之。"《灵枢·九针十二原》也指出："宛陈则除之。"针灸补泻不外乎补虚泻实两大法则。然而很多疾病往往都是虚实夹杂的，所以也就产生了补泻同施的方法。陈教授就常给正气大虚的患者在祛邪之前给予补法以先扶正。

陈教授是一位很出色的针灸临床实践家。但他特别强调中医理论对临床实践的指导作用。他认为，中医的经络理论源于针灸治疗实践，针灸治疗实践又必须靠经络理论来指导。所以无论是选取穴位，或者是确定针灸的疗法，还是进行针灸的机制研究，他都非常重视中医基础理论的运用。他认为《灵枢》叙述了十二经脉的循行分布、各经络所属的脏腑以及各经的"经络所过，主治所及"的取穴原则，依据经络的相互关系，就可选取具有相应主治作用的经穴，组成循经远道配穴或循经远近配穴的处方。如临床上应用手太阴肺经经穴能治疗喘咳等呼吸系统疾病，应用足太阴脾经经穴能治疗胃脘痛、腹胀、溏泻等消化器官疾病，应用督脉的人中、百会、风府、长强穴，能治疗脊强反折等急惊风疾患等，都是遵循了中医经络理论的取穴原则。

此外，陈教授对于新鲜事物的接受度颇高，在工作和日常生活中不断思索针灸学的创新和发展。他呼吁学术界应该保持清醒的头脑，冷静地观察和思考针灸学的未来。如关于针灸现代化，他不认同针灸现代化就是把针灸纳入现代医学理论框架之中的见解，但他非常赞同既保持中医学理论体系，又充满现代科学内涵的现代针灸学的建立。

陈教授把对针灸疗法改革创新的思路归纳为"结合、组合、融合"，结合是观念，组合是手段，而融合才是目标。在创新实践中，要善于思考，冲破习惯的思维定式，处理好科学研究中观念、思维、战略和实践的关系，注意对科学推断或假说的提炼，这样才可产生正确的研究思路或思路的合理转移。而组合式创新的前景广阔。电针、水针、穴位埋线疗法等均属组合式疗法。技术要素的组合、融合，是针灸疗法改革创新的途径，是继承传统又突破传统的结果。

近几十年来，针灸学术的进步是相互交融和碰撞的结果。在多极医学世界的环境里，由不同的观念、不同的研究思维方式、不同的战略目标和实践基准，在互相争鸣、碰撞、借鉴、融合的氛围中产生新的理念。实际上，针灸学是自然科学中所有以生命为研究对象或研究材料的学科和交叉学科集中起来的大生物学家族中的一员，也是中医药学领域中，最先引进现代科技、最早同其他学科交叉渗透形成开放格局的学科。开放和交叉渗透的结果，明显地推动针灸调节作用和针刺镇痛原理的研究。近几年兴起的生命科学与非生命科学互相交叉渗透的研究，使参与针灸学研究的学科明显地扩容了，这是非常可喜的现象。

（徐世芬）

书味在胸中，甘于饮陈酒

在实现理想的道路上，我们需要抬头看天的勇气，低头赶路的毅力。

《经冬的水杉树》："树性映应人性。回眸不语之水杉，仿佛瞥见遍历人间炎凉的皇甫谧裔孙女，年迈但不龙钟，一边专注地梳理着传承的思绪，一边习惯性捻着针样的落叶。倏然间晃眼的阳光把发髻霜染的针灸老人，幻化成尚葆纯真、正忙着提炼初涉砭坛感悟的少女……坚定迈向不远处那蓄势萌发的杏林。"这是针坛宿朽的守望。前方有他们召唤，我们便不在意路途遥远。微风轻拂中，我们探索针灸之道。陈汉平老师为我们探讨、解释针灸学的研究方法和领悟。陈老师虽年逾古稀，却思路敏捷，早年留学法国，较早接触医学免疫学方法，擅长运用中西医各研究方法，引导学生进行针灸学临床和实验研究。

（一）过往的研究——江山留胜迹，我辈复登临

针灸学研究自20世纪50年代开始成规模地引入西方经典科学研究方法，60多年来从不同的角度（疗效、方法、物质基础）进行了探索研究。临床实践验证，针灸治疗有效的病种包括神经、内分泌、免疫、循环、消化、呼吸、泌尿、生殖、血液、感觉、运动等机体各个系统的疾病约300种。

多年来陈老师长期从事针灸治疗脏腑病临床及实验研究，和其研究团队针对多种疾病，寻求有效的针灸治疗方法，总结针灸作用的特点和规律，探索发病

和治病机制。涉及的病种有：

1. **咽喉不适**　通过对经典《伤寒论》相关文献的研究,认为六经、脏腑病变,功能失调,均可通过经络反映至咽喉,导致咽喉不适。其病机有寒热、虚实、阴阳的不同,分寒凝气滞、郁热上扰、虚火上熏、格阳于上等,因此临证治疗咽喉不适,应"观其脉证,知犯何逆,随证治之",而非仅从阴虚诊治。临床针灸治疗,可先定位,辨明证属何经,辨经选穴;其次定性,依据《伤寒论》条文,辨明病机,辨证配穴。或远道取穴,或局部选穴,或远近结合,或刺血,或针刺,一般均可取得较好的疗效。

2. **自身免疫性甲状腺病**　陈老师早期研究了甲亢阴虚证和甲减阳虚证的细胞免疫学特征。针刺治疗格雷夫斯病患者的内关、间使、神门、足三里、三阴交、太冲、太溪、关元,隔附子饼灸大椎、肾俞、命门、膻中、中脘、关元穴治疗桥本甲状腺炎,观察到针灸使甲状腺病各项指标改善,能纠正异常免疫反应引起的炎症,能化痰祛瘀、消除肿大,恢复甲状腺功能状态,使人体阴阳重新恢复协调关系。

3. **类风湿关节炎**　指导学生研究针灸治疗早期类风湿关节炎(RA)镇痛抗炎作用机制与免疫调节的关系。观察到早期 RA 患者血浆 RF 滴度、IgG、循环免疫复合物、T 辅助细胞、NK 细胞活性增高,血浆过氧化脂质含量和红细胞超氧化物歧化酶(SOD)活性升高,针刺后均降低。揭示针灸对早期 RA 具有镇痛抗炎的效应。

应用间接艾灸法治疗 93 例 RA 患者(并设立青霉胺组进行对比观察),结果证明艾灸有镇痛抗炎和改善关节功能的作用;艾灸疗效同青霉胺对照组相近,但无青霉胺的副作用。不同间接灸治疗 RA 的临床分析证实,艾灸治疗 RA 均有较好的疗效,灸治的燃灸材料和隔垫材料对治疗效果有一定的影响。

4. **溃疡性结肠炎**　在隔药物灸治疗慢性非特异性溃疡性结肠炎临床和实验研究中,初步阐明了溃疡性结肠炎的免疫学、形态学的某些特征和隔药物灸治疗本病明显优于消炎药物。

5. **肠易激综合征**　在隔药灸治疗肠易激综合征的疗效和免疫机制的探索中,观察到其有效率高,通过隔药饼灸治疗肠易激综合征,患者的血清 IgM 含量显著下降,外周血总 T 淋巴细胞与 T_8^+ 细胞数目明显上升,T_4^+/T_8^+ 细胞的异常比值也得到有效的纠正。

6. 乙型病毒性肝炎　化脓灸可改善乙型病毒性肝炎患者肝功能谷草转氨酶(AST)、谷丙转氨酶(ALT)指标，短期改善各项病毒指标，可能和化脓灸提高机体免疫力有关。但治疗过程中存在一过性肝功能损伤。

7. 心功能障碍　通过临床实验研究发现，针刺内关穴能够明显改善左心功能。文献报道，针刺对冠心病的作用是通过对自主神经系统的功能实施调整这一途径实现的。心肌收缩力增强，心输出量增加，正说明针刺加强了心脏本身的交感神经系统的活性。按照中医学子午流注针法中的纳子法，心经、心包经的流注时辰分别是午时和戌时。冠心病为本虚标实之病，由虚而气滞、生痰致病。所以，当以补虚固本为主，而慎于午时、戌时针刺心经、心包经诸穴。在实验观察中，于戌时和午时针刺心包经的络穴内关，其疗效在所选用的6个时辰中最差，而作为心包经的流注时辰戌时，针刺更显示了负性作用。究其原因，应与施治的时辰不当有关。于辰时电针内关穴可使冠心病患者的左心室功能得到改善，表现为 PEPI 缩短，PEPI/LVETI 值减小。

8. 哮喘　临床研究显示化脓灸、局部麻醉灸和非伏灸治疗哮喘均能显著降低血清总 IgE，均取得了较好的临床疗效，有效率分别为 63.7%、63.2%、70.6%，说明化脓灸能有效治疗哮喘，季节、疼痛不是治疗哮喘获效的主要因素。实验研究显示针刺血清能明显降低哮喘大鼠的气道阻力及其血嗜酸性粒细胞计数，降低哮喘大鼠的肺顺应性。针刺血清具有类似的抗哮喘作用，进一步证明针刺治疗哮喘不依赖肾上腺皮质激素。

9. 脑卒中　动物实验观察电针头部的百会、人中穴和远离头部的环跳、昆仑穴，对脑组织 SOD 活力、丙二醛(MDA)含量、脑含水量、大鼠神经病学行为评分等指标的影响。结果显示，头部穴位组和肢体部穴位组均对脑缺血或再灌注损伤具有一定的保护作用，两组之间比较未见显著差别。

缺血性脑损伤是极为复杂的病理生理过程，是多种机制共同作用的结果。在有效"时间窗"内采取多靶点、多水平、多通道的干预措施，对疾病的转归至关重要。证据显示针刺对缺血性脑损伤具有保护作用，如增加脑血流量、改善脑电活动及氧代谢、缩小脑梗死体积、抑制细胞凋亡等。因此，针刺超早期介入的意义值得重视，提倡针刺与神经保护药物联合应用。

10. 肿瘤　在直接灸调节癌症患者细胞免疫功能的观察研究中，发现：① 艾灸对接受过化疗，白细胞数明显低下者，有一定的升提作用。② 艾灸对癌症患者 K 细胞 ADCC 活性有双向调节作用。③ 艾灸可提高癌症患者淋巴细胞转化率。④ 艾灸可使癌症患者明显低下的 NK 细胞毒活性得到显著增强。⑤ 艾灸对癌症患者 $CD4^+$、$CD8^+$ 细胞绝对值无显著影响,但显著提高 $CD4^+$/$CD8^+$ 值。结果提示艾灸可提高癌症患者的免疫功能,增强机体抗御肿瘤的能力。

11. 延缓衰老　在实验中观察到艾灸"关元""大椎"穴对老年人及老年小鼠免疫功能有显著提高,能延缓小鼠胸腺萎缩过程,提高小鼠脾脏淋巴细胞体外存活率,延长细胞寿命。艾灸可以促进 T 淋巴细胞的分化,维持正常代谢,发挥正常的免疫调节功能,使免疫系统各部分功能保持相对协调状态,增强老年机体的抗病能力和适应能力,达到祛病延年的目的。艾灸还可以提高大鼠红细胞膜 Na^+-K^+-ATP 酶活性,降低红细胞滤过指数、红细胞膜渗透脆性和全血黏度,从而延缓机体衰老过程,减少老年病的发生。艾灸能提高老年大鼠血浆睾酮和雌二醇,从而维持较正常的生理功能和代谢过程。

12. 造血功能修复　天灸或麦粒灸"大椎""肾俞""足三里"穴,可以不同程度地减轻骨髓抑制,促进骨髓增生活跃,提高骨髓有核细胞计数,提前回升外周血白细胞数,缩短化疗所致白细胞的持续低值期。天灸法抗化疗骨髓抑制的机制可能是,灸治通过调节脑内(如下丘脑、垂体)阿片肽水平,直接或间接地调控免疫效应细胞(如巨噬细胞)分泌细胞因子(如粒细胞-巨噬细胞集落刺激因子,GM-CSF),对造血细胞的增殖分化进行调节,进而增加外周血白细胞数量。

上面部分选择了陈老师及其研究团队涉及的临床观察和研究,可见针灸可以治疗各类已经发生的疾病,但我们更应该注意,针灸医学在中医"治未病"中的重要作用,很多疾病未发、发病后进行针灸治疗是可以改变病程的,这在《伤寒论》中就早有描述。由于针灸微创治疗可以调动身体自身细胞分子等精密微细结构组成的"人体药库",用针灸做未病先防、已病早治、瘥后防复是切实有效的。

(二) 研究方法的领悟

1. 经验发掘、方法的开拓　针灸学是西方较早接受并认可的传统医学治疗方法。因其微创、有效、简便获得广大的受众接受。它基于古典经验医学的指引,有别于强调物理诊断对应机制研究的现代医学。在有效治疗的同时,明确治疗机制才能真正被主流医学所接受。陈老师带领研究小组对现代针灸医学的研究,借鉴西方医学研究方法,通过探究古典医学理论,从各种角度阐释经验医学的作用机制。很多经验医学方面的理论知识,通过长期的试错、累积、顿悟才能形成,是上古智者的杰作,没有类同的理解能力和方法很难领悟,更不用说运用现代医学研究手段去破译机制。这从很多新药研发中可以看到,如葛洪《肘后备急方》:"青蒿一握,以水二升渍,绞取汁,尽服之。"传统的水煎熬煮中药之法恰恰破坏了药物的有效成分。那位从古人智慧中阅得禅机,又掌握了先进科学研究手段的智者,用低温提取青蒿素后,取得了上苍赐予的灵药,救苍生与危难之中,为此她获得了世人认可的荣耀。生药的应用再次被关注起来,就像抗生素、胆碱类、青蒿素、他汀、单抗等在世的各种药物的诞生,都有一段美丽的故事。医学前进的每一步都要求我们既精通经典医学,又掌握先进的研究方法。

从"药性"到"穴性",再到针灸"抗原"物质(或"应答"物质),借鉴药学的研究方法,也许能突破以经验为临床思维基础的研究格局。

针灸是中国文化脉络中不可或缺的一员,导师在描述科学针灸学中经常运用援物比类的方法思考针灸学科学纹理,教授我们正确地认识针灸生命力的历史传承,比照已录入世界非物质文化遗产名录的珠算、长城,联想到针灸。同样是历史文化遗产,因其"有所不可攻"(《孙子兵法·九变篇》)的特质,所以它不会被替代;因其有效性,所以能有长久的生命力。我们唯一的作为是"因势而谋,应势而动,顺势而为""使科技创新的成果更多转化为现实生产力,服务国家战略,惠及千家万户"。

当然在现代医学进步的同时,与时俱进地运用好现代研究方法,能够开发出一片新天地来。

2. 包容、和而不同——学科交叉　太极图被誉为容纳"异端"之代表;呈惰性的纯铁,仅当加入有关成分后才变为特种钢的实例,提示过于纯粹(纯中医)有时反而成为一种"病态"。

包容——学术发展(从砭石到不锈钢毫针,从手法行针到电针、水针、激光穴位照射、穴位埋线疗法、针刺麻醉,无不体现了学科交叉的包容性带来的发展)。

包容——人文精神(针灸的包容建立在以患者为中心的人文精神的核心之下,才变得有意义)。

中医针灸学乃世上仅存的具有理念、理论指导的传统医学体系,脏腑经络学说经典地阐释刺灸效应之所以然,但科技界对植根于中国文化的传统说理难以接受。加之古朴深奥的古典理论、经验式表达的刺灸效应以及因医者而异的穴位处方、手法操作等的某种随意性,令江湖术士和"科学卫士"有隙可乘、滥售其奸,无辜的经络针灸屡背黑锅。我们只有用科学的方法精准破译其作用机制,并有机结合现代科技才能更科学地运用好针灸医学。

(三)针灸机制的领悟

1. 针灸机制的探索　当一根针作为异物进入人体时,它将改变机体局部和整体状态。从现代科学的角度分析,针可能作为异物被识别,所以我们要留针、埋线治疗;当一根针进入机体,机体局部微环境发生了变化,产生了离经之血,被作为异物来识别,引发一连串的机体应答,所以我们有针刺手法、刺血疗法、温针灸疗法,有火针,有血清穴位注射疗法,为的就是更多地改变局部穴位组织的信号强度,以达到机体识别的程度,产生足够的应答物质,修复病变的组织状态;针刺是个治血的过程,在陈老师早期的研究中就非常注重针灸活血化瘀作用的研究。针刺或其他物理刺激,使免疫-神经-内分泌信号产生应答,在机体有限的多维空间中产生使身体功能达到"阴平阳秘"的趋势改变。

针灸机制的研究,需要与系统生物学研究方法相结合。

系统生物学在针灸学研究中的应用可以包括如下几个方面:① 针灸在靶器官及相关器官产生效应的构成成分及其相互关系研究。② 针灸穴效、时效、量效关系的研究。③ 针灸效应生物模式分析。④ 基于针灸研究的科学发现。通过对针灸效应独特模式与已知知识的分析比较,为医学科学生理、病理、诊断、治疗等提供新的生物反应模式,促进医学科学乃至生命科学的创新发展。

2. 研究中观察到的针灸作用机制　针灸临床疗效取决于三个主要环节,分别是患者机体状态、针灸手法、腧穴配伍。近现代对针刺手法与得气的研究,阐述了针刺起效的生物学基础,如针下的感应器、电磁场、神经纤维、肌电信号、脑波、容积脉搏波、感觉量化等。逐步了解了刺激量-感应量-效应量的针灸量效关系。

在肯定疗效的基础上总结出了针灸作用的三个主要方面,即镇痛作用、免疫调节作用和对脏腑器官功能的调节作用。

针灸效应的基本特征是调节作用,表现为整体性调节作用和双向性调节作用。针灸的调节作用通过神经-内分泌-免疫网络而实现,具有多环节和多靶向特点。上述成果是在现代医学的还原论方法为主要指导下的研究总结。

陈老师借助现代科技手段对针灸治疗某些疾病过程中相关特殊细胞因子的

影响来探索针灸的部分作用机制。如针灸血清、艾灸对炎症因子、脂质分子、生理指标的影响。

陈老师借助"药性"研究的方法，进而探索将针灸作用的结果，克隆有效的针灸血清，开发出绿色针灸膏方。这一切有待于学科的交叉融合。

3. 对针灸治疗窗口的认识　针灸治疗的时间窗口子午流注开穴法就是最早描述针灸治疗适宜时间窗口的问题。陈老师参与的研究团队研究不同时辰针刺不同穴位治疗心功能障碍的有效性，就是进一步用现代实验技术阐述针刺的时间窗口在具体病症中的运用。这是早期的系统生物学研究。

针灸治疗疾病适用范围的问题：针灸治疗同一种疾病，有人有效、有人没效，是因为个体是否在针灸的治疗范围内。改变针灸的治疗范围，可以是改变针灸术式，选用不同的针灸方法、器械；也可以是改变被治疗对象的机体、疾病状态。

针药结合治疗中的用药，很大程度上是为了主动改变了人体反应性，使治疗对象达到针灸对相关病症可调节的治疗窗口范围内，而不仅仅是药物治疗该病症的作用。比如我们运用理血中药制剂调整了患者的机体体质，使针刺推动病变局部代谢的状态变得灵敏；又如我治疗代谢障碍的患者，同时给予疏肝理血的方药而不是增强代谢的中药；我们治疗类风湿关节炎的患者，同时给予养血中药，而不仅仅是祛风除湿制剂；治疗骨质疏松症患者，同时给予养血补铁的中药，而不是补钙制剂。药物治疗在某种程度上是为了改变机体对针灸应答的环境，提高机体某方面的功能，如机体中的铁钙协同、细胞信号的正常功能。

（四）对过往研究的回顾、反思及展望

前辈学长们曾将陈老师学术思想表述为"魂、道、术、器"：针灸学之魂是创造；针灸学之道是世道、是人学之道、是探索生命科学并在临床上应用其研究成果；针灸学之术是"创造性思维，是创新研究的保障，严谨的实践是创新研究的必备条件"。针灸临床研究，应当加强针灸治病规律的探索，重视针灸传统特色的保持和发扬，加强同其他学科结合，丰富治疗手段；针灸学之器是针灸作用主要是通过调节体内失衡的神经-内分泌-免疫机制而实现，"刺灸诱生特异蛋白"是一种普遍的针灸学现象。

针灸医学就像一门艺术，在追求完美的过程中总是留下遗憾。过去在针灸学术界中出现的有争议的观点，如关于穴性的表述；关于微针系统疗法纷纷问世的乱象;关于一次性针灸毫针废弃后的污染;关于针灸的单独成科,是否割裂了医学整体观的治病方式？这是历史的轮回,现代医学也将专科越分越细,这种专科的创设有利于专项突破,提高专科专病的诊疗技术,当然也局限了疾病在整体中关联度,所以现代医学又有从分到合的设科趋势。关于用量子力学解释针灸机制,也许超出了认识问题的知识边界,无法认知到其中的奥秘,待有识之士继续研究阐释。

在长时间的交流、学习中,陈老师通过对过往研究的回顾来引导我们探索医理的方法,勉励我们在各自事业上有所收获。同时他也在不断地反思,以期有新的突破。这是老师"《灵》《素》千秋业""不敢话艰难"(《剑风楼诗钞》)治学精神的真实写照。对针灸学研究者而言,为了增强创新思维能力,就应当夯实医学科学基本功,积累较丰富的科研或临床经验,增加对边缘学科和诗文知识、科技和医学发展史的了解。

新的刺灸方法有待开发利用,结合了不同现代物理技术、传感器技术、计算机技术的刺灸方法,是不断创新的科学动力,广泛运用,有助于对针灸作用机制的研究明晰。

对体表医学的认知,穴位存在的广泛性,中医司外揣内,总结了体表经穴通路、穴位定位,内省顿悟观察到了经络的体内循序,还有体内的穴位有待发掘。随着现代科学技术的运用,内镜、微创手术、MRI、超声波、微波、质子重离子等技术的成熟,体内刺激点的探索会越来越成体系。对经络穴位的理解、针灸作用机制的探索必将会有质的飞跃。

(邹一超)

附 篇

附录一 名医及工作室成员发表论文、撰写著作、科研获奖题录

一、发表论文

[1] 陈汉平.科研规划,概念引领"针灸药"——一项变不可能为可能的科学成果[J].上海针灸杂志,2018,37(9):1100-1103.

[2] 倪卫民,段力,陈汉平.针刺为主干预对减轻化疗副反应及提高机体免疫的影响[J].上海针灸杂志,2018(9):1020-1024.

[3] 陈汉平."是君能解灵枢意"——《海上传针六十年》序[J].中医文献杂志,2017(2):51-53.

[4] 倪卫民,李洁,纪清,等.石氏针刺手法干预治疗肝肾阴虚型白涩病临床疗效观察[J].中国针灸,2016(4):364-368.

[5] 倪卫民,李洁,纪清,等.单纯针刺治疗干眼的临床进展[J].国际中医中药杂志,2016,38(5):474-477.

[6] 陈汉平,刘慧荣,王宇,等.针灸与个体差异性[J].上海针灸杂志,2015(12):1139-1141.

[7] 陈汉平.人的针灸——邵经明医事雪爪录[J].中医药文化,2015(4):45-47.

[8] 肖达,陈汉平.从《伤寒论》谈咽喉不适针灸辨证施治[J].上海针灸杂志,2015(2):182-183.

[9] 陈汉平,肖达,杨永清,等.如何建设针灸学——七论针灸学的开放性[J].

上海针灸杂志,2014(10):961-962.

[10] 陈汉平.恃吾有所不可攻——从珠算想到针灸[N].上海中医药报,2014-09-19.

[11] 陈汉平.经冬的水杉树——《针灸之道》续集《七载退思》(自序)[N].上海中医药报,2014-5-15(4).

[12] 陈汉平.什么是针灸学——六论针灸学的开放性[J].上海针灸杂志,2013(10):881-882.

[13] 陈汉平.论针灸学的创新与发展[J].上海中医药大学学报,2012(6):5-7.

[14] 陈汉平.如何认识腧穴功能——关于"穴性"的议论暨纪念《上海针灸杂志》创办30周年[J].上海针灸杂志,2012(10):767-768.

[15] 王宇,杨永清,徐玉东,等.国内外针灸得气量化研究进展与展望[C].上海:第八届上海国际针灸临床与科研学术研讨会论文汇编,2012:179-182.

[16] 陈汉平.论针灸学发展[J].上海中医药大学学报,2011(3):3-5.

[17] 陈汉平.世情看淡即天书——五论针灸学的开放性[J].上海针灸杂志,2011(1):6-7.

[18] 肖达,陈跃来,王宇,等.针灸之道——简述陈汉平教授学术思想[J].上海中医药大学学报,2010(3):1-5.

[19] 陈汉平.知为针者信其左——关于针灸临床研究的若干建议[J].上海针灸杂志,2010(1):9-10.

[20] 罗丽平,沈仲元,陈汉平,等.针刺内关-间使对健康人心脏自主神经的调节作用[J].上海针灸杂志,2009(10):603-606.

[21] 陈汉平.继承传统,开放兼容——纪念海派中医学家陆瘦燕先生[C].上海:纪念陆瘦燕先生百年诞辰暨陆氏针灸学术思想交流大会论文汇编,2009:39-41.

[22] 罗丽平,沈仲元,陈汉平.针刺对自主神经系统影响的研究概况[J].上海针灸杂志,2009(2):121-124.

[23] 陈汉平.包容是发展针灸学之"渔"——纪念改革开放30周年暨上海市针灸经络研究所成立50周年[J].上海针灸杂志,2009(1):7-8.

[24] 赵粹英,杨玲,陈汉平,等. Clinical study on anti-aging action of herbal cake-partition moxibustion [J]. Journal of Acupuncture and Tuina Science, 2009(1): 37-40.

[25] 陈汉平,韩丑萍. Ideas on several issues of acupuncture-moxibustion science [J]. Journal of Acupuncture and Tuina Science, 2009(1): 13-15.

[26] 杨永清,王宇,刘艳艳,等.针灸效应物质基础研究与针灸作用原理研究[J].上海针灸杂志,2008(9):39-41.

[27] 杨永清,陈汉平,王宇.针灸作用原理的基本规律、特征和优势[J].河南中医学院学报,2008(6):1-4.

[28] 陈汉平.针灸学发展与学术包容性——纪念上海市针灸经络研究所成立50周年[C]//中国针灸学会实验针灸分会,中国针灸学会经络分会,上海中医药大学附属岳阳中西医结合医院,上海市针灸经络研究所,《上海针灸杂志》编辑部.第十三届针灸对机体功能的调节机制及针灸临床独特经验学术研讨会暨第三届经络分会委员会会议论文集,2008:5-7.

[29] 陈汉平.灵素千秋业不敢说艰难——对针灸学若干问题的认识[J].上海针灸杂志,2008(1):1-3.

[30] 吴焕淦,刘立公,陈跃来,等.灸法的继承与创新[J].上海针灸杂志,2007(12):39-41.

[31] 杨永清,陈汉平,王宇,等.针灸效应物质基础研究[J].针刺研究,2007(6):399-401.

[32] 国兰琴,陈汉平,吴焕淦,等.肾俞穴延缓衰老的应用与研究[J].辽宁中医杂志,2007(6):732-734.

[33] 陈汉平.以先进文化引领中医针灸学术发展[J].上海针灸杂志,2007(1):1-2.

[34] 杨永清,王宇,崔建美,等.针灸效应物质基础研究与靶标发现[J].上海针灸杂志,2006(12):3-5.

[35] 陈汉平.刺灸诱生特异蛋白猜想[J].上海针灸杂志,2006(10):1-2.

[36] 王宇,杨永清,陈汉平,等."针灸血清"研究进展[C]//中国针灸学会实验针灸分会秘书组.第十一届针灸对机体功能的调节机制及针灸临床独特

经验学术研讨会参考文献汇编,2006:18-21.

[37] 陈云飞,赵粹英,陈汉平,等.小鼠艾灸血清诱导肿瘤细胞凋亡的实验研究[C]//中国针灸学会实验针灸分会秘书组.第十一届针灸对机体功能的调节机制及针灸临床独特经验学术研讨会参考文献汇编,2006:91-95.

[38] 陈汉平,陈跃来,肖达,等.绿色的中医膏方——兼论针灸与亚健康[J].上海针灸杂志,2006(1):1-2.

[39] 陈汉平,王宇.针灸学发展需要原创性研究[J].上海针灸杂志,2005(6):1-2.

[40] 陈汉平,肖达.从非传统知识中获得启迪——关于针灸治脑病一种思路的建议[J].上海针灸杂志,2005(5):47-48.

[41] 陈汉平.医道难明须砥砺——介绍一种假针刺模型设计[J].上海针灸杂志,2005(1):3-4.

[42] 陈汉平.再论结合·组合·融合——关于针灸疗法研究的讨论[J].上海针灸杂志,2004(1):36.

[43] 陈汉平.科学研究与创新是同义词——规划教材《实验针灸学》读后[J].上海针灸杂志,2003(9):43.

[44] JIAN C, CHENG H, DA X, et al. Expression of interleukin-6 mRNA in ischemic rat brain after electroacupuncture stimulation [J]. Acupuncture & Electro-therapeutics Res, 2003(3/4):157-166.

[45] 陈汉平.改善方法学,促进针灸临床研究——学习《针灸临床研究指南》体会[J].中国针灸,2003(4):4-5.

[46] 陈汉平.岂有名家不读书——介绍一本实验针灸研究论文集[J].上海针灸杂志,2003(3):31.

[47] 殷之放,陈汉平.针刺为主治疗苯引起白细胞减少症临床观察[J].环境与职业医学,2003(2):140-141.

[48] 陈汉平.试论针灸学研究与创造性思维[J].上海针灸杂志,2003(2):3-4.

[49] 陈汉平.共使灵兰秘钥开——为《上海针灸杂志》实验版创刊而作[J].上海针灸杂志,2003(1):1-2.

[50] 陈汉平.试谈"什么是针灸"——祝《上海针灸杂志》创刊20周年[J].上海

针灸杂志,2002(5):2-3.

[51] 陈云飞,赵粹英,陈汉平,等."艾灸血清"对肿瘤浸润淋巴细胞增殖和表型的影响[J].中国针灸,2002(4):4.

[52] 陈汉平.跨越老祖宗,跨越自己——浅谈针灸学术的跨越发展[J].上海针灸杂志,2002(3):5.

[53] 陈汉平.结合·组合·融合[N].中国中医药报,2002-09-09.

[54] 陈汉平.关于针灸学及其研究思路和方法的若干认识[J].上海中医药杂志,2002(2):4-6.

[55] 陈汉平.东南久矣要张机——再谈"针灸血清"研究[J].上海针灸杂志,2002(1):附1.

[56] 肖达,陈坚,陈汉平,等.电针对缺血性脑损伤大鼠脑内 IL-1β mRNA 的影响[J].江苏中医,2001(10):49-50.

[57] 陈云飞,赵粹英,陈汉平,等."艾灸血清"对肿瘤浸润淋巴细胞特异性杀伤活性的影响[J].中国免疫学杂志,2001(10):553-556.

[58] 徐佳,葛林宝,陈汉平.远近部位穴位对脑缺血大鼠脑组织 Ca^{2+}、Na^+、K^+ 含量影响的比较[J].上海针灸杂志,2001(5):36-37.

[59] 陈汉平.世犹多病愧称医——世界针联第5届世界针灸学术大会简介[J].上海针灸杂志,2001(3):1-2.

[60] 王伟明,陈汉平,杨臻,等.不同间接灸治疗类风湿性关节炎的临床分析[J].上海针灸杂志,2001(2):9-11.

[61] 陈坚,陈汉平,程介士.缺血性脑损伤与针药超早期治疗[J].中国针灸,2001(1):38-40.

[62] 陈汉平.试评述针灸临床研究[J].上海针灸杂志,2001(1):1-2.

[63] 陈汉平,杨永清.科学发现只有第一没有第二——简介1999年针灸学术动态和进展暨纪念中国科协首届学术年会召开1周年[J].上海针灸杂志,2000(5):1-2.

[64] 肖达,周黎明,陈汉平.针药结合治疗儿童多动症72例[J]. the American Journal of Comprehensive Medicine, 1999(8):560-561.

[65] 陈汉平.种瓜得瓜,种豆得豆——1998年度针灸学术动态和进展[J].上海针灸杂志,1999(4):3-5.

[66] 张海蒙,何金森,陈汉平,等.针药合治甲状腺机能亢进症的症状、体征观察[J].上海中医药杂志,1999(4):2.

[67] 崔龙苹,杨永清,陈汉平,等.针刺对过敏性哮喘大鼠的影响[J].上海针灸杂志,1999(3):3.

[68] 孙德利,陈汉平."针灸血清"的研究方法及意义[J].浙江中医学院学报,1999(3):59.

[69] 孙德利,陈汉平,吴焕淦,等.天灸对小鼠造血功能的影响及其机理的探讨[J].针刺研究,1999(3):206-211.

[70] 陈汉平.创造性——针灸学术发展之关键[J].上海针灸杂志,1999(2):3-4.

[71] 崔龙苹,杨永清,陈汉平,等.针刺对肾上腺切除大鼠哮喘模型肺功能影响的研究[J].针刺研究,1999(1):44-47.

[72] 裴建,陈汉平,赵粹英,等."艾灸血清"对免疫活性细胞功能的影响[J].上海针灸杂志,1999(1):3.

[73] 陈汉平.正确理解针灸现代化的涵义——1997年度针灸学术主要动态[J].上海针灸杂志,1998(4):3-4.

[74] 陈汉平.创造性——针灸学术发展之关键[C].纪念承淡安先生诞辰一百周年暨国际针灸发展学术研讨会论文集,1998:4.

[75] 陈汉平,裴建.关于"针灸血清"方法的研究和应用——四论针灸学的开放性[J].上海针灸杂志,1998(1):3-4.

[76] 吴焕淦,陈汉平,华雪桂,等.隔药灸治疗慢性非特异性溃疡性结肠炎的临床与实验研究[J].针刺研究,1998(1):48.

[77] 黄诚,陈汉平,秦秀娣,等.针刺抑制老年大鼠脑与垂体细胞因子基因表达[J].针刺研究,1998(1):24-27.

[78] 黄诚,陈汉平.细胞因子与Alzheimer病[J].国外医学(老年医学分册),1998(1):1-6.

[79] 孙德利,陈汉平,吴焕淦.针灸调节肿瘤免疫的研究[J].上海针灸杂志,1998(3):44-45.

[80] 孙德利,陈汉平,吴焕淦.针灸治疗肿瘤机理研究进展[J].针灸临床杂志,1997(12):3.

[81] 黄诚,陈汉平,程介士,等.衰老对大鼠脑与垂体细胞因子基因表达的影响[J].中华医学杂志,1997(11):2.

[82] 吴焕淦,潘英英,陈汉平.针灸治疗小儿脑性瘫痪概况[J].针灸临床杂志,1997(9):4.

[83] 陆焱垚,何金森,陈汉平,等.针药结合治疗甲亢对甲状腺激素含量和T淋巴细胞亚群数变化的观察[J].中国针灸,1997(8):2.

[84] 李石良,陈汉平,郑蕙田,等.针刺对实验性糖尿病大鼠视网膜病变的影响及其作用机理的研究[J].中国针灸,1997(7):405-409,388.

[85] 陈汉平,黄雅各.香港针灸业的过去和现在[J].上海中医药杂志,1997(6):2-4.

[86] 洪海国,陈汉平,严华,等.化脓灸对治疗支气管哮喘不同阶段与证型疗效的影响[J].中国针灸,1997(6):325-326,386.

[87] 赵琛,吴焕淦,陈汉平.穴位注射治疗支气管哮喘研究进展[J].针灸临床杂志,1997(6):3.

[88] 裴建,陈汉平,赵粹英,等.艾灸对荷瘤小鼠免疫功能的增强作用[J].上海免疫学杂志,1997(5):297-298.

[89] 肖达,陈汉平.针灸延缓衰老的免疫学进展[J].上海针灸杂志,1997(4):39-40.

[90] 肖达,陈汉平,赵粹英,等.艾灸对老年人IL-2及其受体的影响[J].上海免疫学杂志,1997,17(3):184-185.

[91] 吴焕淦,陈汉平,廖柏松,等.隔药灸对大鼠实验性溃疡性结肠炎免疫功能及β内啡肽的影响[J].中国针灸,1997(3):4.

[92] 陈汉平,杨永清.越是民族的就越是世界的——1996年度针灸学术主要动态[J].上海针灸杂志,1997(3):3-4.

[93] 黄诚,陈汉平,程介士.白细胞介素-1与缺血性脑损伤[J].生理科学进展,1997(2):3.

[94] 陈汉平.针灸作用与人体反应性的关系[J].上海针灸杂志,1997(1):44-45.

[95] 黄诚,陈汉平.针灸治疗老年性痴呆概况[J].中国针灸,1997(1):61-63.

[96] 郭尧杰,陈汉平,翟道荡,等.艾灸"中脘"对小鼠S180抑制作用的实验研究[J].江苏中医,1997(1):2.

[97] 李磊,陈汉平,任璐蓓,等.电针手三阴、手三阳、足三阴、足三阳经五输穴与内关穴对正常人左心功能的效应差异[J].上海针灸杂志,1996(S1):406.

[98] 裴建,陈汉平,张昌菊,等.艾灸对荷瘤小鼠细胞免疫功能的影响[J].上海针灸杂志,1996(S1):395-396.

[99] 何金森,金舒白,陈汉平,等.针刺对甲亢患者血清甲状腺激素代谢活动的影响[J].上海针灸杂志,1996(S1):393-394.

[100] 陈汉平.针灸疗法与针灸学——关于针灸疗法研究的思考(二)[J].上海针灸杂志,1996(S1):13-14.

[101] 施征,吴焕淦,陈汉平,等.不同针灸疗法对大鼠实验性溃疡性结肠炎免疫功能的调整作用[J].针灸临床杂志,1996(12):3.

[102] 肖达,陈汉平,赵粹英,等.艾灸对老年人衰老见证和T细胞亚群的影响[J].辽宁中医杂志,1996(12):35-36.

[103] 郭尧杰,陈汉平,翟道荡,等.艾灸中脘对小鼠S180抑制作用的实验研究[J].四川中医,1996(11):18-19.

[104] 桂金水,陈汉平,顾法隆,等.针灸治疗血瘀证的临床和实验研究[J].上海中医药杂志,1996(8):3.

[105] 何金森,金舒白,陈汉平,等.针刺对甲状腺机能亢进症患者植物神经功能状态的调节作用[J].中医杂志,1996(6):366-369,324.

[106] 杨永清,陈汉平.针灸学与生命科学[J].上海针灸杂志,1996(6):36-37.

[107] 陈汉平,杨永清.针灸学任务——探索生命科学并应用其成果:1995针灸学术动态与进展[J].上海针灸杂志,1996(4):1-2.

[108] 赵粹英,陈汉平,严华,等.隔蒜灸治疗难治性肺结核的临床观察[J].中国针灸,1996(3):4.

[109] 黄诚,陈汉平,秦秀娣,等.针刺对老年大鼠脾脏细胞因子基因表达的影响[J].上海中医药大学上海市中医药研究院学报,1996(Z1):106-108.

[110] 胡军,陈汉平.关于针药结合治疗疾病的若干思考[J].针灸临床杂志,1996(Z2):10-11.

[111] 李磊,陈汉平,任璐蓓.电针内关与五输穴对正常人左心功能的效应差异[J].陕西中医学院学报,1996(2):35-36.

[112] 孙作露,奚永江,陈汉平.血液流变性与类风湿性关节炎的关系——针刺活血化瘀效应观察[J].中国血液流变学杂志,1996(2):13-16.

[113] 孙作露,奚永江,陈汉平,等.针刺对大鼠实验性关节炎的影响——针刺活血化瘀效应观察[J].中国针灸,1996(2):5.

[114] 杨永清,陈汉平.试论针灸学的任务、目的与研究方法[J].上海针灸杂志,1996(2):40-41.

[115] 吴焕淦,王景辉,陈汉平,等.隔药灸治疗肠易激综合征的疗效与免疫学机理初探[J].中国针灸,1996(2):43-45.

[116] 李磊,陈汉平,任璐蓓,等.电针内关与阴经、阳经五输穴对正常人左心功能的效应差异[J].中国针灸,1996(1):5.

[117] 李磊,陈汉平,任璐蓓.不同时辰电针对正常人左心功能的效应差异[J].天津中医学院学报,1996(1):3.

[118] 陈汉平,杨永清.重视研究方法学提高针灸临床研究水平——三论针灸学的开放性[J].上海针灸杂志,1996(1):1.

[119] 李石良,陈汉平,郑蕙田,等.不同病程糖尿病大鼠的视网膜血管形态学变化[J].中国糖尿病杂志,1996(1):5.

[120] 王景辉,陈汉平.针灸对胃肠道功能调整作用的研究[J].针灸临床杂志,1995(Z1):7.

[121] 吴焕淦,陈汉平.从经络腧穴神经科学角度探讨心与小肠相表里[J].辽宁中医杂志,1995(8):346-348.

[122] 吴焕淦,王景辉,陈汉平,等.隔药灸治疗慢性溃疡性结肠炎的疗效与结肠黏膜免疫学研究[J].针灸临床杂志,1995(8):4

[123] 喻国雄,陈汉平,赵粹英.隔药壮灸对健康老年人免疫功能的影响[J].中国老年学杂志,1995(6):2.

[124] 王伟明,杨臻,陈汉平.长期艾灸治愈类风湿性关节炎4例[J].上海针灸杂志,1995(5):229.

[125] 华雪桂,吴焕淦,陈汉平.针灸与按摩治疗肠易激综合征研究进展[J].针灸临床杂志,1995(5):3.

[126] 赵加增,陈汉平,赵粹英,等.艾灸及其结合免疫调节剂对肿瘤细胞凝集素受体表达影响的实验研究[J].中国针灸,1995(4):2.

[127] 赵加增,陈汉平,赵粹英,等.艾灸及其结合免疫调节剂对肿瘤细胞生物学特性影响的实验研究[J].针刺研究,1995(4):43-46.

[128] 李磊,奚永江,陈汉平,等.不同时辰电针内关与手三阴经五输穴对正常人收缩时间间期(STI)的影响[J].浙江中医学院学报,1995(4):44-45.

[129] 杨永清,陈汉平,赵粹英,等.慢性支气管炎病人免疫状态的研究[J].免疫学杂志,1995(4):5.

[130] 杨永清,陈汉平.关于针灸作用机理研究的几点思考[J].上海针灸杂志,1995(3):138-139.

[131] 李磊,陈汉平,任璐蓓,等.正常小鼠和荷瘤小鼠免疫、生化指标的昼夜节律以及峰值相位针灸的效应观察[J].陕西中医学院学报,1995(3):35-37+39.

[132] 黄诚,陈汉平,赵粹英,等.艾灸对老年大鼠血液流变性的影响[J].上海针灸杂志,1995(3):130-131.

[133] 张时宜,陈汉平,桂金水,等.针灸抑制胆色素结石形成的临床和实验研究[J].针刺研究,1995(3):40-45.

[134] 赵粹英,陈汉平,谢心针,等.隔药饼灸治疗慢性肾功能不全的临床观察[J].上海针灸杂志,1995(3):101-103.

[135] 杨永清,陈汉平,赵粹英,等.针灸对过敏性哮喘患者黏膜SIgA免疫功能调整作用的研究[J].针刺研究,1995(2):68-70.

[136] 李石良,陈汉平,郑蕙田,等.针灸对实验性糖尿病大鼠脂代谢紊乱的影响[J].上海针灸杂志,1995(2):80-81.

[137] 杨永清,陈汉平,王瑞珍,等.针灸对哮喘患者外周血活化T淋巴细胞与嗜酸粒细胞数目的影响[J].上海针灸杂志,1995(2):58-59.

[138] 陈汉平.治病·"试管"·外语——再谈针灸学的开放性[J].上海针灸杂志,1995(1):1.

[139] 王景辉,吴焕淦,陈汉平.隔药灸治疗肠易激综合征 28 例[J].上海针灸杂志,1995(1):6-7.

[140] 李磊,陈汉平,奚永江,等.不同时辰电针内关穴对冠心病患者左心功能的影响[J].上海中医药杂志,1995(1):2.

[141] 杨永清,陈汉平,赵粹英,等.哮喘和慢支病人 T 淋巴细胞的研究[J].上海免疫学杂志,1994(5):1.

[142] 翟道荡,陈汉平,王瑞珍,等.直接灸免疫调节作用的 β 内啡肽机制[J].上海针灸杂志,1994(5):223-224.

[143] 杨永清,陈汉平,王安琪,等.针灸治疗哮喘 174 例疗效分析[J].上海针灸杂志,1994(4):153-154.

[144] 陈汉平,陈及灵.以《经络的研究》为针灸学术攀登新起点——一年来针灸学术概况回顾[J].上海针灸杂志,1994(4):145-146.

[145] 李磊,陈汉平,奚永江,等.不同时辰针灸不同穴位对 Lewis 肺癌小鼠免疫和生化指标的影响[J].天津中医学院学报,1994(4):24-25.

[146] 李磊,陈汉平,顾杰.重复电针内关穴对正常人收缩时间间期昼夜节律的影响[J].医用生物力学,1994(4):3.

[147] 郭尧杰,陈汉平,赵粹英,等.艾灸对荷瘤小鼠免疫调节的探讨[J].厦门大学学报(自然科学版),1994(4):3.

[148] 杨永清,陈汉平,王瑞珍,等.过敏性哮喘患者外周血嗜酸粒细胞数目与血清总 IgE 水平的关系[J].上海免疫学杂志,1994(4):2.

[149] 吴焕淦,陈汉平,王楠,等.溃疡性结肠炎动物模型与隔药灸治疗作用的形态学研究[J].中国针灸,1994(3):4.

[150] 吴焕淦,张琳珊,陈汉平,等.溃疡性结肠炎动物模型的制备及隔药灸治疗的形态学研究[J].北京实验动物科学与管理,1994(3):4.

[151] 杨永清,陈汉平,赵粹英,等.过敏性哮喘患者鼻分泌液中分泌性 IgA 含量的测定[J].免疫学杂志,1994(3):3.

[152] 李磊,陈汉平,翟道荡,等.不同时辰针灸不同穴位对 S-180 荷瘤小鼠免疫和生化指标的影响[J].甘肃中医学院学报,1994(3):2.

[153] 吴焕淦,陈汉平.针灸治疗慢性溃疡性结肠炎研究进展[J].中国针灸,1994(2):3.

[154] 李磊,陈汉平,奚永江,等.辰时、戌时电针内关穴对冠心病患者左心功能的影响[J].上海针灸杂志,1994(1):26-28.

[155] 陈汉平.21世纪针灸的重要特征——开放性:《针灸与"脑的十年"》专题笔谈小结[J].上海针灸杂志,1994(1):1-2.

[156] 翟道荡,陈汉平,王瑞珍,等.直接灸调节癌症患者细胞免疫功能的观察[J].针灸临床杂志,1994(1):25-27.

[157] 翟道荡,陈汉平,王瑞珍,等.艾灸"关元"对荷癌小鼠β-END的影响[J].针刺研究,1994(1):63-65,58.

[158] 杨永清,陈汉平.T淋巴细胞在过敏性哮喘发病中的作用[J].上海免疫学杂志,1994(1):3.

[159] 吴焕淦,陈汉平,华雪桂,等.艾灸治疗慢性溃疡性结肠炎的组织学与组织化学研究[J].中国针灸,1994(S1):154-158,498.

[160] 杨晓蓓,陈汉平,赵粹英.灸法治疗难治性肺结核的红细胞免疫学观察[J].中国针灸,1994(S1):5.

[161] 翟道荡,陈汉平,王瑞珍.耳穴探察和腧穴刺灸在肿瘤诊治方面的应用[J].针灸临床杂志,1993(Z1):95-99,107.

[162] 吴焕淦,陈汉平.针灸治疗慢性非特异性溃疡性结肠炎的研究进展[J].针灸临床杂志,1993(Z1):81-84.

[163] 蔡德亨,程敏,陈汉平.针药结合治愈关节病型银屑病1例[J].上海中医药杂志,1993(4):22.

[164] 杨永清,陈汉平.针灸抗过敏研究进展[J].中国中西医结合杂志,1993(3):190-192.

[165] 洪海国,陈汉平,严华,等.化脓灸对支气管哮喘患者免疫功能的影响[J].上海针灸杂志,1993(2):59-60.

[166] 杨永清,陈汉平,赵粹英,等.过敏性支气管哮喘患者黏膜SIgA免疫功能的研究[J].上海免疫学杂志,1993(1):40-42.

[167] 陈汉平,梁军."皮植灸"抗癌研究的思路及其初步实践[J].上海针灸杂志,1993(1):41-42.

[168] 胡国胜,陈汉平,侯永建,等.隔药灸治疗桥本氏甲状腺炎临床观察[J].中医杂志,1992(5):30-32.

[169] 严华,赵粹英,陈汉平,等.隔蒜灸治疗难治性肺结核患者的疗效观察[J].针刺研究,1992(4):243-246.

[170] 洪海国,严华,陈汉平,等.化脓灸治疗支气管哮喘若干影响因素的分析[J].针刺研究,1992(4):237-239.

[171] 李磊,陈汉平,奚永江,等.不同时辰针刺内关穴对收缩时间间期昼夜节律的影响[J].上海针灸杂志,1992(4):21-22.

[172] 陈汉平,李鹏,吴根诚,等.针灸与"脑的十年"(一)[J].上海针灸杂志,1992(4):1-3.

[173] 李嘉,陈汉平,李鹏.不同机能状态时穴位下神经刺激对血压的影响[J].上海针灸杂志,1992(2):42-43.

[174] 李磊,奚永江,陈汉平,等.辰时针刺足三里对血白细胞计数的影响[J].上海针灸杂志,1992(2):39-40.

[175] 李磊,陈汉平,奚永江,等.不同时辰针刺内关穴对健康青年女性收缩时间间期(STI)昼夜节律的影响[J].上海针灸杂志,1992(2):16-18.

[176] 洪海国,严华,陈汉平,等.化脓灸治疗支气管哮喘若干影响因素的分析[J].上海针灸杂志,1992(2):5-6.

[177] 刘立公,何金森,陈汉平.金舒白老中医学术经验介绍[J].上海针灸杂志,1992(2):1-2.

[178] 陈汉平.关于针灸调节作用规律与机制的思考[J].上海针灸杂志,1992(1):39-40.

[179] 杨永清,陈汉平.嗜酸粒细胞与过敏性支气管哮喘的发病机理[J].上海免疫学杂志,1992(1):60-63.

[180] 胡军,何金森,陈汉平,等.针药结合治疗甲亢的免疫学观察[J].上海针灸杂志,1992(1):36-38.

[181] 赵粹英,陈汉平,胡国胜,等.艾灸治疗实验性结核病的免疫学机理研究[J].上海针灸杂志,1992(1):29-30+42.

[182] 胡国胜,陈汉平,侯永健,等.艾灸对桥本氏甲状腺炎患者外周血ADCC活性的作用[J].中国中西医结合杂志,1991(7):403-404,388.

[183] 陈汉平,胡国胜,何金森,等.针灸治疗自身免疫性甲状腺疾病的作用特点[J].中国针灸,1991(6):33-36.

[184] 杨永清,陈汉平.SIgA 的基础和临床研究进展(文献综述)[J].上海免疫学杂志,1991(3):176-179.

[185] 冯建国,陈汉平,奚永江,等.针灸对早期类风关患者抗氧自由基酶类的影响[J].上海针灸杂志,1991(3):3-4.

[186] 陈汉平,赵粹英,黄永平,等.针灸预防疾病作用的探讨[J].上海针灸杂志,1991(2):34-36.

[187] 陈汉平.世界针灸学术发展的新检阅[J].上海针灸杂志,1991(2):43.

[188] 殷之放,陈汉平,王瑞珍,等.针刺治疗苯引起白细胞减少症临床初探[J].劳动医学,1991(1):14-16.

[189] 陈汉平,翟道荡.关于针灸-免疫研究思路的探讨[J].上海针灸杂志,1991(1):34-35.

[190] 孙作露,奚永江,陈汉平,等.针刺治疗类风湿性关节炎的疗效观察[J].上海针灸杂志,1991(1):3-5.

[191] 周黎明,嵇玉秀,陈汉平.幼儿缺铁性贫血用穴位敷贴疗法的临床观察[J].上海中医药杂志,1990(9):13-14.

[192] 陈汉平.访苏联针灸界见闻实录[J].上海中医药杂志,1990(9):48-49.

[193] 陈汉平,何金森,胡国胜.109 例自身免疫性甲状腺疾病中医证型分析[J].中西医结合杂志,1990(9):538-539,517.

[194] 喻国雄,陈汉平.中西医抗衰老学说的回顾与展望[J].辽宁中医杂志,1990(4):44-48.

[195] 陈汉平,韩钟,林文注.影响针灸效应因素的研究[J].上海针灸杂志,1990(1):1-3.

[196] 陈汉平,胡国胜,何金森.对甲状腺机能减退阳虚证细胞免疫学的观察[J].上海中医药杂志,1989(11):36-37.

[197] 殷之放,陈汉平,徐明海,等.针灸治疗苯中毒性白细胞减少的实验观察[J].职业医学,1989(6):8-9+64-65.

[198] 陈汉平."七七"天癸竭时女子自身免疫识别状态的观察[J].中国医药学报,1989(4):14-16,79.

[199] 殷之放,陈汉平,徐明海,等.针灸治疗小鼠苯中毒的实验研究[J].上海

针灸杂志,1989(4):26-28.

[200] 殷之放,陈汉平,徐明海,等.针灸预防小鼠苯中毒的实验研究[J].针刺研究,1989(3):383-388.

[201] 顾法隆,严华,陈汉平,等.艾灸对慢性精神分裂症患者血液流变学的影响[J].上海针灸杂志,1989(1):10-11.

[202] 陈汉平,顾法隆.关于腧穴功能研究的若干问题[J].上海针灸杂志,1989(1):1-3.

[203] 陈汉平,桂金水,顾法隆,等.针灸活血化瘀作用的探讨[J].上海针灸杂志,1988(4):1-4.

[204] 陈汉平.关于针灸-免疫及其调控的研究[J].针刺研究,1988(3):167-175.

[205] 夏韦江,陈汉平,顾惠民,等.艾灸对慢性乙型肝炎患者免疫功能的影响[J].上海针灸杂志,1988(3):1-4.

[206] 周黎明,陈汉平.综合治疗儿童多动症204例[J].上海针灸杂志,1988(1):24.

[207] 夏韦江,陈汉平,顾惠民,等.艾灸治疗慢性乙型病毒性肝炎的临床研究[J].上海针灸杂志,1988(1):3-5.

[208] 陈汉平,汤德安,刘凡,等.发展实验针灸,推动学术进步[J].上海针灸杂志,1988(1):1-2.

[209] 胡国胜,陈汉平,何金森,等.艾灸感应传导与循环免疫复合物含量变化的关系[J].上海针灸杂志,1987(3):1-2.

[210] 陈汉平,张时宜,雷家奇,等.针灸抑制豚鼠胆色素结石形成的实验研究[J].上海针灸杂志,1987(1):19-23.

[211] 陈汉平,方幼安,陈作霖,等.加强临床研究,发展针灸学术——从1986年针灸年会回顾上海市针灸学术工作并祝贺《上海针灸杂志》创刊五周年[J].上海针灸杂志,1987(1):3-5.

[212] 陈汉平.自强不息多办实事[J].上海针灸杂志,1986(2):1-2.

[213] 陈汉平.对甲亢阴虚证的细胞免疫学观察[J].上海中医药杂志,1984(10):46-48.

[214] 陈汉平.努力开创针灸事业新局面[J].上海针灸杂志,1984(4):3-4.

[215] 顾法隆,金舒白,陈汉平,等.针刺治疗精神药物性乳溢症40例疗效观察[J].上海针灸杂志,1984(2):11-12.

[216] 陈汉平.今井绢子针刺治疗眼病的经验[J].上海针灸杂志,1984(1):20.

[217] 陈汉平.纪念皇甫谧逝世一七〇一周年[J].上海针灸杂志,1983(4):44.

[218] 陈汉平.自身免疫病与免疫复合物病新疗法的展望[J].蚌埠医学院学报,1982(4):303-305.

[219] 陈汉平.关于针灸经络研究的一些想法[J].上海针灸杂志,1982(1):4-5.

[220] 倪卫民,刘保君.白领女性健康困惑[N].新民晚报,2015-12-08(A30版).

[221] 倪卫民,刘保君.冬病冬防 亚健康人群尤应重视[N].时代报,2015-01-16(A18版).

[222] 倪卫民.冬日保健防病 艾灸"独当一面"[N].劳动报,2014-12-08(健商专栏).

[223] 倪卫民,沈洁,黄元芳.头针改善慢性支气管炎患者缺氧即时疗效观察[J].中国针灸,2004,24(7):452-454.

[224] 倪卫民,沈洁.刺络拔罐法对减低中风后上肢肌张力增高的临床研究[J].上海针灸杂志,2004,23(7):10-11.

[225] 王宇,杨永清,邵素菊,等.针灸名家邵经明先生学术思想探源[J].上海中医药大学学报,2015(4):1-4.

[226] LEI-MIAO YIN, YU WANG, LEI FAN, et al. Efficacy of acupuncture for chronic asthma: study protocol for a randomized controlled trial [J]. Trials, 2015(16):424.

[227] WANG Y, YIN LM, XU YD, et al. The research of acupuncture effective biomolecules: retrospect and prospect [J]. Evid Based Complement Alternat Med, 2013(8):1-6.

[228] 王宇,孙婧,金融,等.针刺对哮喘大鼠气道重建模型气道平滑肌细胞T型钙通道蛋白表达的影响[J].中国针灸,2012(6):534-540.

[229] 王宇,宁友,王培育,等.大鼠针刺置高台固定方法[J].上海针灸杂志,2012,31(5):289-292.

[230] 王宇,杨永清.经穴的体表分布密度规律与触觉两点辨别阈[J].上海针灸杂志,2011,30(12):799-801.

[231] WANG Y, CUI JM, MA SL, et al. Proteomics analysis of component in serum with anti-asthma activity derived from rats treated by acupuncture [J]. J Acupunct Tuina Sci, 2009, 7(6): 326-331.

[232] WANG Y, YANG YQ, MA SL, et al. SDS-PAGE analysis of components in serum with anti-asthma activity derived from rats treated by acupuncture [J]. J. Acupunct. Tuina. Sci, 2009, 7(1): 8-12.

[233] 王宇,顾全保,杨永清,等. Measurement the effects of HCyp A on NCX1 in xenopus oocyte [J]. Journal of Acupuncture and Tuina Science, 2008(5): 294.

[234] 王宇,马淑兰,崔建美,等.针刺抗哮喘大鼠血清差异组份的色谱分析[J].上海针灸杂志,2006,25(8):41-43.

[235] 肖达,张群.针灸治疗不孕症的研究进展[J].上海针灸杂志,2015(1):80-84.

[236] 许佳年,肖达,徐维蓉,等.针刺对大鼠损伤脊髓组织神经生长因子mRNA的影响[J].江苏中医药,2007(2):59-60.

[237] 殷之放,肖达.针刺加埋针治疗血管性头痛临床观察[J].上海针灸杂志,2004(12):8-9.

[238] 肖达,睢久红,徐维蓉,等.针刺对脊髓损伤大鼠运动功能和组织形态学的影响[J].上海针灸杂志,2004(6):32-35.

[239] 肖达,袁凌松,熊飚,等.针药结合治疗儿童多动症136例临床观察[J].上海针灸杂志,2003(10):13-14.

[240] 许佳年,肖达,睢久红,等.针刺抗脊髓损伤的实验研究[J].上海针灸杂志,2003(5):30-32.

[241] 宿中笑,肖达,睢久红,等.针刺对自发性高血压大鼠血压和主动脉血管重构的影响[J].上海针灸杂志,2003(5):20-22.

[242] 徐晓庆,肖达,雎久红,等.急性脊髓损伤动物模型的建立[J].中国修复与重建外科杂志,2003(1):22-25.

[243] 徐世洪,徐世芬.徐占英教授调理督任冲治未病思路[J].河北中医,2016,38(1):17-24.

[244] 邰文霞,徐世芬.徐世芬针刺治疗运动神经元疾病的临床经验辑要[J].四川中医,2016,34(3):16-18.

[245] 曹燕,徐世芬,尹平,等.脑卒中后失眠的针灸治疗进展[J].国际中医中药杂志,2016,38(8):757-760.

[246] 马洁,徐世芬.伏针的临床应用概况[J].中医药导报,2016,22(8):113-116.

[247] 勾明会,徐世芬.灸法治疗椎动脉型颈椎病的临床研究进展[J].中医药导报,2016,22(3):106-114.

[248] 周驰,徐世芬.烧山火针刺手法的临床应用概况[J].中医药导报,2016,22(1):100-102.

[249] 陈蓓,吴君怡,徐世芬.中医外治法对痔疮术后镇痛的临床应用概况[J].中医药导报,2016,22(14):113-116.

[250] 徐世芬,庄礼兴,尹平,等.调督安神法针刺治疗心脾两虚型失眠的临床疗效评价[J].广州中医药大学学报,2016,33(1):31-34.

[251] 徐世芬,顾金花.靳三针配合康复训练治疗痉挛性偏瘫的临床疗效观察[J].上海针灸杂志,2016,35(2):153-156.

[252] 王颖,徐世芬.徐世芬针灸治疗失眠经验辑要[J].四川中医,2016,34(8):1-2.

[253] 尹平,邰文霞,徐世芬.理焦通脐法穴位埋线治疗功能性便秘临床观察[J].上海针灸杂志,2016,35(10):1206-1209.

[254] 尹平,邰文霞,徐世芬.穴位埋线治疗功能性便秘临床观察[J].四川中医,2016,34(11):180-182.

[255] 陈蓓,吴君怡,徐世芬.电针围刺对混合痔术后患者焦虑情绪及生活质量的影响[J].四川中医,2016,34(12):250-253.

[256] 勾明会,徐世芬.张仁教授针刺治疗动眼神经麻痹经验辑要[J].上海针灸杂志,2015,34(9):801-803.

[257] 邰文霞,吴君怡,徐世芬.针刺镇痛在围手术期的临床应用概况与分析[J].国际中医中药杂志,2015,37(9):256-258.

[258] 徐世芬,尹平,吴君怡,等.行为学评价在针灸治疗神经精神疾病实验研究中的应用概况[J].上海针灸杂志,2014,33(3):278-282.

[259] 李蔚,徐世芬.针灸治疗失眠症研究概况[J].河北中医,2014,36(8):1247-1249.

[260] 褚晓彦,徐世芬.穴位埋线疗法与电针疗法对女性肥胖患者体重和体型的影响[J].上海针灸杂志,2014,3(7):636-637.

[261] 吴君怡,徐世芬,尹平,等.中风后抑郁的病因病机与针刺治疗概况[J].中医药导报,2014,20(15):48-50.

[262] 徐世芬,孙亚男,王曙,等.电针百会神庭治疗原发性失眠的临床研究[J].四川中医,2014,32(5):207-209.

[263] XU SF, WANG LZ, EMILY C, et al. Adverse events of acupuncture: a systematic review of case reports [J]. Evidence-Based Complementary and Alternative Medicine, 2013(7):1-15.

[264] 曹燕,徐世芬.针灸治疗失眠的机制研究进展[J].中医药导报,2013,19(12):32-35.

[265] 曹燕,徐世芬.针灸治疗抑郁症的机制研究进展[J].中医药导报,2013,19(4):83-86.

[266] 邹一超,宋海燕,刘洋,等.三七理血脂肝方对大鼠非酒精性单纯性脂肪肝的药效学研究.中西医结合肝病杂志[J],2014,24(3):152-155.

[267] 邹一超.暑日针刺调理"都市病"[J].康复,2012(7):41-42.

[268] 邹一超.针灸治疗膝关节非常见韧带和肌腱损伤的疗效观察[J].上海中医药大学学报,2004,18(2):35-36.

[269] 邹一超.针灸结合行为疗法治疗重复使力损伤疗效观察[J].上海针灸杂志,2004,23(7):21-22.

二、撰写著作

[1] 裘沛然,陈汉平.新编中国针灸学[M].上海:上海科学技术出版社,1992.

[2] 陈汉平.中国针灸年纪(1991年卷)[M].上海:上海远东出版社,1992.

［3］ 陈汉平.现代中医药应用与研究大系·针灸分册［M］.上海：上海中医药大学出版社,1995.

［4］ 陈汉平.实用针灸手册［M］.上海：上海科技教育出版社,1996.

［5］ 陈汉平.针灸临床研究进展(1991—1995)［M］.上海：上海科技文献出版社,1997.

［6］ 陈汉平.针灸之道——陈汉平文集(1982—2007)［M］.上海：上海中医药大学出版社,2017.

［7］ 陈汉平(主编),王宇(执行主编),肖达,东红升(副主编).中风病针灸推拿预防和护养［M］.上海：复旦大学出版社,2016.

［8］ 王民集,杨永清,王宇,等.经络腧穴学［M］.郑州：河南科学技术出版社,2013.

［9］ 徐世芬.徐占英针灸临床治验集［M］.乌鲁木齐：新疆人民出版社,2016.

三、科研获奖

［1］ 艾灸对细胞免疫的调节作用,国家中医药管理局科技进步二等奖(陈汉平)。

［2］ 艾灸治疗桥本甲状腺炎的疗效与免疫学机制研究,国家中医药管理局科技进步二等奖(陈汉平)。

［3］ 甲亢症的针刺疗效与机制研究,全国中医药重大科技成果二等奖(陈汉平)。

［4］ 针刺与针药结合治疗甲亢症的疗效和免疫学机制,国家教委科技三等奖、上海市科技进步二等奖(陈汉平)。

［5］ 过敏性哮喘患者黏膜免疫功能与针刺对其调整作用的研究,上海市科技进步三等奖(陈汉平)。

［6］ 调督安神法针刺治疗轻中度抑郁症的机制研究与临床应用,上海市科技进步奖三等奖(徐世芬,第一完成人)。

［7］ 针刺治疗大鼠支气管哮喘与皮质激素关系的研究,上海市科技进步奖三等奖(王宇,第二完成人)。

［8］ 针刺治疗大鼠支气管哮喘与皮质激素关系的研究,中国针灸学会科技进步奖三等奖(王宇,第二完成人)。

附录二 工作室成员合影

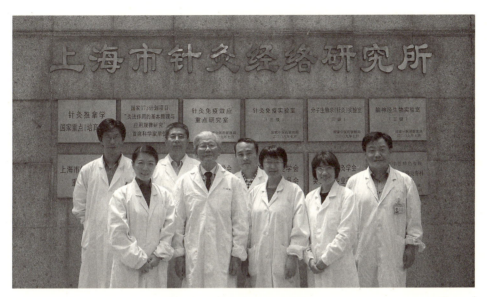

附图-1 工作室部分成员合影(一)

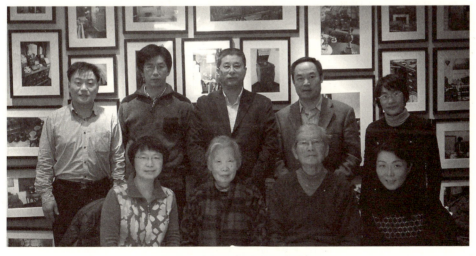

附图-2 工作室部分成员合影(二)

参考文献

[1] 陈汉平.针灸之道——陈汉平文集(1982—2007)[M].上海:上海中医药大学出版社,2017.

[2] 余传霖,叶天星,陆德源.现代医学免疫学[M].上海:上海医科大学出版社,1998.

[3] 陈汉平,刘慧荣,王宇,等.针灸与个体差异性[J/OL].上海针灸杂志,2015(12):1139-1141.

[4] 陈汉平.恃吾有所不可攻——从珠算想到针灸[N].上海中医药报,2014-09-19.

[5] 陈汉平.如何认识腧穴功能——关于"穴性"的议论暨纪念《上海针灸杂志》创办30周年[J].上海针灸杂志,2012(10):767-768.

[6] 陈汉平.什么是针灸学——六论针灸学的开放性[J].上海针灸杂志,2013(10):881-882.

[7] 陈汉平.人的针灸——邵经明医事雪爪录[J].中医药文化,2015(4):45-47.

[8] 陈汉平,肖达,杨永清,等.如何建设针灸学——七论针灸学的开放性[J/OL].上海针灸杂志,2014(10):961-962.

[9] 陈汉平,刘慧荣,王宇,等.科学的困惑[C]//杭州:第三届"西湖论针"中国针灸(杭州)高端论坛论文集,2014.

[10] 肖达,陈跃来,王宇,等.针灸之道——简述陈汉平教授学术思想[J].上海中医药大学学报,2010(3):1-4.

[11] 杨永清,王宇,尹磊淼.针灸学思想者——陈汉平[J].上海针灸杂志,2010,29(5):278-280.

[12] 陈梁,曹彦俊,李涛,等.针刺复合颈丛麻醉在甲状腺手术中应用的 Meta

分析[J].上海针灸杂志,2016,35(2):235-240.

[13] 樊文朝,马文,赵创,等.不同频率电针在针药复合麻醉中对肺切除患者心功能的影响[J].上海针灸杂志,2012(9):625-627.

[14] 王仙梅,周子信.针刺复合麻醉在外科手术中的应用[J].陕西中医,2000,21(5):226-227.

[15] 傅国强,沈卫东,童秋瑜,等.针药复合麻醉在肺切除术中抗应激作用的临床研究[J].针刺研究,2011,36(5):361-365.

[16] 樊文朝,马文,赵创,等.针药复合麻醉中不同频率电针对肺切除患者免疫功能的影响[J].中国针灸,2012,32(8):715-719.

[17] 员孙卉,樊文朝,马文,等.针药复合麻醉中不同方法对肺切除患者NK细胞活性的影响[J].陕西中医,2012,33(5):590-592.

[18] 马文,朱余明,周红,等.针药复合麻醉中不同频率电针对肺切除患者应激反应的保护作用[J].世界针灸杂志,2012,22(3):1020-1024.

[19] 杨永清,陈汉平,王宇,等.针灸效应物质基础研究[J].针刺研究,2007(6):399-401.

[20] 杨永清,王宇,刘艳艳,等.针灸效应物质基础研究与针灸作用原理研究[J].上海针灸杂志,2008(9):39-41.

[21] 陈汉平.继承传统,开放兼容——纪念海派中医学家陆瘦燕先生[C]//上海:纪念陆瘦燕先生百年诞辰暨陆氏针灸学术思想交流大会论文汇编,2009.

[22] 徐瑞哲.有没有"中国马夸特"[N].解放日报,2008-04-21.

[23] 云无心.中国为什么没有肯德基[N].解放日报,2010-01-22.

[24] 陈汉平.我亦乾坤有情者[N].上海中医药报,2010-11-30.

[25] 陈汉平.知为针者信其左——关于针灸临床研究的若干建议[J].上海针灸杂志,2010,29(1):9-10.

[26] 杨永清,陈汉平,王宇.针灸作用原理的基本规律、特征和优势[J].河南中医学院学报,2008(6):1-4.

[27] 肖达,陈汉平.从《伤寒论》谈咽喉不适针灸辨证施治[J].上海针灸杂志,2015,34(2):182-183.

[28] 陈汉平.包容是发展针灸学之"渔"——纪念改革开放30周年暨上海市针

灸经络研究所成立50周年[J]. 上海针灸杂志, 2009, 28(1): 7-8.

[29] 陈汉平. 科研规划, 概念引领"针灸药"——一项变不可能为可能的科学成果[J]. 上海针灸杂志, 2018, 37(9): 1100-1103.